Bindungsstörungen

**Leitfaden Kinder- und Jugendpsychotherapie**
**Band 30**

Bindungsstörungen

PD Dr. Margarete Bolten, Christian G. Schanz, Prof. Dr. Monika Equit

Herausgeber der Reihe:

Prof. Dr. Manfred Döpfner, Prof. Dr. Dr. Martin Holtmann,
Prof. Dr. Paul Plener

Begründer der Reihe:

Manfred Döpfner, Gerd Lehmkuhl, Franz Petermann

Margarete Bolten
Christian G. Schanz
Monika Equit

# Bindungs-störungen

hogrefe

**PD Dr. Margarete Bolten,** geb. 1976. Seit 2016 Leitung der Spezialeinheit Psychische Störungen im Säuglings- und Kleinkindalter an den Universitären Psychiatrischen Kliniken Basel, Klinik für Kinder und Jugendliche (UPKKJ).

**Christian G. Schanz, M.Sc.,** geb. 1990. Seit 2017 Doktorand in der Arbeitseinheit Klinische Psychologie und Psychotherapie an der Universität des Saarlandes sowie in der Weiterbildung zum Psychologischen Psychotherapeuten (Verhaltenstherapie).

**Prof. Dr. Monika Equit,** geb. 1978. Seit 2014 Wissenschaftliche Mitarbeiterin und Leitung der Psychotherapeutischen Universitätsambulanz in der Arbeitseinheit Klinische Psychologie und Psychotherapie an der Universität des Saarlandes.



**Bibliografische Information der Deutschen Nationalbibliothek**
Die Deutsche Nationalbibliothek verzeichnet diese Publikation in der Deutschen Nationalbibliografie; detaillierte bibliografische Daten sind im Internet über http://dnb.dnb.de abrufbar.



Hogrefe Verlag GmbH & Co. KG
Merkelstraße 3
37085 Göttingen
Deutschland
Tel. +49 551 999 50 0
Fax +49 551 999 50 111
info@hogrefe.de
www.hogrefe.de

Satz: ARThür Grafik-Design & Kunst, Weimar
Druck: mediaprint solutions GmbH, Paderborn
Printed in Germany
Auf säurefreiem Papier gedruckt

1. Auflage 2021

(E-Book-ISBN [PDF] 978-3-8409-2732-4; E-Book-ISBN [EPUB] 978-3-8444-2732-5)
ISBN 978-3-8017-2732-1
https://doi.org/10.1026/02732-000

# Einleitung: Grundlagen und Aufbau des Buches

Unter dem Begriff der Bindungsstörungen werden spezifische Auffälligkeiten im Beziehungs- und Interaktionsverhalten von Kindern und Jugendlichen verstanden, welche gemäß dem derzeitigen Stand der Forschung Folge von deprivierenden Lebensbedingungen sind. Zu diesen ungünstigen Umgebungsbedingungen zählen, neben Vernachlässigung und Misshandlung, auch häufige Wechsel der Bezugspersonen. Deshalb gilt es nicht nur die intrapsychische Symptomatik, sondern auch das interpersonale Beziehungsverhalten und die Umgebungsbedingungen sowohl bei der Diagnosestellung als auch in der Therapie zu beachten.

Viele Berufsgruppen (z. B. Erzieher[1], Sozialpädagogen, Psychologen, Ärzte) sind in ihrer täglichen Arbeit mit Kindern mit Bindungsstörungen und ihren Familien konfrontiert. Oftmals erfordert die Arbeit mit bindungsgestörten Kindern ein interdisziplinäres und multisystemisches Behandlungskonzept, bei dem die unterschiedlichen Disziplinen eng zusammenarbeiten und sich gegenseitig ergänzen. Das Ziel dieses Leitfadens ist es, eine praxisnahe Anleitung zum diagnostischen Vorgehen und der Behandlung von Bindungsstörungen zu geben.

Der vorliegende Leitfaden gliedert sich in insgesamt fünf Kapitel.

**1** Das erste Kapitel des Leitfadens ist dem aktuellen Stand der Forschung gewidmet. Dieses Kapitel beginnt zunächst mit einer Einführung in die klinische Bindungsforschung und die Bindungsentwicklung. Daran anschließend werden Definition und Klassifikation, Epidemiologie und Verlauf sowie Modelle zur Ätiologie, Diagnose und Therapie von Bindungsstörungen zusammenfassend dargestellt.

**2** Im zweiten Kapitel werden ausführlich die Leitlinien zur Diagnostik, Verlaufskontrolle, Behandlungsindikation und Behandlung von Bindungsstörungen beschrieben.

**3** Im dritten Kapitel werden Verfahren für die Diagnostik, Verlaufskontrolle und Therapie vorgestellt.

**4** Das vierte Kapitel enthält eine Materialiensammlung für die Diagnostik und Therapie von Bindungsstörungen. Diese können in der vorliegenden Form kopiert und direkt eingesetzt werden.

**5** Im fünften Kapitel werden drei ausführliche Fallbeispiele beschrieben, um die Umsetzung der Leitlinien in der Praxis zu illustrieren.

---

1 Zugunsten einer besseren Lesbarkeit verwenden wir im Text in der Regel das generische Maskulinum. Diese Formulierungen umfassen gleichermaßen alle Geschlechter (m/w/d). Die verkürzte Sprachform hat nur redaktionelle Gründe und beinhaltet keine Wertung. Wenn möglich, wurde eine geschlechtsneutrale Formulierung gewählt.

Den zentralen Bestandteil dieses Leitfadens bilden die 15 in Kapitel 2 beschriebenen Leitlinien zur Diagnostik, Verlaufskontrolle, Behandlungsindikation und Behandlung von Bindungsstörungen. Die Darstellungen von Verfahren und Materialien in den beiden folgenden Kapiteln ergänzen die Leitlinien und erleichtern ihre Umsetzung.

Dieser Leitfaden wird durch den kompakten „Ratgeber Bindungsstörungen" (Bolten, Schanz & Equit, 2021) ergänzt, welcher sowohl für Bezugspersonen als auch pädagogische und andere Fachpersonen, die Kinder mit einer Bindungsproblematik betreuen, gedacht ist. Der Ratgeber informiert dabei in verständlicher Art und Weise über die Symptomatik, die Ursachen und den Verlauf von Bindungs- und Vernachlässigungs-/ Misshandlungsstörungen und gibt dem Leser konkrete und praktisch umsetzbare Hinweise an die Hand.

Basel und Saarbrücken, Juli 2021

Margarete Bolten, Christian G. Schanz und Monika Equit

# Inhaltsverzeichnis

# 1 Stand der Forschung

## 1.1 Klinische Bindungsforschung: Von den Anfängen bis zur Gegenwart

**Klinische Bindungsforschung**

In diesem ersten Kapitel werden die Meilensteine der Klinischen Bindungsforschung ab den vierziger Jahren des letzten Jahrhunderts skizziert, die wesentlich zum heutigen Wissensstand beigetragen haben, welcher in den nachfolgenden Kapiteln detailliert dargestellt wird.

**Bindung ist ein Grundbedürfnis**

Säuglinge kommen mit einem angeborenen Bedürfnis nach Schutz durch soziale und emotionale Nähe zur Welt. Eine fürsorgliche und liebevolle Beziehung ist zentral für die gesunde Entwicklung von Kindern, denn im Rahmen der Interaktionen mit den Hauptbezugspersonen entwickeln sich emotionale und soziale Kompetenzen. Die Folgen einer gestörten Mutter-Kind-Beziehung bzw. eines Aufwachsens in Betreuungssystemen, die durch ein hohes Maß an Diskontinuität und einen Mangel an emotionaler Zuwendung geprägt waren, wurden erstmals von Spitz (1945) untersucht. Spitz beschrieb die resultierenden Verhaltensauffälligkeiten anhand dreier Phasen, von denen die erste durch anhaltendes Weinen und Schreien, die zweite durch Rückzug und die dritte durch Aufgabe mit Verlust der Lebensfreude gekennzeichnet sei. Er bezeichnete die Verhaltensauffälligkeiten als „anaklitische" (von altgriechisch anaklīnein – sich anlehnen) Depression bzw. bei sehr langer andauernder Deprivation als „psychogenen Hospitalismus".

**Bowlby war der Begründer der Bindungstheorie**

Der Begriff der „Bindung" geht auf die Arbeiten des britischen Arztes, Kinderpsychiaters und Psychoanalytikers Bowlby zurück. Bowlby legte in den 1950er Jahren den Grundstein für die Entwicklung der Bindungstheorie, als er im Auftrag der Weltgesundheitsorganisation (WHO) die psychische Gesundheit von obdachlosen Kindern im Nachkriegseuropa und die Zustände in Kinderheimen und Erziehungsanstalten untersuchte (Bowlby, 1951). Da vorangegangene psychoanalytische und behavioristische Ansätze in ihrem Erklärungsgehalt nicht ausreichend waren, um die heterogenen Verhaltensreaktionen der untersuchten Kinder zu erklären, formulierte Bowlby in seinem WHO-Bericht erstmals wesentliche Grundannahmen seiner Theorie über die Bindung zwischen Bezugspersonen und ihren Kindern.

Wegweisende empirische Befunde zum Bindungsverhalten stammten in den Sechzigern von dem Primatenforscher Harlow und in den Siebzigern von Ainsworth, welche nach ihrer Promotion in Bowlbys Arbeitsgruppe mitwirkte. In einer Reihe von Experimenten wies Harlow nach, dass ein isoliertes Aufwachsen bei jungen Rhesusaffen zu schwerwiegenden Verhaltensauffälligkeiten sowie einem verringerten Explorations- und Spielverhalten führt (Harlow, Dodsworth & Harlow, 1965a). Ainsworth unter-

Der Fremde-Situations-Test

suchte das Verhalten von Kleinkindern mittels des von ihr entwickelten Fremde-Situations-Tests (FST), welcher als standardisiertes Laborparadigma die Reaktionen von Kleinkindern auf Trennungen und Wiedervereinigungen mit ihrer primären Bezugsperson untersucht (Ainsworth, Blehar, Waters & Wall, 1978; Ainsworth & Witting, 1969). Aufbauend auf diesen Befunden konnte das Explorationsverhalten als wesentlicher Bestandteil in die Bindungstheorie integriert werden.

Bindungs- und Explorationsverhalten formen sich in Interaktion mit den Bezugspersonen

Das Wechselspiel aus Bindungs- und Explorationsverhalten ist entscheidend von einer feinfühligen und sensitiven Interaktion zwischen Bezugsperson und Kind abhängig. Die Bedeutsamkeit dieser feinfühligen Reziprozität wurde seit dem Ende der siebziger Jahre mit dem sogenannten „Still-face"-Paradigma nachgewiesen (Tronick, Als, Adamson, Wise & Brazelton, 1978). Mithilfe dieses Paradigmas konnte eindrücklich gezeigt werden, dass das elterliche Ignorieren des kindlichen Interaktionsangebots zu Unlust, Protest und deutlichen Anzeichen von Stress beim Kind führt (Mesman, van Ijzendoorn & Bakermans-Kranenburg, 2009). Papousek und Papousek (1986) führten elterliche Defizite in dieser eigentlich biologisch angelegten elterlichen Verhaltensdisposition insbesondere auf psychische Störungen, unzureichende eigene Bindungserfahrungen in der Kindheit, gegenwärtige negative Beziehungserfahrungen, psychosoziale Stressfaktoren oder genetische Prädispositionen und damit assoziierte neurobiologische Veränderungen auf Seiten der Bezugspersonen zurück.

Ab dem Anfang der Zweitausender Jahre wurde die klinische Bindungsforschung entscheidend durch das „Bucharest Early Intervention Project" geprägt (Zeanah, Fox & Nelson, 2012; Zeanah et al., 2003). Durch eine randomisierte Gruppenzuteilung und ein längsschnittliches Design konnte mit diesem Projekt erstmals auf hohem methodischem Niveau nachgewiesen werden, dass frühkindliche Deprivationserfahrungen durch die Verfügbarkeit eines adäquaten Beziehungsangebots in Teilen kompensiert werden können.

## 1.2 Bindungsverhalten über die Lebensspanne

Sichere Bindung, Explorationsverhalten und Selbstständigkeit sind Voraussetzungen für die sozial-interaktive Entwicklung

Sowohl eine sichere Bindungsbeziehung als auch Explorationsverhalten und Selbstständigkeit sind wesentliche Voraussetzungen für die sozial-interaktive Entwicklung eines Kindes. Einerseits brauchen Kinder Schutz und Sicherheit, andererseits sind sie neugierig und wollen die Welt entdecken. Dabei stellen die Bezugspersonen für das Kind den Ort des Rückzugs und Schutzes, also die sichere Basis, dar. Entsprechend wirkt sich eine sichere Bindungsbeziehung positiv auf die Autonomieentwicklung und das Explorationsverhalten aus, da diese Kinder sich sicher sind, dass sie im Falle einer Bedrohung Schutz von ihren Bezugspersonen erwarten können und diese zuverlässig verfügbar sind (Bowlby, 1997).

**Die Bindungsentwicklung vollzieht sich in den ersten sechs Lebensjahren**

Die Bindungsentwicklung vollzieht sich in den ersten sechs Lebensjahren in engem Wechselspiel zwischen der Hirnreifung und den damit verbundenen Kompetenzen (motorisch, sprachlich, kognitiv) einerseits und den Erfahrungen mit den Eltern bzw. den Bezugspersonen andererseits. Menschliche Säuglinge sind von Geburt an auf die Interaktion mit ihren primären Bezugspersonen ausgerichtet. Das Bindungsverhalten konzentriert sich in dieser Altersphase vor allem auf einzelne Bindungspersonen und ist primär durch das Herstellen körperlicher Nähe und emotionaler Entlastung durch Co-Regulation durch die Bindungsperson gekennzeichnet. Menschliche Säuglinge sind davon abhängig, dass sie von ihren Bezugspersonen versorgt werden und diese ihre Bedürfnisse erkennen und feinfühlig beantworten.

**Die Bindungsentwicklung lässt sich in vier Phasen unterteilen**

Ainsworth (1985) unterschied insgesamt vier Phasen der kindlichen Bindungsentwicklung (vgl. Abbilddung 1): In der „Vorphase“ (Pre-Attachment-Phase) zeigen Säuglinge noch personenunspezifische Bindungsverhaltensweisen, wohingegen sie in der „Differenzierungsphase“ (Attachment-in-the-making) zwischen sechs und acht Monaten, bereits Bindungsbeziehungen zu einer oder mehreren spezifischen Bindungspersonen aufbauen.

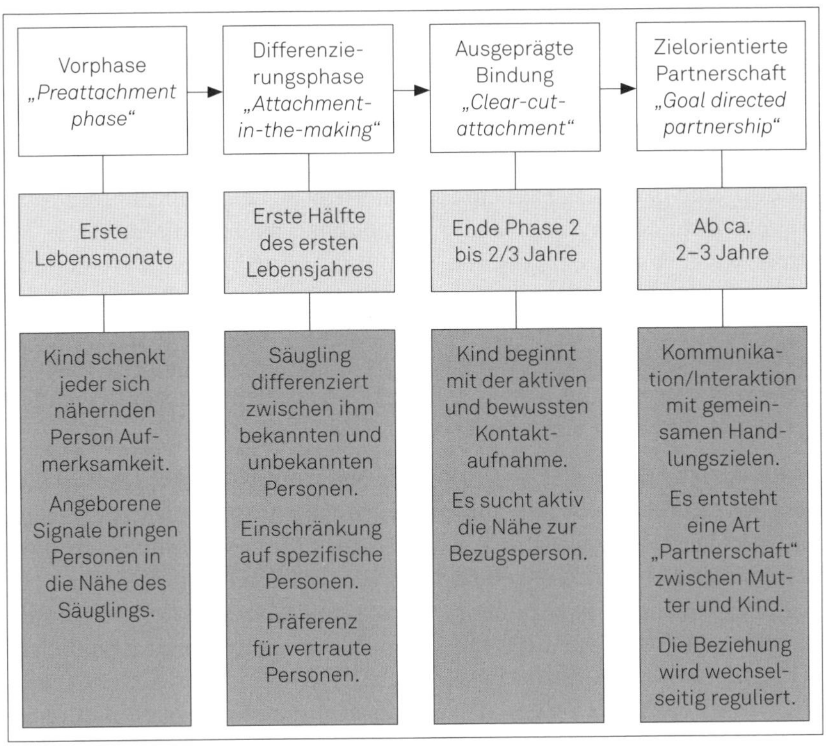


**Abbildung 1:** Die Bindungsentwicklung im Überblick

**Es können vier Bindungsstile unterschieden werden**

In der Phase der „Ausgeprägten Bindung“ (Clear-cut attachment) bildet sich etwa bis zum Alter von drei Jahren eine klare Bindung zu einer oder mehreren Bezugspersonen heraus. Mittels des FST kann hier im Altersbereich von 12 bis 18 Monaten bereits zwischen sicher, unsicher-vermeidend, unsicher-ambivalent und desorganisiert gebundenen Kindern unterschieden werden (vgl. Tabelle 1). Längsschnittstudien zeigten zwar, dass es eine gewisse Stabilität von Bindungsstilen gibt (Main, Hesse & Kaplan, 2005; Sroufe, Egeland, Carlson & Collins, 2005), jedoch auch Diskontinuitäten auftreten, wenn es zu deutlichen Veränderungen in der Beziehungsgestaltung zwischen Bindungspersonen und dem Kind kommt. Ein einmal erworbenes Bindungsmuster bleibt daher nicht zwangsläufig bis ins hohe Alter stabil. So können bestimmte Lebensereignisse, wie z. B. längere Trennungen, schwere Erkrankungen oder Todesfälle von Bezugspersonen, die Bindung ebenso beeinflussen wie neue Beziehungserfahrungen.

**Kompetenzen zur Selbstregulation und Abschätzung von Zeitdauer erlauben Akzeptanz von Trennungen**

Die „Phase der zielorientierten Partnerschaft" (goal directed partnership) beginnt zwischen dem 2. und 3. Lebensjahr. Ab dieser Phase beginnen die Kinder sich in Gedanken, Gefühle und Ziele der Bezugsperson hineinzuversetzen. Dies ermöglicht es dem Kind, neben den eigenen Bedürfnissen, auch die Bedürfnisse des Gegenübers zu berücksichtigen und somit mit der Bindungsperson in Verhandlung zu treten. Dadurch ist es Kindern möglich, Trennungen auf Zeit (z. B. Kindergartenbesuch) besser zu akzeptieren. Sie nutzen hierfür u. a. die inzwischen gereifteren Kompetenzen zur Selbstregulation und zur Abschätzung einer bestimmten Zeitdauer. Entsprechend brauchen Kinder im Vorschulalter nicht mehr durchgängig die körperliche Anwesenheit der Bindungsperson, um sich sicher zu fühlen, sondern sind in der Lage auf eine verinnerlichte „sichere Basis" zurückzugreifen. Dennoch erleben Kinder Trennungen auch in dieser Phase als Stress, welcher sich gegenüber der Bindungsperson bei deren Wiederkehr in Wut, Protest und ambivalentem Verhalten äußern kann. In dieser Phase ist es daher besonders wichtig, dass Bezugspersonen mit diesen Wutreaktionen des Kindes adäquat umgehen, also nicht mit eigener Wut und Aggressivität, sondern mit Verständnis und Unterstützung bei der Regulation der negativen Emotionen reagieren.

**Ab dem ersten Lebensjahr begnnt die Autonomieentwicklung**

Insbesondere während der großen Entwicklungsfortschritte zwischen dem ersten und vierten Lebensjahr nehmen die Autonomiebestrebungen und der Wunsch nach Selbstbestimmung des Kindes ständig zu. Es interessiert sich für seine Umwelt und kann schließlich bei Abwesenheit der primären Bezugsperson ohne Trennungsangst bei anderen vertrauten Personen bleiben. Das Kind will vieles selbst machen und ist stolz auf seine neuen Fähigkeiten. In dieser Phase lernen Kinder auch mit Niederlagen und Frustrationen und den damit verbundenen negativen Emotionen umzugehen, denn sie wollen sehr viel, können aber noch nicht alles, und müssen mit viel Geduld durch die Bezugspersonen unterstützt werden. Das zunehmende Streben nach Autonomie ist notwendig, um sich aus der symbiotischen bzw. sehr engen Beziehung mit den Bezugspersonen zu lösen.

**Tabelle 1:** Klassifikation der Bindungsqualität im Fremde-Situations-Test

| Bindungsstil | Verhaltensbeschreibung |
|---|---|
| **Kategorie B: Sicher gebundene Kinder** | Diese Kinder zeigen deutliches Bindungsverhalten nach der ersten wie auch nach der zweiten Trennung von der Mutter. Sie rufen nach der Mutter, folgen ihr nach, suchen sie, weinen bzw. zeigen deutliche Anzeichen für Stress. Zum Teil kann sich die Aktivierung des Bindungsverhaltens bei sicher gebundenen Kindern aber auch nur in einem weniger konzentrierten Spiel äußern. Kinder mit diesem Bindungsstil sind meist in der Lage, sich von der fremden Person beruhigen zu lassen. Auf die Wiederkehr der Mutter reagieren sie mit Freude, suchen den Körperkontakt, wollen getröstet werden, können sich aber nach kurzer Zeit wieder beruhigen und wenden sich angebotenen Spielsachen erneut zu. |
| **Kategorie A: Unsicher-vermeidend gebundene Kinder** | Diese Kinder reagieren auf die Trennung von der Mutter nur mit wenig Bindungsverhalten. Sie protestieren kaum, folgen der Mutter nicht nach und spielen weiter. Auf die Rückkehr der Mutter reagieren sie eher mit Ablehnung und wollen nicht auf den Arm genommen und getröstet werden. In der Regel kommt es auch zu keinem intensiven Körperkontakt. |
| **Kategorie C: Unsicher-ambivalent gebundene Kinder** | Diese Kinder zeigen nach den Trennungen extrem stark ausgeprägtes Bindungsverhalten. Sie weinen heftig und zeigen viele Stresssymptome. In der Regel kann die Mutter sie nach ihrer Rückkehr kaum beruhigen, und es braucht längere Zeit, bis diese Kinder wieder einen emotional stabilen Zustand erreicht haben. Diese Kinder verhalten sich sehr ambivalent in Bezug auf körperliche Nähe. Sie suchen einerseits den Körperkontakt zur Bindungsperson, andererseits wehren sie sich durch Strampeln, Schlagen, Stoßen oder Abwenden dagegen. |
| **Kategorie D: Kinder mit unsicher-desorganisiertem/ desorientiertem Verhaltensmuster** | Main und Solomon (1986) identifizierten eine vierte Gruppe von Kindern, welche während der Beobachtung kurzzeitig weder Bindungsverhalten noch Explorationsverhalten zeigten. Sie wirkten wie erstarrt, führten begonnenes Verhalten nicht zu Ende und zeigten widersprüchliches Verhalten. Außerdem wurden häufig stereotype Verhaltens- und Bewegungsmuster beobachtet. Diese Kinder wurden als „desorganisiert" bezeichnet, da sie für kurze Zeit keine organisierte Verhaltensstrategie aufwiesen. Diese Verhaltensweisen wurden so interpretiert, dass das Bindungssystem dieser Kinder zwar aktiviert ist, ihr Bindungsverhalten sich aber nicht in ausreichend konstanten und eindeutigen Verhaltensstrategien äußert. |

Insbesondere die Adoleszenz ist eine bedeutende Phase der Autonomieentwicklung

In der frühen Adoleszenz tritt das Bedürfnis nach körperlicher Nähe zu den Bezugspersonen deutlich in den Hintergrund. Dies bedeutet jedoch nicht, dass in dieser Entwicklungsphase Bindung weniger wichtig würde. Im Jugendalter manifestiert sich das Bindungsverhalten eher in der verbalen Kommunikation mit den Bindungspersonen. Die körperlichen, psychischen und sozialen Veränderungen in dieser Phase stellen für viele Jugendliche Herausforderungen dar, für deren Bewältigung die Bezugspersonen eine große Bedeutung haben. Neben den Bezugspersonen gewinnen aber auch Freundschaften und Partnerschaften immer mehr an Bedeutung. Durch die anwachsenden Bewältigungskompetenzen und -fähigkeiten gewinnen Jugendliche mehr und mehr an Autonomie. Sie werden kompetenter im Umgang mit Problemen und greifen entsprechend seltener auf die Hilfe der Bezugspersonen zurück. Jugendliche haben zumeist ein relativ stabiles inneres Arbeitsmodell hinsichtlich der emotionalen Verfügbarkeit ihrer Bindungspersonen aufgebaut. Dieses steuert die Informationsverarbeitung und die Regulation auftretender Gefühle. Das Verhalten der Bezugspersonen wird hinterfragt, sie werden nicht mehr zwangsläufig als reine Autoritäten betrachtet.

## 1.3 Abgrenzung des Störungsbegriffs der Bindungsstörung

Der Begriff „Bindungsstörung“ beschreibt zwei diagnostische Entitäten, die Reaktive Bindungsstörung und die Beziehungsstörung mit Enthemmung, deren klassifikatorische Merkmale im nächsten Kapitel detailliert dargestellt werden. An dieser Stelle ist es jedoch wichtig hervorzuheben, dass die in den vorausgegangenen beiden Abschnitten beschriebenen organisierten Bindungsstile (sicher, unsicher-vermeidend, unsicher-ambivalent) klar von der diagnostischen Entität der Bindungsstörungen abgegrenzt werden müssen.

Abgrenzung Bindungsstil und Bindungsstörung

Während die organisierten Bindungs*stile* Normvarianten von Strategien im Umgang mit Belastungssituationen und emotionaler Verunsicherung darstellen, handelt es sich bei den Bindungs*störungen* um schwerwiegende Normabweichungen der kindlichen Beziehungsgestaltung. Die Entwicklung von Bindungsstörungen ist dabei ursächlich auf extrem unzureichende Fürsorge, wiederholte Wechsel der Bezugspersonen oder inadäquate Kindspflege zurückzuführen. Lediglich der desorganisierte Bindungsstil wie er von Main and Solomon (1986) beschrieben wurde, weist ein hohes Maß an Überschneidungen mit der Reaktiven Bindungsstörung auf. Dennoch muss ein unorganisiert-desorganisierter Bindungsstil nicht zwangsläufig mit Symptomen einer Bindungsstörung einhergehen (Ainsworth & Witting, 1969; Minnis et al., 2009).

Wie in Kapitel 1.7 deutlich werden wird, hat die Klinische Bindungsforschung dennoch einen entscheidenden Einfluss auf unser heutiges Verständnis der Bindungsstörungen genommen. Dies liegt insbesondere daran, dass sich die klinische Bindungsforschung seit Bowlby zwar sehr intensiv mit der Entwicklung von Bindungsstilen und Bindungsrepräsentationen (Inneren Arbeitsmodellen) beschäftigte, Bindungsstörungen hingegen bislang vergleichsweise wenig systematisch untersucht wurden. Daher basieren die Kenntnisse zur Ätiologie und Therapie von Kindern mit Bindungsstörungen in großen Teilen auf Befunden der Klinischen Bindungsforschung.

## 1.4 Definition und Klassifikation

**Entwicklung und Klassifikation von Bindungsstörungen**

Obwohl die Reaktive Bindungsstörung bereits in die dritte Auflage des „Diagnostic and Statistical Manual of Mental Disorders“ (DSM-III) und die neunte Auflage der „International Classification of Diseases“ (ICD) sowie später auch in die „Diagnostic Classification of Mental Health and Developmental Disorders of Infancy and Early Childhood“ (ZERO-TO-THREE) aufgenommen wurde, erfolgten alle Revisionen der Diagnostischen Kriterien bislang nahezu ohne systematische wissenschaftliche Forschung (Zeanah & Gleason, 2015). Die erste Studie, welche die Validität der diagnostischen Kriterien der Bindungsstörungen nach DSM untersuchte, wurde erst von Boris, Zeanah, Larrieu, Scheeringa und Heller (1998) durchgeführt.

**Gehemmter und enthemmter Phänotyp**

Nichtsdestotrotz herrscht inzwischen Konsens dahingehend, dass eine inadäquate Betreuungs- und Erziehungsumwelt hauptsächlich zu zwei klinisch beobachtbaren pathologischen Verhaltensmustern führen kann: dem zurückgezogenen/gehemmten und dem enthemmten/indiskriminanten Phänotyp. Diese Verhaltensmuster konnten in neueren Studien empirisch bestätigt werden (Lehmann, Breivik, Heiervang, Havik & Havik, 2016) und stimmen im Wesentlichen mit den DSM-5-, ICD-10/11- bzw. DC: 0-5-Kategorien der Reaktiven Bindungsstörung und der Beziehungsstörung mit Enthemmung überein.

**Klassifikation in unterschiedlichen Klassifikationssystemen**

In Tabelle 2 und Tabelle 3 sind die Diagnosekriterien der Klassifikationssysteme DSM-5, ICD-10/11 und DC: 0-5 gegenübergestellt. Während die Diagnosekriterien nach DSM-5 und DC: 0-5 relativ differenziert sind, werden die Bindungsstörungen in der in Deutschland gebräuchlichen Klassifikation nach ICD-10/11 lediglich anhand allgemeiner Kriterien beschrieben. Wesentliches Merkmal der Kriterien aller Klassifikationssysteme ist (mit Ausnahme der Beschreibung des enthemmten Subtyps in der ICD-10), dass die Symptomatik ursächlich auf Deprivations- und Vernachlässigungserfahrungen in der frühen Kindheit zurückführbar sein müssen. Damit gehören die Bindungsstörungen (u. a. neben der Posttraumatischen Belastungsstörung [PTBS] und der Anpassungsstörung) zu den wenigen Störungen, deren Diagnose einen spezifischen Auslöser erfordert.

**Tabelle 2:** Diagnostische Kriterien für die Reaktive Bindungsstörung

| | |
|---|---|
| **DC: 0–5** | **Reaktive Bindungsstörung**<br>*Verhaltensmuster:*<br>1. Muster aus emotional zurückgezogenem, gehemmten Verhalten gegenüber erwachsenen Bezugspersonen; charakterisiert durch mindestens zwei der folgenden Kriterien:<br>a) Fehlendes oder deutlich reduziertes Interesse, sich sozial auf andere einzulassen.<br>b) Fehlendes oder deutlich reduziertes entwicklungsmäßig angemessenes Suchen nach Trost, wenn das Kind gestresst ist<br>c) Fehlende oder deutlich reduzierte Reaktionen auf Trostangebote<br>d) Fehlende oder deutlich reduzierte soziale Reziprozität mit erwachsenen Bezugspersonen<br>2. Muster an Emotionsregulationsschwierigkeiten, charakterisiert durch:<br>a) reduzierten oder fehlenden positiven Affekt<br>b) Episoden erheblicher, nicht nachvollziehbarer Ängstlichkeit oder Irritabilität/Ärger gegenüber Bezugspersonen<br><br>*Entstehung des Verhaltensmusters im Kontext:*<br>... unzureichender Fürsorge (soziale und emotionale Vernachlässigung) oder einem wiederholten Wechsel der Bezugspersonen<br><br>*Ausschluss:*<br>Autismus-Spektrum-Störung<br><br>*Beginn/Mindestalter:*<br>Mindestalter ≥ 9 Monate<br><br>*Beeinträchtigungen:*<br>Signifikante Beeinträchtigung des Kindes oder der Familie in mindestens einem der folgenden Bereiche:<br>1. Klinisch signifikantes Leiden beim Kind<br>2. Beeinträchtigung der Beziehungen des Kindes zu anderen<br>3. Verminderung der kindlichen Teilhabe an entwicklungsbedingten Aufgaben und Abläufen<br>4. Beeinträchtigung der familiären Teilhabe an alltäglichen Aktivitäten und Abläufen<br>5. Beeinträchtigung des Erlernens neuer Fertigkeiten und der weiteren Entwicklung des Kinder |

**Tabelle 2:** Fortsetzung

| | |
|---|---|
| **DSM-5**[2] | **Reaktive Bindungsstörung**<br>*Verhaltensmuster:*<br>A. Ein durchgängiges Muster von gehemmtem, emotional zurückgezogenem Verhalten gegenüber erwachsenen Bezugspersonen, das sich durch die beiden folgenden Merkmale äußert:<br>1. Das Kind sucht selten oder nur geringfügig Trost, wenn es bedrückt ist.<br>2. Das Kind reagiert selten oder nur geringfügig auf Trost, wenn es bedrückt ist.<br>B. Eine andauernde soziale und emotionale Störung, die durch; mindestens zwei der folgenden Merkmale gekennzeichnet ist:<br>1. Minimale soziale und emotionale Ansprechbarkeit auf andere.<br>2. Eingeschränkter positiver Affekt.<br>3. Episoden unerklärlicher Reizbarkeit, Traurigkeit oder Furcht, die sogar bei nichtbedrohlichen Interaktionen mit erwachsenen Bezugspersonen vorhanden sind.<br>*Entstehung des Verhaltensmusters im Kontext:*<br>C. Das Kind hat ein Muster von extrem unzureichender Fürsorge erfahren, das durch mindestens eines der folgenden Merkmale gekennzeichnet ist:<br>1. Soziale Vernachlässigung oder Deprivation in Form einer andauernden Missachtung der grundlegenden emotionalen Bedürfnisse des Kindes nach Geborgenheit, Anregung und Zuneigung durch die betreuenden Erwachsenen.<br>2. Wiederholter Wechsel der primären Bezugsperson, der die Möglichkeit begrenzt, stabile Bindungen zu entwickeln (z. B. häufiger Wechsel der Pflegefamilien).<br>3. Aufwachsen in einem ungewöhnlichen Umfeld, das die Möglichkeit stark einschränkt, individuelle Bindungen einzugehen (z. B. Institutionen mit einem hohen Kinder-Betreuer-Verhältnis).<br>D. Die in Kriterium C genannten Fürsorgemerkmale sind vermutlich für das gestörte Verhalten verantwortlich, das in Kriterium A beschrieben wird (d. h. die Störungen aus Kriterium A begannen im Anschluss an die mangelhafte Fürsorge aus Kriterium C).<br>*Ausschluss:*<br>E. Die Kriterien einer Autismus-Spektrum-Störung werden nicht erfüllt<br>*Beginn/Mindestalter:*<br>F. Die Störung ist vor dem Alter von 5 Jahren aufgetreten.<br>G. Das Kind hat ein Entwicklungsalter von mindesten 9 Monaten. |

2 Abdruck erfolgt mit Genehmigung aus der deutschen Ausgabe des Diagnostic and Statistical Manual of Mental Disorders, Fifth Edition © 2013, Dt. Ausgabe: © 2018, American Psychiatric Association. Alle Rechte vorbehalten.

**Tabelle 2:** Fortsetzung

| | |
|---|---|
| **ICD-11** | **Reaktive Bindungsstörung (F94.1)**<br>*Verhaltensmuster:*<br>• Kein Suchen nach Trost oder Unterstützung, auch wenn adäquate primäre Bezugsperson verfügbar ist<br>• Selten sicherheitssuchendes Verhalten bei Erwachsenen<br>• Fehlende Reaktion auf Trostangebote<br><br>*Entstehung des Verhaltensmusters im Kontext:*<br>... inadäquater Kindespflege (z.B. extreme Vernachlässigung, Misshandlung, institutionelle Deprivation)<br><br>*Ausschluss:*<br>Autismus-Spektrum-Störung, Asperger-Syndrom, Bindungsstörung mit Enthemmung<br><br>*Beginn/Mindestalter:*<br>1. Beginn: vor dem 5. Lebensjahr; nur bei Kindern diagnostizierbar,<br>2. Mindestalter ≥ 1 Jahr oder Entwicklungsalter ≥ 9 Monate<br>3. Nicht, wenn die Fähigkeit zu selektiver Abhängigkeit noch nicht vollständig entwickelt ist |
| **ICD-10** | **Reaktive Bindungsstörung des Kindesalters (F94.1)**<br>*Verhaltensmuster:*<br>1. Deutlich widersprüchliche oder ambivalente soziale Reaktionen in verschiedenen sozialen Situationen (mit Variationen von Beziehung zu Beziehung)<br>2. Emotionale Störung mit Verlust emotionaler Ansprechbarkeit, sozialem Rückzug, mit aggressiven Reaktionen auf eigenes Unglücklichsein oder das anderer und/oder ängstliche Überempfindlichkeit.<br>3. Nachweis, dass soziale Gegenseitigkeit und Ansprechbarkeit möglich ist, durch Elemente normalen Bezogenseins in Interaktionen mit gesunden Erwachsenen<br><br>*Entstehung des Verhaltensmusters im Kontext:*<br>Die Symptomatik tritt wahrscheinlich als Folge schwerer elterlicher Vernachlässigung, Missbrauch oder schwerer Misshandlung auf.<br><br>*Ausschluss:*<br>Asperger-Syndrom, Bindungsstörung des Kindesalters mit Enthemmung, Misshandlungssyndrome, Normvariationen im Muster der selektiven Bindung, psychosoziale Probleme infolge von sexuellem oder körperlichem Missbrauch.<br><br>*Beginn/Mindestalter:*<br>Beginn vor dem 5. Lebensjahr |

**Tabelle 3:** Diagnostische Kriterien für die Bindungs-/Beziehungsstörung mit Enthemmung

| DC: 0–5 | **Soziale Bindungsstörung mit Enthemmung** |
|---|---|
| | *Verhaltensmuster:*<br>Anhaltende Tendenz, sich unbekannten Erwachsenen zu nähern und mit ihnen ohne Berührungsängste in Interaktion zu treten; charakterisiert durch mindestens zwei der folgenden Kriterien:<br>1. Wiederholte Tendenz, in körperlich (z.B. berühren, umarmen) oder verbal (z.B. sehr persönliche, distanzlose Fragen) aufdringlicher Weise Interaktionen zu unbekannten Erwachsenen einzugehen, die altersunangemessen sind<br>2. Wiederholt fehlendes Rückversicherungsverhalten über den Verbleib erwachsener Bezugspersonen in unbekannten Situationen, z.B. indem das Kind nicht nahe bei der Person bleibt oder sich nicht nach ihr umblickt etc.<br>3. Wiederholte Bereitschaft ohne Zögern mit unbekannten Erwachsenen wegzugehen |
| | *Abgrenzung/Ausschluss:*<br>Sozial enthemmtes Verhalten ist nicht gleichzusetzen mit impulsivem Verhalten (z.B. etwas tun, ohne nachzudenken) und verletzt die kulturell akzeptierten Normen hinsichtlich altersadäquatem sozialen Verhalten. |
| | *Entstehung des Verhaltensmusters im Kontext:*<br>... unzureichender Fürsorge (soziale und emotionale Vernachlässigung) oder einem wiederholten Wechsel der Bezugspersonen |
| | *Beginn/Mindestalter:*<br>1. Mindestalter ≥ 9 Monate (Vorsicht bei Diagnosestellung ≤ 12 Monaten) |
| | *Beeinträchtigungen:*<br>Signifikante Beeinträchtigung des Kindes oder der Familie in mindestens einem der folgenden Bereiche:<br>1. Klinisch signifikantes Leiden beim Kind<br>2. Beeinträchtigung der Beziehungen des Kindes zu anderen<br>3. Verminderung der kindlichen Teilhabe an entwicklungsbedingten Aufgaben und Abläufen<br>4. Beeinträchtigung der familiären Teilhabe an alltäglichen Aktivitäten und Abläufen<br>5. Beeinträchtigung des Erlernens neuer Fertigkeiten und der weiteren Entwicklung des Kindes |

**Tabelle 3:** Fortsetzung

| | |
|---|---|
| **DSM-5**[3] | **Beziehungsstörung mit Enthemmung**<br>*Verhaltensmuster:*<br>A. Ein Verhaltensmuster, bei dem das Kind aktiv zu unbekannten Erwachsenen Kontakt aufnimmt und mit ihnen interagiert und dabei mindestens zwei der folgenden Verhaltensweisen zeigt:<br>1. Verminderte oder fehlende Zurückhaltung bei der Kontaktaufnahme und Interaktion mit unbekannten Erwachsenen.<br>2. Übermäßig vertrautes verbales oder körperliches Verhalten (das die kulturell angemessenen und altersentsprechenden sozialen Grenzen überschreitet).<br>3. Verminderte oder fehlende Rückversicherung beim Entfernen von der erwachsenen Bezugsperson während eines gewagten Unterfangens selbst in unbekannter Umgebung.<br>4. Bereitschaft, ohne zu zögern oder mit geringem Zögern mit einem unbekannten Erwachsenen wegzugehen<br>*Abgrenzung/Ausschluss:*<br>B. Die Verhaltensweisen in Kriterium A sind nicht allein auf Impulsivität zurückzuführen, sondern schließen sozial enthemmtes Verhalten mit ein.<br>*Entstehung des Verhaltensmusters im Kontext:*<br>C. Das Kind hat ein Muster von extrem unzureichender Fürsorge erfahren, das durch mindestens eines der folgenden Merkmale gekennzeichnet ist:<br>1. Soziale Vernachlässigung oder Deprivation in Form einer andauernden Missachtung der grundlegenden emotionalen Bedürfnisse des Kindes nach Geborgenheit, Anregung und Zuneigung durch die betreuenden Erwachsenen.<br>2. Wiederholter Wechsel der primären Bezugsperson, der die Möglichkeit begrenzt, stabile Bindungen zu entwickeln (z.B. häufiger Wechsel von Pflegefamilien).<br>3. Aufwachsen in einem ungewöhnlichen Umfeld, das die Möglichkeit stark einschränkt, individuelle Bindungen einzugehen (z.B. Institutionen mit einem hohen Kinder-Betreuer-Verhältnis).<br>D. Die in Kriterium C genannten Fürsorgemerkmale sind vermutlich für das gestörte Verhalten verantwortlich, das in Kriterium A beschrieben wird (d.h. die Störungen aus Kriterium A begannen im Anschluss an die mangelhafte Fürsorge aus Kriterium C).<br>*Beginn/Mindestalter:*<br>E. Das Kind hat ein Entwicklungsalter von mindestens 9 Monaten. |

3 Abdruck erfolgt mit Genehmigung aus der deutschen Ausgabe des Diagnostic and Statistical Manual of Mental Disorders, Fifth Edition © 2013, Dt. Ausgabe: © 2018, American Psychiatric Association. Alle Rechte vorbehalten.

**Tabelle 3:** Fortsetzung

| | |
|---|---|
| **ICD-11** | **Beziehungsstörung mit Enthemmung (F94.2)**<br>*Verhaltensmuster:*<br>Stark abweichendes soziales Verhalten mit:<br>1. wahllose/unüberlegte Annäherung an unbekannte Erwachsenen<br>2. mangelnde Zurückhaltung bei Kontaktaufnahme<br>3. übermäßig vertrautes Verhalten gegenüber unbekannten Erwachsenen<br>4. Bereitschaft, mit einem unbekannten Erwachsenen wegzugehen<br><br>*Abgrenzung/Ausschluss:*<br>Ausschluss Autismus-Spektrum-Störung, Asperger-Syndrom, Anpassungsstörung, ADHS, Reaktive Bindungsstörung<br><br>*Entstehung des Verhaltensmusters im Kontext:*<br>... inadäquater Kindespflege (z. B. extreme Vernachlässigung, institutionelle Deprivation)<br><br>*Beginn/Mindestalter:*<br>1. Beginn: vor dem 5. Lebensjahr<br>2. Nur bei Kindern diagnostizierbar<br>3. Mindestalter ≥ 1 Jahr oder Entwicklungsalter ≥ 9 Monate<br>4. Nicht, wenn die Fähigkeit zu selektiver Abhängigkeit noch nicht vollständig entwickelt ist. |
| **ICD-10** | **Bindungsstörung des Kindesalters mit Enthemmung (F94.2)**<br>*Verhaltensmuster:*<br>Diffuse Bindung als anhaltendes Merkmal in den ersten fünf Lebensjahren. Relatives Fehlen sozialer Bindungen mit:<br>1. Der normalen Tendenz bei Unglücklichsein Trost zu suchen<br>2. Abnormer Wahllosigkeit bezüglich der Personen bei denen Trost gesucht wird.<br>3. Wenig modulierte soziale Interaktion mit unvertrauten Personen<br>Mindestens eines der folgenden Merkmale:<br>1. Allgemeines Anklammerungsverhalten in der Kleinkindzeit<br>2. Aufmerksamkeitsheischendes und unterschiedlich freundliches Verhalten in der frühen oder mittleren Kindheit<br><br>*Abgrenzung/Ausschluss:*<br>Asperger-Syndrom, hyperkinetische Störungen, (leichter) Hospitalismus bei Kindern, reaktive Bindungsstörung des Kindesalters<br><br>*Beginn/Mindestalter:*<br>Beginn in den ersten 5 Lebensjahren. |

## 1.5 Epidemiologie und Komorbiditäten

Bislang liegen nur sehr wenige epidemiologische Studien zu Bindungsstörungen vor, sodass unser Wissen über Inzidenz- und Prävalenzraten von Bindungsstörungen in der Allgemeinbevölkerung begrenzt ist. Die vorliegenden Prävalenzdaten schwanken deutlich in Abhängigkeit der untersuchten Subpopulation.

**Bindungsstörungen sind in der Allgemeinbevölkerung selten**

Die Häufigkeit von Bindungsstörungen in der Allgemeinbevölkerung (Pritchett, Pritchett, Marshall, Davidson & Minnis, 2013) und bei Kindern, die mit ihrer leiblichen Mutter aufwuchsen (Schmid, 2007) liegt vermutlich bei unter 1 %. Auch wenn Bindungsstörungen in der Allgemeinbevölkerung daher als selten gelten (Meltzer, Gatward, Corbin, Goodman & Ford, 2003), muss beachtet werden, dass Hochrechnungen nahelegen, dass die Prävalenz von Bindungsstörungen in der Allgemeinbevölkerung möglicherweise unterschätzt wird (Richters & Volkmar, 1994). Die Relevanz von Bindungsstörungen zeigt sich jedoch insbesondere bei Hochrisikogruppen. So steigt die Prävalenz bei Heimkindern auf 10 % und bei Kindern in Pflegefamilien auf über 19 % an (Schmid, 2007; Kay, Green & Sharma, 2016; Lehmann, Havik, Havik & Heiervang, 2013). In Stichproben von Kindern mit Misshandlungserfahrungen steigt die Prävalenz sogar auf bis zu 40 % (Boris et al., 1998; Zeanah et al., 2004).

**Bindungsstörungen weisen sehr häufig Komorbiditäten auf**

Bindungsstörungen sind mit einer Vielzahl an Komorbiditäten assoziiert (Lehmann et al., 2013). So fanden Pritchett und Kollegen (2013) in einer Untersuchung an 22 Kindern mit Bindungsstörung in 85 % der Fälle mindestens eine komorbide Störung. 52 % wiesen eine Aufmerksamkeitsdefizit-/Hyperaktivitätsstörung (ADHS), 29 % eine Störung mit oppositionellem Trotzverhalten, 29 % eine Störung des Sozialverhaltens (SSV), 19 % eine PTBS, 14.3 % eine Spezifische Phobie, 14 % eine Autismus-Spektrum-Störung und 5 % eine Tic-Störung auf. Diese hohen Komorbiditätsraten werden durch weitere Studien gestützt, welche insbesondere hohe Komorbiditäten zur SSV (75 %) und Autismus (65 %) (Mayes et al., 2017) betonen. Eine weitere häufige Komorbidität der Bindungsstörung sind Intelligenzminderungen. So weisen Kinder mit Symptomen von Bindungsstörungen eine erhöhte Wahrscheinlichkeit für Intelligenzminderungen auf (OR 4.57; 95 % CI 2.57–8.13) (Raaska et al., 2012) und Kinder mit Intelligenzminderung zeigen in 42 % der Fälle Anzeichen einer Bindungsstörung (Giltaij, Sterkenburg & Schuengel, 2015).

Zu beachten ist, dass einige der genannten Komorbiditäten, wie z. B. ADHS und Autismus, in den eingangs beschriebenen diagnostischen Klassifikationssystemen als Ausschlussdiagnose von Bindungsstörungen genannt werden. Sowohl aus praktischer als auch wissenschaftlicher Perspektive erscheint eine komorbide Vergabe dieser Störungsbilder jedoch gerechtfertigt, wenn eine der Störungen allein das vorliegende Symptombild nur unzureichend beschreiben kann oder der zeitliche Ablauf der Symptomatik das Vorliegen mehrerer Störungen nahelegt (siehe zur Abgrenzung der Störungsbilder auch Sektion 5 in Leitlinie 1, vgl. Kapitel 2.1.1).

## 1.6 Differenzialdiagnostik und Probleme der Diagnosestellung

Deprivierende Beziehungserfahrungen sind notwendige aber nicht hinreichende Voraussetzungen für Bindungsstörungen

Neben den allgemeinen Grundprinzipien der Diagnostik, einschließlich der Anamnese, der Erhebung des psychopathologischen Befundes und der Beobachtung der Interaktion zwischen dem Kind und seinen Bezugspersonen, erfordert die Diagnose einer Bindungsstörung vor allem die Rückführbarkeit der kindlichen Symptome auf das Vorhandensein pathogener Fürsorgemerkmale bzw. einen Mangel an hinreichenden Bindungsbeziehungen in der frühen Kindheit. Zur Sicherstellung der Rückführbarkeit der Symptomatik auf deprivierende Beziehungserfahrungen, muss die Symptomatik des Kindes daher immer im Kontext seiner Entwicklungsgeschichte und seines sozialen Umfeldes betrachtet werden. Entsprechend ist es zentral, dass im Rahmen einer ausführlichen Anamnese Bindungsbeziehungen und Betreuungssituationen in den ersten Lebensjahren genau exploriert werden. Weiterhin sollten der Verlauf der bisher beobachteten Symptome und der Entwicklungsstand des Kindes berücksichtigt werden. Dabei ist zu beachten, dass pathogene familiäre Fürsorgesituationen zu unterschiedlichen psychopathologischen Folgeerscheinungen (z. B. Hyperaktivitätssymptomen, depressiven Symptomen) führen können, welche zum einen Komponenten einer Bindungsstörung, zum anderen jedoch auch Merkmale anderer eigenständiger Störungen (z. B. ADHS, depressive Störungen) darstellen können. Aufgrund der hohen Symptomüberschneidungen zu anderen psychischen Störungen muss eine umfassende differenzialdiagnostische Beurteilung erfolgen. Hierbei kommt neben der Verhaltensbeobachtung insbesondere strukturierten klinischen Interviews eine große Bedeutung zu (vgl. Kapitel 3.1.2). Die konkrete Abgrenzung zwischen Symptomen der Bindungsstörung und anderen psychischen Störungen wird unter Sektion 5 der Leitlinie 1 beschrieben.

## 1.7 Pathogenese

Basierend auf der Datenbasis langjähriger Forschung wird inzwischen nicht mehr in Frage gestellt, dass Vernachlässigung und ein Mangel an adäquaten Beziehungsangeboten zu dauerhaften Defiziten in der intellektuellen und sozial-emotionalen Entwicklung der betroffenen Kinder und insbesondere zu Bindungsproblemen führen kann (Humphreys et al., 2015; Iftene & Roberts, 2004). In diesem Kapitel soll daher die Ätiologie von

Bindungsstörungen mit den dazugehörigen Risiko- aber auch Schutzfaktoren detailliert dargestellt werden. Hierzu wird zum einen detailliert auf die unter Kapitel 1.1 skizzierten Meilensteine der Geschichte der klinischen Bindungsforschung eingegangen und zum anderen werden diese Perspektiven durch Befunde zu Bindungsstörungen ergänzt. Hierzu muss kritisch angemerkt werden, dass viele Studien, die sich mit dem Einfluss deprivierender Umweltbedingungen befasst haben, ausschließlich Kinder untersuchten, welche in Institutionen vernachlässigt wurden. In der klinischen Praxis sind jedoch wesentlich häufiger Vernachlässigung und Missbrauch in der Herkunftsfamilie bzw. wiederholte Beziehungsabbrüche durch mehrfache Umplatzierungen in Pflegeheimen oder Pflegefamilien anzutreffen.

### 1.7.1 Elterliches Pflege- und Interaktionsverhalten

**Studien mit dem „Still-face"-Paradigma**

Wie in der Einführung zu diesem Kapitel erwähnt, steht die Qualität der elterlichen Fürsorge im Zentrum der Pathogenese von Bindungsstörungen. Welchen massiven Einfluss das elterliche Interaktionsverhalten auf das kindliche Verhalten in dyadischen Interaktionen haben kann, zeigen eine Vielzahl von Experimenten mit dem „Still-face"-Paradigma (Tronick et al., 1978). Hierbei konnte gezeigt werden, dass Kinder in frühen Deprivationsphasen mit verstärkter Interaktionsbereitschaft und mit mehr Anzeichen von Stress auf eine kaum reagierende Bezugspersonen antworten (Forbes, Cohn, Allen & Lewinsohn, 2004). Dauert die Deprivationsphase jedoch länger an, tritt eine Art Resignation ein, welche sich in einer scheinbaren Teilnahmslosigkeit während der „Still-face"-Episode äußert (Field et al., 2007). Diese Reaktion erscheint äquivalent zum Verhalten der unsicher-vermeidend gebundenen Kinder, welche während einer Trennungssituation kaum emotionale Reaktionen zeigen (Ainsworth et al., 1978).

**Studien mit Draht- und Plüschmüttern bei Affen**

Weitere Evidenz für den pathogenen Einfluss von Deprivationserfahrungen auf die sozio-emotionale Entwicklung stammen aus tierexperimentellen Studien des Primatenforschers Harlow. In einem ihrer frühesten Experimente trennten Harlow und Zimmermann (1958) neugeborene Makaken-Äffchen von ihrer Mutter und setzten sie in einen Käfig, in dem sich eine Draht- und eine Plüschmutter (zwei affenähnlich aufgebaute Puppen) nebeneinander befanden. Die Drahtmutter hielt eine Milchflasche, während die Stoffmutter sich nur weich anfühlte. Die Ergebnisse bestätigten Harlows Hypothese über die Basis der Mutter-Kind-Beziehung, denn die Äffchen wichen kaum noch von der weichen Plüschmutter aus Stoff. In verschiedenen Modifikationen dieses Experiments wurde vor allem die Bedeutung der frühen emotionalen Zuwendung für das Sozialverhalten deutlich (Harlow, Harlow & Suomi, 1971). In einer dieser Modifikationen setzte Harlow die jungen Affenkinder in einen Käfig, in dem sich entweder eine Draht- oder einer Plüschmutter befand, welche jeweils eine Milchflasche hielt (im zuvor beschriebenen Experiment waren beide Puppen immer gleichzeitig vorhanden). Die Äffchen beider Gruppen tranken in etwa die gleiche Menge und wuchsen in gleicher Weise, jedoch verhielten sich beide Gruppen sehr unterschiedlich. Während sich die Affen, die mit der Stoffmutter in einem Käfig lebten, unauffällig entwickelten und ihre Plüschmutter als sichere Basis nutzten, wiesen die von der Drahtmutter ernährten Jungtiere später neben sozialen und emotionalen Auffälligkeiten auch „psychosomatische" Störungen (z.B. chronischen Durchfall), Entwicklungsrückstände und panische Angst bei fremden Objekten auf. Harlow konnte zeigen, dass es sensible Phasen des Bindungsverhaltens gibt und dass ein Mangel an emotionaler Sicherheit in diesen Phasen langfristig nicht mehr kompensiert werden kann. So lehnten Versuchstiere, die in den ersten Lebensmonaten in totaler Isolation aufgezogen wurden, jeden Kontakt zu anderen Affen oder auch zu einer Ersatzmutter ab, egal ob diese aus Draht oder aus Plüsch gefertigt war (Harlow et al., 1965b).

**„Intuitive Elternschaft" als angeborene Fähigkeit**

Die Grundlagenforschung zeigt somit, dass die Befriedigung der kindlichen Bedürfnisse nach Reziprozität und liebevoller Nähe eine wesentliche Voraussetzung für eine gesunde (Bindungs-)Entwicklung darstellt. Papousek und Papousek (1986) gehen davon aus, dass es eine biologisch angelegte elterliche Verhaltensdisposition gibt (Intuitive Elternschaft), welche auf die Befriedigung der wesentlichen biologischen, sozialen und emotionalen Bedürfnisse des Säuglings oder Kleinkindes ausgerichtet ist und nicht erlernt werden muss. Neben psychischen Störungen und gegenwärtigen psychosozialen Stressoren, wird diese angeborene Fähigkeit insbesondere durch fehlende oder unzureichende Bindungserfahrungen in der eigenen Kindheit der Bezugspersonen sowie durch genetische Prädispositionen und den damit assoziierten neurobiologischen Veränderungen gehemmt.

**Eigene Bindungserfahrungen beeinflussen das Beziehungsverhalten gegenüber Kindern**

*Eigene Bindungserfahrung der Eltern.* Schoenmaker und Kollegen (2015) untersuchten, wie sich die eigene Bindungsrepräsentation adoptierter Erwachsener auf deren Reaktivität beim Schreien eines Säuglings auswirkte. Im Vergleich zu sicher gebunden Teilnehmern, regierten Teilnehmer mit unsicherer Bindungsrepräsentation mit einer stärkeren Stressreaktion (d.h. einer stärkeren sympathischen Aktivierung), bei gleichzeitig verminderter Reaktionsbereitschaft auf das Schreien. Dies zeigt, dass die eigene Bindungserfahrung einen Einfluss darauf hat, wie mit Stressreaktionen des eigenen Kindes umgegangen wird. Zu ähnlichen Ergebnissen kamen Kim et al. (2010). In einer fMRT-Studie (fMRT=funktionale Magnetresonanztomographie) konnten sie zeigen, dass Personen, die von einer höheren mütterlichen Fürsorge in der eigenen Kindheit berichteten, auf kindliches Weinen mit stärkeren Aktivierungen in Hirnstrukturen reagierten (u.a. Gyrus frontalis inferior, Sulcus temporalis superior, Gyrus fusiformis), die mit einem besseren Verständnis (kindlicher) emotionaler Zustände und

Problemlösefertigkeiten assoziiert sein könnten. Das Volumen der grauen Substanz in diesen Hirnregionen war bei Müttern mit positiveren, eigenen Beziehungserfahrungen größer als bei Müttern mit weniger positiven Beziehungserfahrungen.

**Genetische und neurobiologische Faktoren beeinflussen das Beziehungsverhalten gegenüber Kindern**

*Genetische Prädisposition und Neurotransmittersysteme.* Bestimmte Genvarianten bzw. Polymorphismen (griechisch Polymorphismos, Vielgestaltigkeit) beeinflussen die Reaktivität auf akute Stressoren. So ist zum Beispiel bekannt, dass ein Polymorphismus des Serotonin-Transporter-Gens (5-HTTLPR) zu Veränderungen der Cortisol-Reaktivität und damit zu einer veränderten Stressantwort führen kann (Wankerl, Miller, Stalder, Kirschbaum & Alexander, 2012). Eine übermäßig starke Stressreaktion auf Bindungssignale des Kindes (z. B. Weinen, Schreien) wiederum, kann zu weniger sensitiven Reaktionen auf die Bedürfnisse des Kindes führen und damit einen Risikofaktor für die Entstehung von Bindungsstörungen darstellen (Swain, Kim & Ho, 2011). Polymorphismen des Oxytocin-Rezeptor-Gens wiederum scheinen in direktem Zusammenhang zu sensitivem elterlichem Verhalten zu stehen (Feldman et al., 2012). Oxytozin ist das sogenannte „Bindungshormon". Sowohl Tierstudien als auch Studien am Menschen belegen seinen großen Einfluss auf mütterliches Pflegeverhalten. So zeigen z. B. Studien an Ratten, dass Rattenmütter, bei denen chemisch Oxytozinrezeptoren blockiert wurden, insgesamt eine deutliche Reduktion ihres Brutpflegeverhaltens zeigen (Pedersen, Vadlamudi, Boccia & Amico, 2006). Mehta et al. (2016) identifizierten bei menschlichen Müttern einen Einzelnukleotid-Polymorphismus (SNP; Variation eines einzelnen Basenpaares im DNA-Strang) der Oxytozinrezeptoren, welcher signifikant mit Veränderungen in der Oxytozin-Ausschüttung infolge von Mutter-Kind-Interaktionen assoziiert war. Riem, Voorthuis, Bakermans-Kranenburg und van Ijzendoorn (2014) untersuchten mittels einer fMRT-Studie, inwiefern sich die Gabe von intranasalem Oxytozin auf die neuronale Aktivität beim Hören von Säuglingsschreien auswirken kann. Wurde den Probanden mitgeteilt, dass das schreiende Kind krank sei, führte die Oxytozin-Gabe zu einer stärkeren Aktivierung in neuronalen Bereichen welche mit komplexen Planvorgängen und emotional-empathischem Verhalten (Insula und Präfrontaler Gyrus) zusammenhängen. Wurde den Probanden jedoch mitgeteilt, dass das schreiende Kind gelangweilt sei, reduzierte eine Oxytozin-Gabe die neuronale Aktivierung.

### 1.7.2 Kindliche Merkmale und Interaktionsverhalten

Neben dem Verhalten der Bezugspersonen spielen auch Merkmale des Kindes und seine Interaktionsbereitschaft eine bedeutsame Rolle sowohl in der normativen Entwicklung von Bindungsbeziehungen als auch der

Pathogenese von Bindungsstörungen. Zu Beginn des Lebens beruht das Bindungsverhalten in erster Linie auf körperlicher Nähe und emotionaler Entlastung durch die Bindungsperson. Durch angeborene körperliche Merkmale („Kindchenschema"), soziale Verhaltensmuster und Kompetenzen (Hören, Blickkontakt, Schreien, Umklammern, Anschmiegen) wird von Geburt an der Aufbau von Bindungsbeziehungen unterstützt. Liegen bei einem Kind bereits sehr früh Einschränkungen in Hinblick auf diese oben genannten kindlichen Kompetenzen vor, z. B. aufgrund einer Behinderung oder einer extremen Frühgeburtlichkeit mit assoziierten Erkrankungen der Sinnesorgane, weisen diese Kinder ein erhöhtes Risiko für die spätere Entwicklung einer Bindungsstörung auf (Anderson & Cacola, 2017).

**Von Geburt an sind Kinder mit wichtigen Voraussetzungen für die Bindungsentwicklung ausgestattet**

*Sinnesorgane.* Das Gehör eines ungeborenen Kindes ist bereits in der 16. Schwangerschaftswoche (SSW) soweit entwickelt, dass erste Geräusche wahrgenommen und verarbeitet werden können (Ruben, 1992). In mehreren Studien wurde gezeigt, dass Embryos spätestens ab der 24. SSW auf Stimmen und Geräusche reagieren. Es kann also davon ausgegangen werden, dass Kinder bereits intrauterin (d. h. in der Gebärmutter) mit dem mütterlichen Herzschlag bzw. den elterlichen Stimmen vertraut sind. Durch diese intrauterinen Erfahrungen erkennen bereits Neugeborene die Stimme der Mutter bzw. auch des Vaters wieder. Diese Vertrautheit unterstützt den Bindungsaufbau des Kindes und ermöglicht es dem Kind die mütterliche Stimme von anderen Stimmen zu unterscheiden (Kisilevsky et al., 2003). Als weitere wichtige Voraussetzung für den Aufbau von Bindungsbeziehungen kann das besondere Interesse von Neugeborenen an menschlichen Gesichtern bzw. an Mustern, welche menschlichen Gesichtern ähneln, gesehen werden (Sugita, 2009). Auch diese Disposition fördert Interaktionen mit den Bezugspersonen und damit den Aufbau sicherer Bindungsbeziehungen. Menschliche Säuglinge zeigen früh eine Präferenz für menschliche Gesichter und erste Kompetenzzeichen von typischem Interaktionsverhalten in Form von Lächeln, Vokalisation und lustvoller Körperbewegung. Bereits in dieser frühen Phase ist es sehr wichtig, dass Bezugspersonen auf diese Bereitschaft des Säuglings reagieren, seine Emotionen spiegeln, sich auf den Affekt des Säuglings einstimmen (Chlebowski, 2013).

**Sinneswahrnehmungen sind für die Bindungsentwicklung elementar**

*Temperament.* Das Temperament eines Kindes, also die genetisch fundierte Art und Weise, wie ein Kind auf neue Reize reagiert und sich an diese anpasst, spielt in der Entwicklung des Bindungsverhaltens bzw. von Bindungsstörungen eine zentrale Rolle. So beschreibt Gervai (2009) in einer Übersichtsarbeit, dass zwar elterliches Verhalten zu einem Drittel die Bindungssicherheit bzw. Bindungsdesorganisation eines Kindes vorhersagt, das kindliche Temperament und die damit assoziierte genetische Ausstattung jedoch einen ganz erheblichen eigenständigen Beitrag zur Bindungsentwicklung leistet. Gemäß der „*Differential Susceptibility Theory*"

**Temperamentsfaktoren haben einen großen Einfluss auf die Bindungsentwicklung**

(Pluess & Belsky, 2009) hat das genetische Profil bzw. das Temperament einen Einfluss darauf, wie resilient ein Kind gegenüber weniger optimalen Kindheitsbedingungen ist. Auch Zeanah und Fox (2004) leiten die unterschiedlichen Entwicklungspfade der Reaktiven Bindungsstörung bzw. der Beziehungsstörung mit Enthemmung aus Temperamentsmerkmalen des Kindes ab. Die Autoren betonen, dass Bindungsstörungen vor dem Hintergrund spezifischer Temperamentsmerkmale entstehen können, welche sich verkürzt als „Schwieriges Temperament" beschreiben lasse. Kinder dieses Typus, welcher vermehrt Irritabilität und negativen Affekt zeige, könnten auch auf positive soziale Hinweisreize mit vermehrtem Stress und Vermeidung reagieren und sich mit der Zeit mehr und mehr von sozialen Interaktionen zurückziehen. Auf der anderen Seite könnten Kinder mit überschwänglich offenem Temperament impulsiv und wenig differenzierend auf soziale Interaktionspartner reagieren, woraus sich über die Zeit ein Muster von enthemmtem Beziehungsverhalten entwickle. Zeanah und Fox (2004) betonen jedoch auch, dass sich diese Verhaltensmuster im Sinne von Bindungsstörungen ausschließlich unter deprivierenden und vernachlässigenden Bedingungen mit Abwesenheit von festen Bindungsbeziehungen oder einem sehr häufigen Wechsel der Bindungspersonen herausbilden würden.

**Extreme Frühgeburtlichkeit ist ein Risikofaktor für Bindungsstörungen**

*Frühgeburtlichkeit.* Die Frühgeburtlichkeit eines Kindes kann in der Pathogenese von Bindungsstörungen eine Rolle spielen. Mehrere Studien haben bisher gezeigt, dass extrem frühgeborene Kinder (< 1.500 g Geburtsgewicht) ein deutlich erhöhtes Risiko für die Entwicklung einer Bindungsstörung haben (Anderson & Cacola, 2017). Bei solchen Kindern erschweren vor allem Defizite in der Informationsverarbeitung sozialer Reize den Beziehungsaufbau, sodass in dieser Gruppe von Kindern wesentlich häufiger desorganisierte Bindungsstile gefunden wurden, auch wenn sich die Bezugspersonen in ihrem Beziehungsverhalten kaum unterschieden (Wolke, Eryigit-Madzwamuse & Gutbrod, 2014). Diese Verhaltensmuster können einerseits durch Unterschiede in der Hirnentwicklung bzw. neuronale Dysfunktionen bei diesen Kindern erklärt werden, andererseits sind extrem frühgeborene Kinder in kritischen Hirnentwicklungsphasen auch einer abnormalen physischen und psychosozialen Umwelt ausgesetzt (Johnson & Marlow, 2011). Dabei konnte u. a. von Karabekiroglu et al. (2015) gezeigt werden, dass die Frühgeburtlichkeit an sich nicht zu interaktionellen Defiziten bei den untersuchten Müttern führte, sondern dass zum einen die frühen Umweltbedingungen als auch die neurologischen Folgen der Frühgeburtlichkeit die Bezugsperson-Kind-Interaktionen beeinflussten.

*Genetische Einflüsse.* Minnis et al. (2007) nutzten ihre verhaltensgenetische Untersuchung an 13.472 Zwillingspaaren einer nicht klinischen Stichprobe dazu, zu evaluieren, ob das Ausmaß, in dem sich Kinder in ihren für Reaktive Bindungsstörungen typischen Verhaltensweisen unterschieden, rein umweltbedingt war oder auch genetische Ursachen nahelegte. Mittels Faktorenanalysen wurden auf Basis von Fragebogendaten Verhaltensmuster identifiziert, welche für Bindungsstörungen, Verhaltensstörungen, Hyperaktivität und emotionale Schwierigkeiten typisch waren. Für jedes dieser Muster wurden behavioral-genetische Modelle angewendet, um den spezifischen Einfluss von genetischen Faktoren und Umweltfaktoren zu identifizieren. Dabei zeigte sich, dass die Symptome einer reaktiven Bindungsstörung mit negativen und wenig einfühlsamen elterlichen Verhaltensweisen assoziiert waren, dass es aber auch einen signifikanten genetischen Einfluss gab. Für reaktive Bindungsstörungen typische Verhaltensweisen konnten in der Untersuchung klar von anderen Verhaltensproblemen und emotionalen Störungen bei Kindern abgegrenzt werden und schienen insbesondere bei Jungen stark durch genetische Einflüsse bedingt zu sein.

**Neben Umwelteinflüssen konnte auch ein genetischer Einfluss auf die Bindungsentwicklung nachgewiesen werden**

## 1.7.3 Aversive Erfahrungen in Institutionen

Die Bevölkerungspolitik des Ceauşescu-Regimes in Rumänien und die mit ihr einhergehenden Kinderheime, in denen ungewollte Kinder unter unmenschlichen Bedingungen untergebracht waren und oft jahrelang massivste Deprivation erleiden mussten, führte zur wohl größten Feldstudie zur Auswirkung pathogener Fürsorge auf die Entwicklung von Kindern. Noch zehn Jahre nach dem Sturz des Diktators lebten ca. 60.000 Kinder in staatlichen Einrichtungen – das Konzept von Pflegeeltern fand keine Anwendung. Eine Arbeitsgruppe um Nathan Fox, Charles Nelson und Charles Zeanah begann im Jahr 2000 in sechs Institutionen in Bukarest 136 Kinder, welche nach ihrer Geburt in eines dieser Heime gegeben wurde, zu untersuchen. Aus diesen ersten Kontakten erwuchs das Bucharest Early Intervention Project (Zeanah et al., 2012; Zeanah et al., 2003). Diese Studie ist weltweit die einzige Studie, bei der durch eine randomisierte Gruppenzuteilung ein experimentelles Versuchsdesign an Kindern mit massiver Vernachlässigungserfahrung realisiert wurde.

**Das Bucharest Early Intervention Project**

Die Hälfte der Kinder wurde randomisiert in Pflegefamilien vermittelt, die andere Hälfte verblieb in den Institutionen. Beide Gruppen wurden in regelmäßigen Abständen (22, 30, 42, 54 Monate, 8 Jahre und 12 Jahre) untersucht und mit gleichaltrigen Kindern, welche in der Region bei ihrer Familie aufwuchsen, verglichen. Die Folgen der frühen Vernachlässigung waren verheerend: sowohl die körperliche als auch die kognitive Entwicklung war bei den Kindern aus Waisenheimen stark beeinträchtigt. Obwohl die Kinder im Heim genug zu essen bekamen, waren sie kleiner und leichter als ihre Altersgenossen. Erst in der Pflegefamilie begannen sie zu wachsen und holten den physischen Rückstand teilweise auf. Neben einer Vielzahl psychischer Störungen, fanden die Forscher vor allem Bindungs-

**Vernachlässigung in Waisenheimen führte zu Beeinträchtigungen der kognitiven und körperlichen Entwicklung**

probleme unter den Waisenhauskindern. Die Autoren fanden, dass die Qualität des in den Institutionen beobachteten Fürsorgeverhaltens die Organisation der kindlichen Bindung ganz massiv beeinflusste. Diese Ergebnisse blieben stabil, auch wenn der Einfluss des kognitiven Entwicklungsstandes oder der Quantität der Interaktionsverhaltensweisen kontrolliert wurden. Die für Bindungsstörungen typischen Verhaltensweisen waren zudem mit der Dauer und der Schwere der Deprivation assoziiert. Insbesondere jene Kinder, die länger als zwei Jahre unter den schwer deprivierenden Lebensbedingungen aufwuchsen, wiesen in mehr als 30 % aller Fälle eine Bindungsstörung auf. Dagegen entwickelten weniger als 5 % der Kinder, die innerhalb von sechs Monaten adoptiert wurden, später eine Bindungsstörung. Außerdem zeigten sich bei den Kindern mit Bindungsstörung häufig auch Symptome anderer psychischer Störungen wie beispielsweise Hyperaktivität, Aggressivität oder emotionale Schwierigkeiten.

### 1.7.4 Aversive Erfahrungen in Herkunftsfamilien

**Das Gros der deprivierenden Beziehungserfahrungen findet vermutlich in der Herkunftsfamilie statt**

Im Vergleich zur Anzahl von Publikationen zur institutionalisierten Vernachlässigung von Kindern, findet man zur pathogenen Fürsorge innerhalb der Herkunftsfamilie wesentlich weniger Forschungsergebnisse. Dies ist bedauerlich, denn allein auf Basis der Grundwahrscheinlichkeiten (Aufwachsen in einer Familie vs. einer Institution) muss man davon ausgehen, dass sich Bindungsstörungen häufiger im familiären als im institutionalisierten Kontext entwickeln. Auch die Erkenntnisse aus Langzeitstudien zu Risikofaktoren der kindlichen Entwicklung (z. B. die „Kauai Longitudinal Study" von Werner & Smith, 1992) weisen deutlich darauf hin, dass bestimmte familiäre Risikokonstellationen, welche zu unzureichender, diskontinuierlicher emotionaler Zuwendung führen, als besonders kritisch für die Entwicklung von Bindungsstörungen angenommen werden können. Zu diesen Faktoren zählen vor allem häufige Wechsel von Bezugspersonen aufgrund familiärer Notlagen oder elterlichen Psychopathologien (inkl. Substanzmissbrauch und Suchterkrankungen). In Familien, welche die oben genannten Konstellationen aufwiesen, traten zudem überzufällig häufig traumatisierende Ereignisse auf, die das Risiko für die Entwicklung von Bindungsstörungen zusätzlich steigern können. Insbesondere die Kombination aus wenig bedürfnisbefriedigender und wenig Halt gebender Elternschaft und körperlicher Kindesmisshandlung oder sexuellem Missbrauch kann sowohl zu Bindungsdefiziten als auch zu Posttraumatischen Belastungsstörungen führen (Minnis, Marwick, Arthur & McLaughlin, 2006). Die genannten Risikokonstellationen sind daher in Hinblick auf die Entwicklung von reaktiven Bindungsstörungen nicht spezifisch, sondern stellen einen allgemeinen Risikofaktor für die Entwicklung von Psychopathologien dar. Vernachlässigung und Missbrauch in der Familie können demnach bei den Betroffenen zu großen Schwierigkeiten in sozialen Beziehungen, aber auch in anderen Bereichen des Verhaltens und Erlebens führen.

### 1.7.5 Neurobiologische Veränderungen durch pathogene Fürsorge

**Pathogene Fürsorge führt zu neurobiologischen Veränderungen**

Die in den vorangegangenen Abschnitten beschriebenen Effekte früher aversiver Erfahrungen sind mit einer Vielzahl neurobiologischer Veränderungen assoziiert. Tierstudien und Beobachtungsstudien mit Kindern, die eine frühe Deprivation in Waisenhäusern erfahren hatten, zeigten, dass es sowohl auf genetischer und epigenetischer als auch auf struktureller und funktioneller Ebene des Gehirns zu grundlegenden Veränderungen durch pathogene Fürsorge kommen kann.

**Veränderungen in den stressverarbeitenden Systemen**

Die Arbeitsgruppe um Meaney fand in mehreren Studien mit Rattenmüttern und ihren Nachkommen (vgl. Turecki & Meaney, 2016), dass die Qualität des mütterlichen Pflegeverhaltens (licking and grooming) während der ersten Lebenstage der Nachkommen bei diesen zu langfristigen Verhaltensveränderungen führte und sich hierfür weitreichende neurobiologische Grundlagen finden ließen. Vor allem bei den beiden Stresssystemen (sympathiko-adrenerge Achse, Hypothalamus-Hypophysen-Nebennierenachse (HHNA)) wurden Veränderungen, ausgelöst durch Varianten im mütterlichen Pflegeverhalten, festgestellt. In der Folge ist die Reaktivität der Nachkommen auf Stressoren und die damit verbundene Cortisol-Ausschüttung bei unzureichender Pflege erhöht (Champagne & Meaney, 2001). Diese neuroendokrinen Abweichungen wiederum zeigten sich auf der Verhaltensebene in Form von vermehrter Ängstlichkeit bzw. weniger explorativem Verhalten, mehr Aggressivität und weniger sozialem Verhalten (Caldji et al., 1998; Champagne & Meaney, 2007; Parent & Meaney, 2008). Meaney und Szyf (2005) berichten zudem, dass eine niedrige Pflegequalität zu Veränderungen der DNA-Methylierung im Bereich der Promoter-Region des Glukokortikoid-Rezeptorgens im Hippocampus führt, was den Rückkopplungsmechanismus bei der Cortisol-Ausschüttung beeinflusst und damit zu einer Dysregulation der HHNA bzw. einer veränderten Stressreaktivität bei den Nachkommen führte. Außerdem konnte gezeigt werden, dass eine geringe Qualität des mütterlichen Brutpflegeverhaltens bei den Nachkommen zu einer Reduktion der Langzeit-Potenzierung in verschiedenen Bereichen des Hippocampus führte (Nguyen, Bagot, Diorio, Wong & Meaney, 2015). Die Nachkommen von Müttern mit wenig „Licking-and-grooming"-Verhalten wiesen eine langandauernde Reduktion der synaptischen Übertragung im dorsalen und ventralen Hippocampus auf, was wiederum zu Veränderungen im Bereich des Gedächtnisses sowie des Verhaltens (vermehrte Aggressionen und Angst) führte.

**Je früher und je länger Kinder deprivierende Beziehungserfahrungen machen, desto stärker die Auswirkungen**

Mehrere Studien wiesen nach, dass frühe aversive Erfahrungen auch beim Menschen zu strukturellen Veränderungen in verschiedenen Gehirnbereichen, vor allem jenen, welche mit der Stressverarbeitung und der Emotionsregulation assoziiert sind, führen können. So wiesen in einer Studie mit 12- bis 14-jährigen Jugendlichen (N=110) jene Teilnehmer, die während ihrer frühesten Kindheit Vernachlässigung (in Institutionen) erfahren mussten, ein reduziertes Volumen des präfrontalen Cortex und des Hippocampus auf (Hodel et al., 2015). Je länger ein Jugendlicher unter deprivierenden Bedingungen gelebt hatte, desto geringer war das Volumen seines Hippocampus. Zu ähnlichen Ergebnissen kamen auch Evans et al. (2016). Die Autoren fanden Assoziationen zwischen der kumulativen Belastung in der Kindheit und einer verstärkten Reaktivität der Amygdala auf neutrale Gesichtsausdrücke. Dieser Zusammenhang wurde durch das Amygdalavolumen mediiert. Zusätzlich berichten Evans et al. (2016), dass vor allem Deprivationserfahrungen in der frühesten Kindheit große Effekte hatten, während die Auswirkungen von Deprivationserfahrungen im Jugendalter nicht mehr so gravierend waren.

**Veränderungen in Belohnungssystemen**

Andere Arbeitsgruppen fokussierten besonders auf das Belohnungssystem, welches bei Kindern mit Bindungsstörung sowohl strukturelle als auch funktionelle Veränderungen aufweisen kann. Die Arbeitsgruppe von Tomoda (Takiguchi et al., 2015; Tomoda, 2016) untersuchte in mehreren fMRT-Studien Kinder mit Bindungsstörungen während einer Belohnungsaufgabe. Dabei zeigte sich, dass die Kinder mit Bindungsstörungen eine signifikant reduzierte Aktivität des Corpus Striatum, zu welchem Nucleus caudatus und Nucleus accumbens zählen, aufwiesen. Diese Befunde deuten darauf hin, dass Bindungsstörungen zu langfristigen Veränderungen im Belohnungssystem führen, welche vor allem mit dem Botenstoff Dopamin assoziiert sind. Diese Veränderungen waren mit einer Reduktion der Erregungspotenziale an andere Gehirnstrukturen, die Zufriedenheit und Freude auslösen, assoziiert. Dies wiederum stellt einen bedeutsamen Risikofaktor für weitere Psychopathologien dar. Vergleiche von Kindern mit Bindungsstörung und Kindern mit ADHS zeigen, dass Kinder mit Bindungsstörungen eine deutliche Reduktion der Grauen Substanz (um 20.6 %) im linken visuellen Cortex (Brodmann-Areal-17) aufweisen (Shimada et al., 2015). Diese Reduktion war außerdem mit vermehrten Problemen in der Emotionsregulation und internalisierenden Störungen assoziiert. Die Befunde unterstreichen somit erneut den Zusammenhang zwischen Bindungsstörungen, strukturellen neurologischen Veränderungen und einem erhöhten Risiko für weitere Verhaltensauffälligkeiten.

Neben strukturellen Veränderungen, die durch eine pathogene Fürsorge bei den Kindern hervorgerufen werden können, sind Bindungsstörungen mit einer Vielzahl von neuro-endokrinologischen Veränderungen assoziiert. So fanden Kocovska et al. (2013) bei ehemals misshandelten adoptierten Schulkindern (5 bis 12 Jahre) mit einer Reaktiven Bindungsstörung Veränderungen in der HHNA, welche zu einem Hypocortisolismus führten. Obwohl das typische tageszeitliche Muster der Cortisolausschüttung bei beiden Gruppen erhalten war, zeigte die Gruppe der adoptierten Kinder im Vergleich zur Kontrollgruppe über den gesamten Tagesverlauf hinweg signifikant niedrigere Cortisolspiegel. Zu ähnlichen Ergebnissen kamen auch Koss, Mliner, Donzella und Gunnar (2016). Sie führten bei Kindern, die aus sehr deprivierenden Bedingungen adoptiert wurden, und Kindern einer Kontrollgruppe über insgesamt zwei Jahre vier Messungen durch. Bei den adoptierten Kindern zeigte sich durchgängig über den gesamten Untersuchungszeitraum hinweg eine reduzierte neuroendokrine Stressreaktion. Neben dieser verminderten Cortisolreaktivität fanden die Autoren bei den depriviert aufgewachsenen Kindern einen insgesamt abgeflachten Cortisolspiegel im Tagesverlauf bzw. niedrigere Cortisolspiegel am Morgen.

## 1.7.6 Resilienz und Schutzfaktoren

**Resilienz ist die Fähigkeit zur erfolgreichen Anpassung an belastende Ereignisse und Bedrohungen**

Resilienz bezeichnet die Fähigkeit sich erfolgreich an belastende Ereignisse und Bedrohungen anzupassen (Horn, Charney & Feder, 2016). Diese Widerstandskraft ist keine unveränderbare, angeborene Eigenschaft, sondern entwickelt sich in Interaktion mit der Umwelt. Zum Verständnis psychopathologischer Entwicklungen können daher neben Risikofaktoren, welche die Vulnerabilität für die Ausbildung einer psychischen Erkrankung erhöhen, auch Schutzfaktoren berücksichtigt werden, welche sich positiv auf die Resilienz einer Person auswirken.

**Abgrenzung von Schutz- und Risikofaktoren**

Hieran könnte sich die Debatte anschließen, ob Schutzfaktoren nicht einfach die andere Seite der gleichen Medaille von Risikofaktoren sind (Brumley & Jaffee, 2016). Nach Brumley und Kollegen (2016) zeigen sich solche linearen Zusammenhänge u. a. für Temperamentsfaktoren. In anderen Fällen zeigen sich jedoch kurvilineare Zusammenhänge. So ist z. B. eine überdurchschnittliche Schulverbundenheit (*school attachment*, affektive Beziehung zur Schulkultur) mit geringeren externalisierenden Problemen assoziiert, während eine unterdurchschnittliche Schulverbundenheit das Risiko für externalisierende Probleme nicht erhöht (Herrenkohl, Lee & Hawkins, 2012). Somit gibt es gute empirische Gründe, neben Risikofaktoren auch Schutzfaktoren explizit zu berücksichtigen. Vielleicht noch entscheidender ist jedoch die Haltung, welche durch eine Orientierung auf Risikofaktoren oder auf Schutzfaktoren, gegenüber den Kindern und ihren Bezugspersonen eingenommen wird – in Abhängigkeit davon werden entweder Defizite oder Ressourcen der Klienten verstärkt wahrgenommen.

**Prädiktoren einer sicheren Bindung**

Bindungsstörungen sind die Folge von deprivierender Beziehungserfahrung und die sichere Bindung an eine Bezugsperson der beste Schutz gegen ihre Entstehung und Progredienz. Da über diesen elementaren Befund hinaus unseres Wissens nach keine empirische Forschung zu spezifischen Schutzfaktoren für Bindungsstörungen vorliegt, wird im Folgenden auf die wichtigsten Prädiktoren eingegangen, welche mit einer sicheren Bindung als einem zentralen Element der kindlichen Gesundheit assoziiert sind (Rasmussen et al., 2019). Bei der Interpretation dieser Studien ist zu beachten, dass sich das Gros der Befunde auf Querschnittserhebungen stützt.

*Mentalisierungsfähigkeit und Sensitivität.* Mentalisierung bezeichnet die Fähigkeit zur Einschätzung und Interpretation der mentalen Zustände einer Person, z. B. des eigenen Kindes. Elterliche Sensitivität ist gekennzeichnet durch einen feinfühligen Umgang mit kindlichen Bedürfnissen. In Kombination verbessern eine hohe Mentalisierungsfähigkeit und Sensitivität der Eltern somit die Chance auf die Bereitstellung eines adäquaten Beziehungsangebots. Eine metaanalytische Untersuchung bestätigt einen eigenständigen Beitrag beider Schutzfaktoren in der Prädiktion einer sicheren Bindung sowie Sensitivität als partiellen Mediator des Zusammenhangs zwischen Mentalisierungsfähigkeit und Bindungsstil (Zeegers, Colonnesi, Stams & Meins, 2017).

*Grenzsetzung und Autonomie.* Das verhaltensnahe Setzen von Grenzen und Verhaltensstandards bei gleichzeitiger Förderung von Autonomie ist eine wichtige Voraussetzung für ein gesundes Explorationsverhalten, welches seinerseits als bedeutsam für die Identitätsentwicklung angenommen wird. Die förderliche Wirkung von einem Autonomie fördernden Erziehungsstil mit konsequenten, nachvollziehbaren Verhaltensregeln auf eine sichere Bindungsentwicklung ist metaanalytisch bestätigt (Koehn & Kerns, 2018).

**Prädiktoren einer günstigen Entwicklung nach belastenden Ereignissen**

Einen anderen Zugang zu potenziellen Schutzfaktoren gegenüber Bindungsstörungen liefert Forschung zur allgemeinen Resilienz von Kindern, welche unter deprivierenden Lebensbedingungen aufwuchsen oder Misshandlung erlebt haben. Hierbei ist zu berücksichtigen, dass sich die entsprechenden Studien zumeist auf ältere Kinder und Adoleszente beziehen.

*Soziale Unterstützung.* Mit zunehmendem Alter wird die soziale Welt von Kindern größer und umfasst, neben den primären Bezugspersonen, bald auch weitere soziale Kontakte zu Gleichaltrigen, Erziehern und Lehrern. Dies schafft die Möglichkeit zur Korrektur und Kompensation negativer Erfahrungen in der Herkunftsfamilie. Neben dem schützenden Einfluss positiver Beziehungen in der Herkunftsfamilie ist auch der protektive

Gehalt stützender sozialer Beziehungen in der Schule durch Peers metaanalytisch nachgewiesen (Yule, Houston & Grych, 2019).

*Intellektuelle Fähigkeiten.* Intellektuelle Fertigkeiten sind im Erwachsenenalter ein bedeutsamer Prädiktor für die Erholung von einem traumatischen Lebensereignis (Breslau, Chen & Luo, 2013) und auch bei der Erfassung im Kindesalter ein bedeutsamer Prädiktor für psychische Gesundheit (Grotzinger, Cheung, Patterson, Harden & Tucker-Drob, 2019). Speziell für die schützende Funktion von Intelligenz bei kindlicher Misshandlung zeigt eine Review über Längsschnittstudien jedoch heterogene Ergebnisse, sodass Intelligenz zwar potenziell aber nicht zwingend einen Schutzfaktor darstellt (Afifi & MacMillan, 2011).

**Schützende Faktoren werden in der Interaktion von Kind und Umwelt wirksam**

Trotz den genannten Limitationen zeigt sich somit deutlich, dass schützende Faktoren insbesondere in der Interaktion zwischen dem Kind und seiner Umwelt wirksam werden und die Entstehung einer (Bindungs-)Störung nicht alleinig vom Auftreten aversiver Lebensereignisse abhängig ist. Eine Kompensation deprivierender und misshandelnder Beziehungserfahrung ist möglich und die Wahrnehmung und Förderung von Schutzfaktoren eine wichtige Perspektive für die gesunde Entwicklung von Kindern.

### 1.7.7 Zusammenfassende Bewertung

Zusammengefasst kann gesagt werden, dass sich ein pathogenes elterliches Fürsorgeverhalten mit Vernachlässigung, Misshandlung und Missbrauch meist in einem komplexen psychosozialen, psychologischen und neurobiologischen Ursachengefüge entwickelt. Bereits pränatale Wirkfaktoren, aber vor allem negative Einflüsse während der ersten Lebensmonate können dazu führen, dass betroffene Säuglinge von Anfang an irritabler, kognitiv verlangsamter und stressanfälliger sind als andere. Diese zum Teil genetisch bedingten, zum Teil durch schädliche Umwelteinflüsse entstandenen Abweichungen im kindlichen Entwicklungs- und Reaktionsmuster können wiederum negative Auswirkungen auf das elterliche Fürsorgeverhalten haben. Bezugspersonen haben es in solchen Fällen schwerer, mit ihrem Kind eine ausgewogene und entwicklungsförderliche intersubjektive Gegenseitigkeit zu entwickeln, was ihr Selbstvertrauen und ihr Vertrauen in ihre intuitive Elternschaft vermindert. Auf diese Weise kann sich das Vollbild der pathogenen Fürsorge in einer spiralförmigen Verlaufsbewegung entwickeln. So kommt es, dass die betroffenen Kinder negative Beziehungserfahrungen mit ihren Bezugspersonen machen und dass es sich bei diesen Erfahrungen meistens um sich wiederholende und langfristig angelegte Geschehnisse handelt, die generell für psychischen Störungen und speziell für Bindungsstörungen prädisponieren (vgl. Abbildung 2).

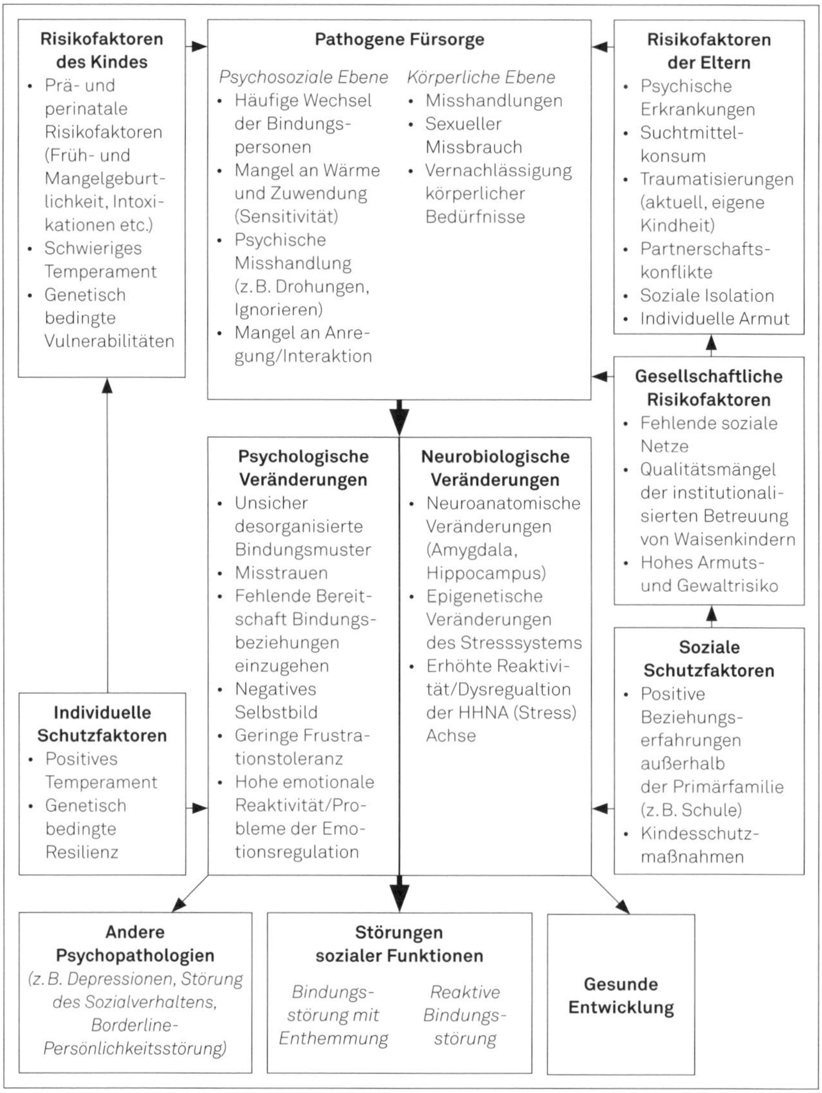


**Abbildung 2:** Ätiologisches Modell der Bindungsstörungen

## 1.8 Verlauf und Prognose

Unser Wissen über den Verlauf von Bindungsstörungen stammt primär aus zwei Längsschnittstudien an rumänischen Heimkindern – dem „Bucharest Early Intervention Project" (Zeanah et al., 2012; Zeanah et al., 2003) und der „English and Romanian Adoptees Study" (O'Connor & Rutter, 2000).

Ergebnisse des „Bucharest Early Intervention Projects“

Wie zuvor beschrieben stellt das Bucharest Early Intervention Project die bislang einzige randomisierte Kontrollstudie (Unterbringung in Pflegefamilie vs. weiterhin institutionalisierte Unterbringung) dar, die den Einfluss eines adäquaten Beziehungsangebots auf die Entwicklung von Kindern mit Bindungsstörung untersuchte. Die Entwicklung der Kinder wurde im Alter von 30 Monaten, 42 Monaten, 54 Monate, 8 Jahren und 12 Jahren untersucht. Die in Pflegefamilien untergebrachten Kinder zeigten dabei im Vergleich zur Kontrollgruppe im Alter von 8 Jahren und 12 Jahren sowohl eine Reduktion der Symptome einer Reaktiven Bindungsstörung als auch einer Beziehungsstörung mit Enthemmung (Humphreys, Nelson, Fox & Zeanah, 2017). Doch nicht nur im Hinblick auf die Bindungsstörungssymptomatik, sondern auch bezüglich weiterer bedeutsamer Variablen, wie beispielsweise der Intelligenzentwicklung, zeigten die in Pflegefamilien untergebrachten Kinder Vorteile gegenüber der Kontrollgruppe (Almas, Degnan, Nelson, Zeanah & Fox, 2016). Hingegen zeigte ein Vergleich mit einer Gruppe von Kindern, die nie institutionalisiert betreut wurden, dass die in Pflegefamilien untergebrachten Kinder im Alter von 8 und 12 Jahren bedeutsam stärkere Symptome beider Typen von Bindungsstörung aufwiesen (Zeanah, Humphreys, Fox & Nelson, 2017). Die erreichten Verbesserungen in den Pflegefamilien hingen u.a. bedeutsam damit zusammen, wie lange die Kinder in Institutionen gelebt haben und wie hoch die Qualität und Stabilität des Beziehungsangebots in den Pflegefamilien war. Diese Untersuchung zeigt, dass insbesondere die Symptome einer gehemmten Bindungsstörung bei Bereitstellung eines adäquaten Bindungsangebotes remittieren können. Bei der Interpretation der Ergebnisse ist wichtig zu betonen, dass die eingeschlossenen Pflegefamilien sehr hohe Qualitätsstandards erfüllten. Sie wurden im Rahmen dieser Interventionsstudie sorgfältig ausgewählt und engmaschig durch Sozialarbeiter und Psychotherapeuten geschult und betreut (Smyke, Zeanah, Fox & Nelson, 2009). Besonderes Augenmerk wurde dabei auf die Schwierigkeiten, die die Betreuung von zuvor bindungstraumatisierten Kindern mit sich bringen kann, gelegt.

Insbesondere Kinder mit gehemmtem Bindungsverhalten profitieren von einem adäquatem Beziehungsangebot

Ergebnisse der „English and Romanian Adoptees Study“

In der „English and Romanian Adoptees Study“ (O’Connor & Rutter, 2000) zeigte sich eine sehr hohe Stabilität der Bindungsstörungen, aber auch der anderen psychischen Störungen, welche sich in Verbindung mit der frühen Deprivation in rumänischen Waisenhäusern bringen ließen. Die Studie untersuchte die Entwicklung von 144 rumänischen Heimkindern, die von Familien im Vereinigten Königreich adoptiert wurden. Insbesondere jene Kinder, die länger als zwei Jahre unter den schwer deprivierenden Lebensbedingungen aufwuchsen, wiesen in mehr als 30 % aller Fälle eine Bindungsstörung auf. Dagegen entwickelten weniger als 5 % der Kinder, die innerhalb von sechs Monaten adoptiert wurden, später eine Bindungsstörung. Außerdem zeigten sich bei den Kindern mit einer Bindungsstörung häufig auch Symptome anderer psychischer Störungen wie beispielsweise Hyperaktivität, Aggressivität oder emotionale Schwierigkeiten. Die Kinder aus den rumänischen Waisenhäusern zeigten zudem mehr bindungsstörungstypische Symptommuster als eine aus 50 Kindern bestehende englische Vergleichsgruppe mit vermutlich geringerer Deprivationserfahrung (Colvert et al., 2008; O'Connor et al., 2003). Anhand der gleichen Stichprobe wurden auch das Sozialverhalten bzw. autistische Verhaltensmuster bei den adoptieren Kindern untersucht (Rutter et al., 2007). Die Autoren beschreiben, im Vergleich zu nicht depriviert aufgewachsenen Kindern, ein signifikant häufigeres Auftreten von quasi-autistischen Verhaltensweisen bei adoptierten Kindern nach schwerer Deprivation im Alter von 4, 6 und 11 Jahren. Bei etwa 25% der untersuchten Kinder bildeten sich die autistischen Verhaltensweisen bis zum Alter von 11 Jahren zurück. Jedoch zeigte sich im weiteren Verlauf auch, dass junge Erwachsene (22 bis 25 Jahre), welche als Säuglinge und Kleinkinder länger als sechs Monate in rumänischen Institutionen verbracht hatten, durchgängig häufiger und stärker ausgeprägte Symptome eines gehemmten Sozialverhaltens, Probleme mit Unaufmerksamkeit und/oder Hyperaktivität hatten. Die kognitiven Beeinträchtigungen nahmen hingegen nach dem Grundschulalter deutlich ab und waren im jungen Erwachsenenalter vergleichbar mit der Kontrollgruppe. Dagegen zeigten sich in der Selbst- und Fremdeinschätzung der jungen Erwachsenen deutlich ausgeprägte emotionale Schwierigkeiten, die in früheren Lebensphasen (11 und 15 Jahre) noch nicht sichtbar waren (Sonuga-Barke et al., 2017).

**Die Sensibilisierung von Lehrern wirkt sich günstig auf gehemmtes Bindungsverhalten aus**

Neben diesen großangelegten Adoptionsstudien untersuchten auch Spilt, Vervoort, Koenen, Bosmans und Verschueren (2016) den Verlauf von Bindungsstörungen. Sie fanden in einer Längsschnittstudie bei Kindern mit Bindungsstörungen multiple sozio-behaviorale Probleme, die ihre schulische Funktionsfähigkeit deutlich beeinträchtigen. Diese sozio-behavioralen Probleme waren relativ stabil. Jedoch konnte die Studie auch zeigen, dass Lehrer, die besonders für die Probleme von Kindern mit Bindungsstörungen sensibilisiert worden waren, einen positiven Einfluss auf den Verlauf dieser Verhaltensstörungen hatten. Bei Lehrern mit hoher Sensitivität zeigte sich ein positiver Effekt auf das prosoziale Verhalten von Kindern mit Reaktiver Bindungsstörung. Bei Lehrern mit einer niedrigen Sensitivität zeigten die Kinder mit Reaktiver Bindungsstörung hingegen vermehrt Aggressionen. Bei Beziehungsstörungen mit Enthemmung zeigten sich jedoch keine Effekte der Lehrer-Sensitivität auf das aggressive Verhalten der Kinder.

**Bindung und Borderline-Persönlichkeitsstörung**

Einige Autoren gehen davon aus, dass es direkte Zusammenhänge zwischen desorganisierten Bindungsstilen und dem späteren Auftreten von Borderline-Persönlichkeitsstörungen (BPS), antisozialen Persönlichkeitsstörungen oder auch dissoziativen Störungen gibt (Fonagy, Luyten & Strathearn, 2011). Diese Annahmen basieren aber vor allem auf theoretischen Überlegungen zu Bindungsstilen und inneren Arbeitsmodellen als Grundlage für die Persönlichkeitsentwicklung. Einige empirische Arbeiten untermauern diese theoretischen Annahmen zwar, allerdings handelt es sich bei den meisten Studien, welche sich mit dem Zusammenhang zwischen Bindungsmustern und Persönlichkeitsstörungen beschäftigen, um Querschnittstudien, also Studien in denen heute erwachsene Patienten entweder zu ihren aktuellen Bindungsmustern befragt werden oder deren Erinnerung an ihre Kindheit und dortige Beziehungsmuster untersucht wurden. Außerdem handelt es sich mehrheitlich um Studien, welche die Assoziation zwischen unsicheren Bindungsstilen, also keiner Bindungsstörung im eigentlichen Sinne, und einer Persönlichkeitspathologie betrachten (Levy, 2005). So untersuchten z. B. Scott und Kollegen (2013, 2009) in einer Querschnittstudie junge Erwachsene hinsichtlich ihrer Bindungsmuster. Mithilfe von Strukturgleichungsmodellen konnten die Autoren zeigen, dass Bindungsangst und Bindungsvermeidung positiv mit negativer Affektivität und Impulsivität und somit direkt mit den zentralen diagnostischen Merkmalen einer BPS assoziiert waren. Bakermans-Kranenburg und van IJzendoorn (2009) bestätigten diese Zusammenhänge auch anhand einer Metaanalyse zur Verteilung von Bindungsstilen in klinischen Stichproben. Sie fanden u. a., dass ungelöste Bindungstraumata mit BPS assoziiert waren. Crick, Murray-Close und Woods (2005) haben versucht, die Wissenslücke über die Entstehungspfade von BPS mithilfe einer prospektiven Längsschnittstudie mit Grundschülern (54 % weiblich) zu schließen, die über zwei Jahre hinweg untersucht wurden. Lineare Mixed Models lieferten Anhaltspunkte, dass Vorformen einer BPS bereits in der Kindheit signifikant mit Beziehungsschwierigkeiten und der Angst vor Zurückweisung assoziiert sind. Diese Probleme scheinen außerdem mit Schwierigkeiten beim Erlangen eines angemessenen Levels an Autonomie und Vertrauen in engen Beziehungen einherzugehen. Diese frühen Verhaltensmuster repräsentieren somit einen Präkursor für spätere Beziehungsprobleme, welche im Zusammenhang mit einer BPS auftreten können.

**Bindung und die Schizotype Persönlichkeitsstörung**

Doch nicht nur in Bezug auf die BPS, sondern auch in Bezug auf andere Persönlichkeitsstörungen, zeigt sich ein Zusammenhang mit frühkindlicher Bindungserfahrung. So untersuchten Anglin, Cohen und Chen (2008) in einer Längsschnittstudie mit insgesamt 766 Kindern, die 20 Jahre lang begleitet wurden, inwiefern eine frühe Trennung von der Mutter die Entwicklung einer Schizotypen Persönlichkeitsstörung vorhersagt. Lineare Multilevel-Analysen zeigten, dass eine Trennung von der Mutter in den ersten zwei Lebensjahren zu erhöhten Symptomscores einer Schizotypen Persönlichkeit führten, wenn die Mutter vermehrt ärgerlich-emotionales Verhalten in der frühen Kindheit berichtete. Zusammenhänge zu anderen Störungsbildern wurden in dieser Studie nicht untersucht, weshalb nicht beurteilt werden kann, wie spezifisch der Zusammenhang zwischen den beschriebenen Erfahrungen der Kinder und den schizotypen Persönlichkeitszügen ist.

Zusammengefasst zeigt sich, dass sich die Prognose von Kindern mit Deprivationserfahrung mit längerer Dauer der Vernachlässigung verschlechtert. Wird den Kindern mit Bindungsstörungssymptomatik ein adäquates Beziehungsangebot gemacht, wirkt sich dies positiv auf den weiteren Verlauf des Bindungs- und Sozialverhaltens aus, auch wenn nicht alle Rückstände kompensierbar sind. Frühkindliche Deprivationserfahrung und unsichere bzw. desorganisierte Bindungsmuster stellen nicht nur für die Entstehung von Bindungsstörungen, sondern insgesamt ein Risiko für die psychosoziale Entwicklung der betroffenen Kinder dar. Es ist augenscheinvalide, dass die Kriterien einer Bindungsstörung nicht ohne weiteres auf die späte Adoleszenz und das Erwachsenenalter übertragbar sind. Im Erwachsenenalter findet sich ein vergleichbares Muster aus entweder gehemmtem oder enthemmtem Beziehungsverhalten, am ehesten bei den Persönlichkeitsstörungen, welche in der modernen Psychotherapie vor allem als Beziehungsstörungen verstanden werden. Trotz weiterem Forschungsbedarf scheint es daher wahrscheinlich, dass Bindungsstörungen, wenn sie nicht frühzeitig durch ein adäquates Beziehungsangebot kompensiert werden können, im Verlauf der mittleren bis späten Adoleszenz in einer Persönlichkeitsstörung aufgehen können.

## 1.9 Therapie

**Schaffung einer sicheren Umgebung, Förderung einer positiven Beziehung und die Behandlung kindlicher Symptome sind die Grundpfeiler der Therapie**

In diesem Kapitel werden empirische Befunde zur Behandlung von Bindungsstörungen dargestellt. Da sich die Behandlungsansätze bei Bindungsstörungen nicht klar den unterschiedlichen Therapieschulen zuordnen lassen bzw. nur sehr unscharf voneinander abgegrenzt werden können, haben wir uns entschieden, die empirischen Befunde gemäß den drei in der Literatur beschriebenen Grundpfeilern der Behandlung zu gliedern: (1) Schaffung einer sicheren Umgebung mit Bereitstellung eines adäquaten Bindungsangebots in Form mindestens einer verlässlichen, emotional zugewandten Bezugsperson, (2) Förderung einer positiven Beziehungsgestaltung zwischen Bezugsperson und Kind und (3) Behandlung kindlicher Symptome. Dabei werden Untersuchungen an Patientengruppen mit Bindungsstörungen, Fallberichte zur Behandlung von Bindungsstörungen und vielversprechende Ansätze, welche eher aus der klinischen Bindungsforschung stammen und bisher noch keine empirische Basis in Hinblick auf die Behandlung von Bindungsstörung haben, dargestellt. Die auf diesen Befunden aufbauenden Therapieleitlinien werden in Kapitel 2 und die Durchführung therapeutischer Maßnahmen sowie die dazu erforderlichen Materialien werden in Kapitel 3 beschrieben.

### 1.9.1 Erste Säule: Schaffung einer sicheren Umgebung

Das Wissen zu dieser ersten Behandlungssäule basiert maßgeblich auf den zuvor dargestellten Längsschnittstudien an Heimkindern bzw. den Beobachtungen von Bowlby, Harlow und Spitz (vgl. Kapitel 1.1). Bei Kindern, die in ihren Bindungsbedürfnissen vernachlässigt werden bzw. nur unzureichende Bindungsbeziehungen aufbauen können, sollte versucht werden, diese Bedingungen z. B. mithilfe einer sozialpädagogischen Familienbegleitung zu verbessern. Kann dieses Ziel der Bereitstellung eines adäquaten Bindungsangebots jedoch in der Herkunftsfamilie nicht erreicht werden oder findet ein anhaltender Missbrauch statt, muss eine Fremdunterbringung erfolgen, um dem Kind den Aufbau von Sicherheit gebenden Bindungsbeziehungen zu ermöglichen (Zeanah et al., 2016).

**Beendigung von Deprivierung und Schaffung eines sicheren Ortes**

Bei der Bereitstellung eines adäquaten Bindungsangebotes durch Fremdunterbringung oder Pflege- und Adoptiveltern müssen immer die ggf. traumatischen Erfahrungen der platzierten Kinder und Jugendlichen sowie deren Folgewirkungen (z. B. hohes Erregungsniveau, Emotionsregulationsprobleme, desorganisierte Bindungsmuster) beachtet werden. Grenzverletzungen der Kinder und Jugendlichen gegenüber ihren Pflege-/Adoptiveltern oder pädagogischen Fachkräften in Institutionen sind sehr wahrscheinlich. Wie Kühn (2013) konstatiert, bringt das Zusammenleben von Kindern und Jugendlichen mit Bindungstraumatisierungen ein erhöhtes Gefährdungspotenzial der Retraumatisierung mit sich. Die Herstellung eines „sicheren Ortes“ ist somit in höchstem Maße anspruchsvoll. Der Schutz vor Retraumatisierung muss dabei oberste Priorität haben. Pflegeeltern aber auch pädagogische Fachkräfte sollten über Grundkenntnisse der Trauma- und Bindungstheorie verfügen und „emotional korrigierende Beziehungsangebote“ machen (Gahleitner, 2016). Positive Beziehungserfahrungen in der neuen Familie oder der sozialpädagogischen Einrichtung werden dabei als der zentrale Wirkfaktor für eine gelingende Traumabearbeitung betrachtet. Kinder und Jugendliche sollten bei der Entwicklung alternativer Bewältigungsstrategien und Beziehungsmuster gefördert und unterstützt werden. Ohne traumatologische und bindungsbezogene Kenntnisse und Fertigkeiten sind schädigende Reiz-Reaktions-Prozesse und damit verbundene Prozesse der komplementären Erfüllung destruktiver Bindungserfahrungen zwischen Fachkräften und Heranwachsenden kaum vermeidbar. Gemäß Baierl (2014) bedarf es dabei der Anerkennung destruktiver Interaktionsmuster als sinnvolle Überlebensstrategien vor dem Hintergrund der jeweiligen biografischen Erfahrungen des Kindes oder des Jugendlichen. Dies wiederum ermöglich die Schaffung neuer Erfahrungsräume, welche die Emotionsregulation fördern und die Veränderung von dysfunktionalen Verhaltensmustern unterstützen (vgl. Leitlinie L9 in Kapitel 2.2.2).

### 1.9.2 Zweite Säule: Förderung der Eltern-Kind-Interaktion

Empirische Evidenz für Interventionen zur Etablierung einer sicheren Bindung

Therapeutische Ansätze zur Förderung des Bindungsangebots wurden sowohl in Form von elternfokussierten als auch auf die Eltern und das Kind fokussierten Interventionen formuliert. Für die meisten publizierten Behandlungsansätze liegt jedoch keine ausreichende empirische Fundierung vor und die meisten Behandlungsansätze wurden bislang nur in Fallberichten beschrieben. Insbesondere Interventionen, die zur Etablierung eines adäquaten Bindungsangebots beitragen, scheinen bei der Behandlung der Reaktiven Bindungsstörung vielversprechend. Vor diesem Hintergrund wird in diesem Subkapitel die Evidenz für verschiedene Therapieansätze beschrieben, welche zur Förderung einer sicheren Bindung sowohl bei Kindern mit einer Bindungsstörung als auch anderen psychischen Störungen oder in Risikogruppen verwendet wurden. Metaanalytische Betrachtungen legen nahe, dass gegenwärtige Interventionsansätze jedoch nur einen kleinen Effekt (d=0.2) auf die kindliche Bindungssicherheit haben (Bakermans-Kranenburg, van IJzendoorn & Juffer, 2003). Hier sind vor allem verhaltensorientierte Ansätze mit moderater Sitzungszahl relevant. Neben den in diesem Kapitel beschriebenen Verfahren liegen, mit u.a. der Parent-Child-Interaction Therapy (Hembree-Kigin & McNeil, 2013) und Triple-P (Sanders, 2003) weitere Therapieverfahren vor, deren Eignung zur Förderung der Bindungssicherheit, jedoch aufgrund mangelnder empirischer Arbeiten noch nicht bewertet werden kann.

Verhaltensorientierte Ansätze sind vielversprechend

#### Dyadic Developmental Psychotherapy (DDP)

Beschreibung der DDP

Die DDP ist ein manualisiertes Verfahren, das auf der Bindungstheorie basiert und von Becker-Weidman (2010) entwickelt wurde. Im Rahmen der DDP wird sowohl mit den Bezugspersonen, mit den Kindern als auch der Eltern-Kind-Dyade gearbeitet. Die Grundhaltung der Therapeuten während der Interaktionen mit den Kindern sollte dabei spielerisch, akzeptierend, neugierig und empathisch sein (PACE; playful, accepting, curious and empathic). Somit übernimmt der Therapeut die Modellfunktion, um die Bezugspersonen ihrerseits zu einem spielerischen, liebevollen, neugierigen und empathischen Umgang mit ihren Kindern anzuleiten. Diese PACE-Grundhaltung bildet den Rahmen für die Bearbeitung belastender Erlebnisse und die Erarbeitung neuer Interaktionsmuster. Derzeit liegt eine kontrollierte klinische Studie zur Behandlung von Bindungsstörungen mit DDP vor (Becker-Weidman, 2006). In dieser Studie wurden jeweils 34 Kinder mit RAD entweder mit DDP oder mit einer Treatment-as-usual (TAU)-Kontrollbedingung behandelt. Becker-Weidman (2006) berichtet von einer bedeutsamen Reduktion der Bindungsstörungssymptomatik in der DDP-Bedingung. Die Kontrollgruppe wies keine bedeutsame Veränderung der Bindungsstörungssymptomatik auf. Jedoch wurde sowohl die theoretische Basis der DDP sowie die Methodik der assoziierten Studie mehrfach kritisiert (Mercer, 2014; Pignotti & Mercer, 2007). Kritikpunkte betrafen dabei sowohl die Wahl der Erhebungsinstrumente, die statistische Auswertung als auch die Interpretation der Befunde. Darüber hinaus blieb unklar, ob in der genannten Untersuchung u. a. weitere Interventionsansätze wie Festhaltetherapie und regressionsbasierten Behandlungsmethoden zum Einsatz kamen (beide Ansätze werden in aktuellen Therapieleitlinien abgelehnt). Die Eignung der dyadischen Entwicklungspsychotherapie für die Behandlung von Bindungsstörungen ist daher gegenwärtig unklar.

Probleme bei der Evaluation der Wirksamkeit

## TEACCH: Behandlung und pädagogische Förderung autistischer und in ähnlicher Weise kommunikationsbehinderter Kinder

TEACCH (Mesibov, Shea & Schopler, 2005) ist ein primär elternfokussierter Interventionsansatz, welcher ursprünglich für die Behandlung autistischer Kinder entwickelt wurde. TEACCH setzt sich aus drei Phasen zusammen: Psychoedukation, kindzentriertes Spiel, Kommunikation und sozialemotionale Fertigkeiten. Die Effektivität des TEACCH-Ansatzes wurde in zwei klinischen Studien an Kindern mit Bindungsstörungen untersucht (Mukaddes, Bilge, Alyanak & Kora, 2000; Mukaddes, Kaynak, Kinali, Besikci & Issever, 2004). In beiden Studien gab es keine unbehandelte bzw. anders behandelte Kontrollbedingung. Beide Studien berichten im Prä-Post-Vergleich einen positiven Einfluss des TEACCH-Ansatzes auf das Sozialverhalten, das kommunikative Verhalten sowie sprachliche und motorische Funktionen der Kinder. Die Kernsymptomatik der Bindungsstörung wurde dabei jedoch nicht psychometrisch erfasst.

Beschreibung von und Evidenz für TEACCH

## Mellow-Parenting-Programm

Das Mellow-Parenting-Programm von Puckering, Evans, Maddox, Mills und Cox (1996) verwendet eine Kombination aus Elterngruppen (z. B. Auseinandersetzung mit der Frage wie die Erziehungserfahrung durch die eigenen Eltern die Interaktion zum Kind beeinflusst), gemeinsamen Eltern-Kind-Aktivitäten (z. B. gemeinsame Mahlzeiten, gemeinsames Spiel) und Videoanalysen der Eltern-Kind-Interaktion (z. B. Feedback von anderen Gruppenmitgliedern zum Interaktionsverhalten). In einer Studie wurden mehrere

Beschreibung von und Evidenz für das Mellow-Parenting-Programm

Adaptionen des Mellow-Parenting-Programms an insgesamt 12 Schulkindern (neun Jungen und drei Mädchen) mit Bindungsstörung untersucht (Puckering et al., 2011). Es gab keine unbehandelte bzw. nicht mit Mellow-Parenting behandelte Kontrollgruppe. Über alle Gruppen hinweg zeigte sich eine Abnahme der Depressions- und Angstsymptomatik der Mütter. In keiner der Gruppen zeigten die Kinder jedoch einen Rückgang der Kernsymptomatik der Reaktiven Bindungsstörung.

## Behavioral Management-Training (BMT)

Beschreibung von BMT

Das BMT von Barkley (2013) ist ein primär psychoedukatives elternfokussiertes Interventionsprogramm für Kinder mit Verhaltensauffälligkeiten, welche auch bei Reaktiver Bindungsstörung auftreten können (z. B. Trotzverhalten, Aggressionen). Den Bezugspersonen werden Informationen zu den Verhaltenshintergründen und Anleitungen zu deren Modifikation gegeben (z. B. Implementierung von Token-Systemen, effektives Geben von Anweisungen). Eine Fallstudie berichtet von der Umsetzung des BMT mit den Bezugspersonen eines siebenjährigen Mädchens mit Reaktiver Bindungsstörung (Buckner et al., 2008). Die Behandlung umfasste elf wöchentliche Sitzungen. Eine zwölfte Sitzung fand einen Monat verzögert statt. Buckner und Kollegen (2008) berichten von einer deutlichen Besserung der Symptome durch das BMT. Nach Beendigung der Intervention waren die Diagnosekriterien der Reaktiven Bindungsstörung nicht mehr erfüllt.

## Kreis der Sicherheit (Circle of Security; CoS)

Beschreibung von CoS

Der bindungstheoretisch fundierte Interventionsansatz CoS von Marvin, Cooper, Hoffman und Powell (2002) wurde bislang noch nicht an Kindern mit Bindungsstörungen evaluiert. Aufgrund seiner theoretischen Basis und seiner verhaltensorientierten Beziehungsförderung in der Eltern-Kind-Dyade, scheint CoS jedoch auch zur Anwendung bei Bindungsstörungen geeignet. Der CoS unterstützt die Bezugspersonen beim Erkennen und der angemessenen Reaktion auf bindungsorientierte Bedürfnisse ihres Kindes (Marvin et al., 2002). Um dieses Ziel zu erreichen, werden die reflexiven, emotionsregulativen und empathischen Fähigkeiten der Bezugspersonen gruppentherapeutisch unter Einbeziehung von Videofeedback gefördert.

Evidenz von CoS zur Etablierung einer sicheren Bindung

Der Einfluss des CoS auf die Bindungssicherheit wurde sowohl im Prä-Post-Design (Hoffman, Marvin, Cooper & Powell, 2006; Huber, McMahon & Sweller, 2015) als auch gegen eine Wartekontrollgruppe (Cassidy et al., 2017) und eine psychoedukative

Kontrollgruppe (Cassidy, Woodhouse, Sherman, Stupica & Lejuez, 2011) getestet. Die teilnehmenden Kinder stammten jeweils aus Risikofamilien (u.a. niedriger sozioökonomischer Status, Klienten psychosozialer Dienste). Darüber hinaus liegt eine Studie zum adjuvanten Einsatz von CoS zusätzlich zu einer TAU-Bedingung vor (Risholm Mothander, Furmark & Neander, 2018). Die Befundlage ist dabei heterogen. Während CoS den jeweiligen Kontrollgruppen global betrachtet nicht bedeutsam überlegen war (Cassidy et al., 2017; Risholm Mothander et al., 2018), zeigte sich eine Überlegenheit für CoS gegenüber einer psychoedukativen Gruppe für hochirritable Kinder (Cassidy et al., 2011). Unkontrollierte Prä-Post-Studien verwiesen zudem auf eine klinisch bedeutsame Reduktion desorganisierter Bindungsverhaltensweisen durch die CoS-Intervention (Hoffman et al., 2006; Huber et al., 2015). Während Kinder mit bereits sicherer Bindung wenig profitierten, scheint CoS insbesondere bei Kindern mit einer anfänglich niedrigen Bindungssicherheit sehr wirksam hinsichtlich der Verbesserung der Bindungssicherheit zu sein (Huber et al., 2015). CoS scheint daher möglicherweise nicht für alle, jedoch für eine Subgruppe von Kindern (desorganisiert-gebunden/hoch-irritabel) eine geeignete Intervention zur Förderung eines sicheren Bindungsstiles zu sein.

### Watch, Wait and Wonder (WWW)

Beschreibung und empirische Evidenz von WWW

Das manualisierte Interventionsprogramm Watch, Wait and Wonder (WWW) von Muir (1992) und Cohen et al. (2010) vereint sowohl psychodynamische als auch bindungstheoretische Elemente. Bei der Behandlung stehen sowohl kindliche Aktivitäten als auch das elterliche Erleben des kindlichen Verhaltens im Vordergrund. Zu diesem Verfahren gibt es Wirksamkeitsstudien der Entwickler (Cohen, Lojkasek, Muir, Muir & Parker, 2002; Cohen et al., 2000). Beide Arbeiten zeigen eine gute Wirksamkeit des Verfahrens zu Verbesserung der Eltern-Kleinkind-Interaktion, kindlicher Symptome und elterlichen Stresses. In der 6-Monats-Kontrolluntersuchung (Cohen et al., 2002) zeigte sich zudem, dass sich mütterliche Depressionssymptome reduziert hatten und dass die Kinder der WWW-Gruppe mehr Kompetenzen in der Emotionsregulation sowie günstigere kognitive Entwicklungsparameter aufwiesen. Die Bindungssicherheit der behandelten Kinder besserte sich ebenfalls und nahm in der Follow-up-Untersuchung (6 Monate nach Beendigung der Intervention) sogar noch weiter zu. Weitere positive Effekte des Interventionsprogramms WWW in Hinblick auf eine Verbesserung der Eltern-Kind-Beziehung und Bindungssicherheit wurden in Einzelfallstudien beschrieben (Newman & Stevenson, 2008; Tuters, Doulis & Yabsley, 2011).

### Child-Parent-Psychotherapy (CPP)

Beschreibung und empirische Evidenz der CPP

Das Primäre Ziel der CPP (inkl. Infant-Parent Psychotherapy und Toddler-Parent Psychotherapy) von Lieberman, Ippen und Dimmler (2018) ist eine Verbesserung der Bezugspersonen-Kind-Beziehung. Die CPP fokussiert dabei auf die Vermittlung von Affektregulation, Sicherheit und Reziprozität (Lieberman et al., 2018). Zusätzlich werden die Bewältigung des Alltags und die Bedeutung traumatischer Erfahrungen sowohl für die jetzige Lebenssituation, die Bezugspersonen-Kind-Beziehung und die jeweiligen Individuen behandelt. CPP wurde für verschiedene Altersgruppen sowohl in einem Prä-Post-Design (Chinitz et al., 2017) als auch gegen eine Warteliste-Kontrollgruppe (Toth, Rogosch, Manly & Cicchetti, 2006), gegen eine TAU-Bedingung und gegen ein psychoedukatives Elternprogramm (Cicchetti, Rogosch & Toth, 2006; Stronach, Toth, Rogosch & Cicchetti, 2013) in Bezug auf seinen Einfluss auf die Bezugspersonen-Kind-Interaktion und die Bindungssicherheit getestet. Die Kinder stammten jeweils aus Risikofamilien (u.a. Unterbringung in Pflegefamilien, Kinder von Müttern mit psychischen Störungen). Alle Prä-Post-Vergleiche verweisen dabei auf eine Verbesserung der Eltern-Kind-Interaktion bzw. des Bindungsverhaltens durch CPP. CPP war sowohl der Warteliste-Kontrollgruppe (Toth et al., 2006) als auch langfristig der psychoedukativen Kontrollgruppe und der TAU-Gruppe bei der Förderung des Interaktionsverhaltens und der Förderung einer sicheren Bindung überlegen (Cicchetti et al., 2006; Stronach et al., 2013). Zusammengefasst scheint CPP als Intervention zur Förderung einer sicheren Bindung vielversprechend.

### Attachment and Biobehavioral Catch up (ABC)

Beschreibung von ABC

Das ABC Therapieprogramm von Dozier, Bernard und Roben (2018) ist eine aufsuchende (zu Hause bei den Familien) verhaltens- und gegenwartsorientierte Intervention, welche die Bezugspersonen zur adäquaten Interaktion mit dem Kind anleiten soll. Teilziele sind u.a. die Reduktion von dysfunktionalen Annahmen der Bezugspersonen über das Kind, das Erkennen und Befriedigen von Bedürfnissen und die Reduktion angstauslösender und überstimulierender Verhaltensweisen. ABC erwies sich u.a. als effektiv zur Vorbeugung und Behandlung von externalem und internalem Problemverhalten, zur Reduktion des Stressniveaus und zur Förderung der Theory of Mind (Grube & Liming, 2018). Der Einfluss von ABC auf die Bindungsklassifikation selbst wurde jedoch bislang nur in Form einer Präventionsstudie an einer Risikogruppe untersucht (Bernard et al., 2012). Nach Abschluss der Präventionsprogramme zeigte sich eine höhere Rate sicher gebundener Kinder und eine niedrigere Rate unsicher gebundener Kinder

Evidenz von ABC als Präventionsprogramm

in der ABC-Bedingung als in der aktiven Kontrollbedingung. ABC könnte daher eine aussichtsreiche Intervention zur Förderung einer sicheren Bindung sein.

## Secure Attachment Family Education (SAFE)

SAFE: ein Präventionsprogramm und seine Evidenz

Das SAFE-Programm ist ein gruppenbasiertes, primäres Präventionsprogramm zur Förderung der Entwicklung eines sicheren Bindungsstils (Brisch, 2010). Die vier Programmmodule sollen u. a. durch psychoedukative Elemente, Videofeedback aber auch durch die Thematisierung von Kindheitserfahrungen der Eltern einen feinfühligen und angemessenen Umgang mit kindlichen Signalen und Bedürfnissen ermöglichen. Eine randomisierte Kontrollgruppenstudie untersuchte den Einfluss des SAFE-Programms im Vergleich zu einer Kontrollgruppe auf die Bindungssicherheit (Walter, Landers, Quehenberger, Carlson & Brisch, 2019). Die Bindungssicherheit zu beiden Elternteilen wurde im Fremde-Situations-Tests erfasst. Das mittlere Alter der Kinder bei der Testung betrug 14.67 Monate (Range = 10–28 Monate) in der Mutterbedingung bzw. 17.68 Monate (Range 12–29 Monate) in der Vaterbedingung. Während es bezüglich der Bindungssicherheit in der Beziehung zur Mutter keine signifikanten Gruppenunterschiede gab, zeigte die SAFE-Gruppe im Vergleich zur Kontrollgruppe eine signifikant erhöhte Wahrscheinlichkeit für eine sichere Bindung zum Vater (Odds-Ratio = 2.86; $p = .049$). Die Effektstärke von $d = 0.6$ spricht für eine mittlere Effektivität des SAFE-Programms zur Förderung der Bindungssicherheit von Kleinkindern zu ihren Vätern.

## Steps Toward Effective and Enjoyable Parenting (STEEP)

STEEP: ein Präventionsprogramm und seine Evidenz

STEEP ist ein Primärpräventionsprogramm zur Förderung der Bindungssicherheit, das im deutschsprachigen Raum häufig eingesetzt wird (Egeland & Erickson, 1993). In einer Kombination aus Einzel- und Gruppenterminen thematisiert STEEP u. a. die Förderung der Feinfühligkeit über Videofeedback, den Einfluss früheren und gegenwärtigen Beziehungsverhaltens auf die Elternschaft und die Nutzung bzw. Implementierung sozialer Unterstützung. Eine randomisierte Kontrollstudie (Erickson & Egeland, 2004) und eine quasi-experimentelle Studie (Suess, Bohlen, Carlson, Spangler & Frumentia Maier, 2016) untersuchten den Einfluss von STEEP auf die Bindungssicherheit. Die randomisierte Kontrollstudie von Erickson and Egeland (2004) zeigte keinen Unterschied in der Bindungssicherheit zwischen der STEEP-Bedingung und einer Kontrollgruppe. Die quasi-experimentelle Studie von Suess und Kollegen (2016) ($n = 107$) ergab im

Alter von 12 Monaten, nicht aber im Alter von 24 Monaten im Fremde-Situation-Test einen höheren Anteil sicher gebundener Kinder in der STEEP-Gruppe (Suess et al., 2016). In einem Fragebogenmaß war der Unterschied im Alter von 24 Monaten marginal signifikant. Zusammengefasst, ist die Evidenz zur Förderung der Bindungssicherheit durch das STEEP-Programm daher gemischt.

### Entwicklungspsychologische Beratung für Familien mit Säuglingen und Kleinkindern (EPB)

**EPB: ein Präventionsprogramm**

Die EPB von Ziegenhain, Fries, Bütow und Derksen (2004) ist ein Kurzzeitpräventionsprogramm zur Förderung der elterlichen Feinfühligkeit in der frühen Kindheit (0 bis 3 Jahre). Es kann als aufsuchende Hilfe oder in regulärem Therapiesetting durchgeführt werden. Die EPB dient dem Aufbau einer gelingenden Eltern-Kind-Beziehung und einer sicheren emotionalen Bindung beim Kind. In allen Phasen der Beratung steht das Kind im Mittelpunkt. Die Eltern erfahren mehr über die Entwicklung von Säuglingen und Kleinkindern und beobachten die Fähigkeiten und Stärken ihres eigenen Kindes. Die Familie wird ganzheitlich betrachtet, die Bedürfnisse der Eltern wie des Kindes werden gleichermaßen in der Beratung berücksichtigt und zusammengeführt. Dadurch werden die Eltern in ihrer Elternrolle gestärkt. Zentrale diagnostische und therapeutische Instrumente stellen dabei die Videoanalyse und das Videofeedback dar. Die Beratung erfolgt in Anwesenheit des Säuglings bzw. Kleinkindes und ermöglicht damit eine unmittelbare Erprobung des am Video Gelernten.

**Evidenz und Wirksamkeit von EPB**

Pillhofer et al. (2015) haben die Wirksamkeit der EPB in einer Pilotstudie mit insgesamt 96 Kindern zwischen 6 und 12 Monaten untersucht. Die Ergebnisvariablen waren dabei die mütterliche Sensitivität, gemessen mit dem CARE-Index vor und nach der Intervention und der Entwicklungsquotient, gemessen mit dem Entwicklungstest ET 6-6 im Alter von 6 und 12 Monaten. Bei Familien mit moderatem Risiko für Vernachlässigung und Missbrauch des Kindes, gab es keine Unterschiede in den Outcome-Variablen zwischen der Treatment- und der Kontrollgruppe, weder in Bezug auf die mütterliche Sensitivität noch in Hinblick auf den Entwicklungsquotienten des Kindes. Jedoch verbesserte sich die mütterliche Sensitivität signifikant in der Hochrisikogruppe. Die Effektstärke lag hier bei $d = 1.02$. In Bezug auf den Gesamtentwicklungsquotienten zeigte sich in der Hochrisikogruppe ebenfalls kein Effekt der EPB. Nur auf der Subskala *emotionale Entwicklung* gab es eine Verbesserung bei den Hochrisikokindern durch das Interventionsprogramm. Somit kommt auch die EPB als mögliches Interventionsinstrument zur Verbesserung der Beziehungsqualität in sehr belasteten Familien infrage.

## 1.9.3 Dritte Säule: Behandlung kindlicher Symptome

Die dritte Behandlungssäule im Rahmen einer multimodalen Therapie von Bindungsstörungen ist die Behandlung kindlicher Symptome. An dieser Stelle werden nun Fallberichte für die kindzentrierte Behandlung von Symptomen von Kindern mit Bindungsstörung sowie Evidenzen zur pharmakologischen Behandlung einzelner Symptome von Bindungsstörungen bzw. komorbider Symptome vorgestellt.

### Eye Movement Desensitization and Reprocessing (EMDR)

**Eine Fallstudie zu EMDR bei Reaktiver Bindungsstörung**

EMDR ist ein von Shapiro (1989) entwickeltes Verfahren zur Behandlung der PTBS. Eine Besonderheit dieses Verfahrens besteht darin, dass die Patienten, während sie auf traumatische oder angstauslösende Ereignisse fokussieren, bilateral stimuliert werden. Dies erfolgt zumeist dadurch, dass die Patienten schnellen horizontalen Fingerbewegungen des Therapeuten mit den Augen folgen. Die bilaterale Stimulation soll physiologische Prozesse aktivieren, welche zu einer veränderten/effektiveren Informationsverarbeitung beitragen sollen. In einem Fallbericht (Taylor, 2002) wird die Anwendung einer adaptierten Form von EMDR bei einem achtjährigen Mädchen mit Reaktiver Bindungsstörung berichtet. Die Adaptation des klassischen EMDR-Protokolls bestand darin, dass das Kind während der bilateralen Stimulation auf positive Emotionen fokussieren sollte. Im Anschluss an zwei EMDR-Sitzungen wurden weitere familientherapeutische Sitzungen durchgeführt. Taylor (2002) berichtet von einem günstigen Behandlungsverlauf mit deutlichen Veränderungen im Sozialverhalten (z. B. höheres Engagement des Kindes in sozialen Beziehungen, reduziertes destruktives Verhalten). Gleichzeitig wird jedoch berichtet, der Vater des Kindes hätte eine Zunahme oppositionellen Verhaltens beschrieben. Es erfolgte keine psychometrische Verlaufskontrolle.

### Pharmakologische Behandlungsansätze

**Pharmakologische Behandlung von Kindern mit Bindungsstörung**

Weinberg (2010) beschreibt in zwei Fallberichten die Behandlung von zwei Kindern (6j. Junge; 12j. Mädchen) mit enthemmter Bindungsstörung und oppositionellem Trotzverhalten mit Sertralin (ein Selektiver-Serotonin-Wiederaufnahme-Hemmer). Es wurden keine testdiagnostischen Befunde berichtet. Für beide Fälle wird eine Verbesserung der Stimmung, ein Rückgang aggressiven Verhaltens, eine Steigerung der emotionalen und sozialen Reziprozität sowie eine Reduktion disinhibierten Sozialverhaltens beschrieben. Die pharmakologische Behandlung der Reaktiven Bindungsstörung wird zudem in einem weiteren Fallbericht über einen zwölfjährigen Jungen beschrieben (Lyon, Coffey & Silva, 2008). Da hierbei neben Methylphenidat, Neuroleptika, Selektiver-Serotonin-Wiederaufnahme-Hemmer und Antisympathotonika auch Spieltherapie und KVT-Elemente zum Einsatz kamen, kann der Einfluss der einzelnen Behandlungsmaßnahmen auf die Symptomatik jedoch nicht bewertet werden.

**Die Bindungsstörung an sich kann nicht psychopharmakologisch behandelt werden**

Da sich die pharmakologische Behandlung grundsätzlich immer nur auf einzelne Symptome der Bindungsstörung (z. B. Impulsivität) beziehen kann und es keine Medikation zur Behandlung *der* Bindungsstörung an sich gibt, wird im Folgenden die Evidenzlage zur Behandlung einzelner Symptome sowie komorbider Symptome/Störungen, die oftmals ergänzend zur Bindungsstörung vorliegen und deren Behandlung beeinflussen können, referiert.

**Pharmakologische Behandlung komorbider ADHS-Symptome**

Entsprechend der in Kapitel 1.5 dargestellten Komorbiditäten ist die pharmakologische Behandlung von ADHS-Symptomen bzw. von ADHS als komorbider Störung häufig unabdingbar. Oftmals können erst dann weitergehende interaktions- oder kindzentrierte Behandlungsansätze erfolgen, wenn die Aufmerksamkeit der betroffenen Kinder verbessert und vor allem impulsive Verhaltensweisen reduziert sind. Hierzu werden in erster Linie Psychostimulanzien (Methylphenidat, Amphetamin) eingesetzt (Döpfner, 2020), die gleichermaßen effektiv auf die beiden Kernsymptomatik-Bereiche Hyperaktivität/Impulsivität und Unaufmerksamkeit wirken (Banaschewski et al., 2006; Faraone & Buitelaar, 2010). Diese können auch bei Kindern mit Bindungsstörungen und ADHS-Symptomatik eingesetzt werden (Dahmen, Pütz, Herpertz-Dahlmann & Konrad, 2012). Döpfner (2020) verweisen außerdem auf weitere Kurzzeiteffekte der Stimulanzienbehandlung über die Reduktion der Kernsymptome hinaus, die bei der Behandlung von Kindern mit Bindungsstörungen ebenfalls von Relevanz sein können, wie die Reduktion von aggressivem und oppositionellem Verhalten, die Verbesserung der Eltern-Kind-Beziehung sowie die Verbesserung der Beziehungen zu Gleichaltrigen.

**Pharmakologische Behandlung komorbider SSV-Symptome**

Eine pharmakologische Behandlung kann ebenfalls bei schwer ausgeprägten Symptomen aus dem Bereich der Störungen des Sozialverhaltens (SSV) bzw. schwer ausgeprägter komorbider SSV indiziert sein. Weisen die Kinder/Jugendlichen schwerwiegende Aggressivität, ausgeprägte Affektregulationsstörungen oder erhebliche Impulskontrollstörungen auf, so kann eine zeitlich begrenzte pharmakologische Behandlung in Erwägung gezogen werden. Die höchste Evidenz zeigt sich in Metaanalysen und randomisierten Kontrollstudien (Aman et al., 2014; Armenteros, Lewis, & Davalos, 2007; Gadow et al., 2014; National Collaborating Centre for Mental Health, 2005; Pringsheim, Hirsch, Gardner, & Gorman, 2015; Pringsheim et al., 2015; National Institute for Health and Care Excellence (NICE), 2017;

Gadow et al, 2014; Aman et al., 2014; Armenteros et al., 2007) für das Neuroleptikum Risperidon. In einer Vielzahl der Studien lag die SSV komorbid zu ADHS vor (Aman et al., 2014; Gadow et al., 2014; Pringsheim et al., 2015).

**Pharmakotherapie bei komorbiden PTBS- und Angstsymptomen**

Zur Behandlung von PTBS-Symptomen bzw. PTBS im Kindes- und Jugendalter existieren keine systematischen Übersichtsarbeiten bzw. Metaanalysen. Internationale Behandlungsleitlinien raten jedoch vom Einsatz psychotroper Substanzen in der Behandlung der PTBS bei Kindern und Jugendlichen ab (National Collaborating Centre for Mental Health, 2005).

Auch bei der Behandlung von Angststörungen spielt die Pharmakotherapie nur eine untergeordnete Rolle. Eine Metaanalyse von Strawn et al. (2015) zeigt mittlere Effekte für SSRIs.

**Pharmakotherapie bei komorbiden depressiven Symptomen**

Bei depressiven Symptomen sollte eine Pharmakotherapie in Kombination mit psychotherapeutischen Interventionen grundsätzlich erst bei moderat bis schwer ausgeprägten Symptomen in Erwägung gezogen werden. Klinische bedeutsame Wirksamkeit zeigt hier der Einsatz von Selektiven Serotonin-Wiederaufnahme-Hemmern (SSRIs) (insbesondere Fluoxetin) (Hetrick, McKenzie, Cox, Simmons & Merry, 2012; National Collaborating Centre for Mental Health, 2005), wobei Behandler auch die Evidenz für ein erhöhtes Risiko suizidbezogener Outcomes unter Fluoxetin beachten müssen (Hetrick et al., 2012). Für den Einsatz trizyklischer Antidepressiva gibt es bei Kindern und Jugendlichen keine durchgängige wissenschaftliche Evidenz (Ambrosini, 2000).

**Pharmakotherapie bei komorbiden TICS**

Die Wirksamkeit der pharmakotherapeutischen Behandlung von Tic-Störungen ist vielfach belegt. Hierbei spielen vor allem Alpha-2-Adrenozeptor-Agonisten (Clonidin, Guanfacin) und Medikamente, die den Dopamin-2-Rezeptor blockieren (z.B. Tiaprid, Sulpirid, Risperidon, Pimozid, Ziprasidon, Aripiprazol) eine entscheidende Rolle. Wissenschaftliche Studien weisen auf Symptomreduktionen von bis zu 70 % hin, wobei jedoch erhebliche Nebenwirkungen eintreten können. Eine ausführliche Übersicht über die Wirkungen, Nebenwirkungen und Dosierungen der einzelnen Substanzen findet sich bei Döpfner et al. (2010).

**Pharmakotherapie bei komorbider Autismus-Spektrum-Störung**

Bei der Behandlung von Autismus-Spektrum-Störungen ist der Einsatz von Pharmakotherapie zur Reduktion spezifischer Zielsymptome wie stereotyper/repetitiver Verhaltensweisen (Risperidon, Aripiprazol), ADHS-Symptome (Methylphenidat, Atomoxetin, Guanafacin), Aggressivität/Reizbarkeit/Impulsivität (Risperidon, Aripiprazol, Dipiperon) oder Schlafstörungen (Melatonin) indiziert und wissenschaftlich belegt (Freitag & Jarczok, 2016). Eine Verbesserung der sozialen Interaktionsprobleme sowie kognitiver Fertigkeiten kann durch den Einsatz von Pharmakotherapie jedoch nicht erreicht werden (Freitag, Kitzerow, Medda, Soll & Cholemkery, 2017).

### Alternative Behandlungsansätze

Fallstudien zu alternativen Behandlungsansätzen

Die Anwendung alternativer Behandlungsansätze wie Musiktherapie, Spieltherapie und Kunsttherapie wurde bislang nur in Fallberichten beschrieben (Burkhardt-Mramor, 1996; Henley, 2005; Ritchie, 2013; Weir, 2008). Die Gemeinsamkeit von Musiktherapie und Spieltherapie liegt dabei insbesondere in ihrer Förderung reziproker Interaktionsmuster und der Ausbalancierung von Autonomie und Nähe. Kunsttherapie und Musiktherapie teilen sich wiederum die Gemeinsamkeit, einen Rahmen für den symbolischen Ausdruck positiver und negativer Affekte zu bieten, wodurch emotionsfokussierte Kommunikation gefördert werden soll. Die qualitative Verlaufsdarstellung aller Fallstudien ist primär positiv, wobei Henley (2005) bei seinem Fallbericht zur Kunsttherapie explizit auf die Notwendigkeit der Einbindung dieser Methodik in andere Therapieangebote verweist.

## 1.10 Zusammenfassung

Keine Intervention kann als ausreichend evidenzbasiert betrachtet werden

Bislang kann keine Intervention zur Behandlung von Bindungsstörungen als ausreichend evidenzbasiert betrachtet werden. Vor dem Hintergrund des unzureichenden Forschungsstands scheinen derzeit Eltern-fokussierte und Eltern-Kind-fokussierte Behandlungsansätze die vielversprechendsten Therapieverfahren zu sein. Alternative Behandlungsansätze wie Spieltherapie, Musiktherapie und Kunsttherapie können diese potenziellen Primärtherapien möglicherweise adjuvant unterstützen. Für eine pharmakologische Therapie der Bindungsstörung fehlt es an empirischer Evidenz. Je nach Ausprägung einzelner Symptome bzw. Komorbidität kann eine Pharmakotherapie dennoch sinnvoll sein. CoS, CPP, STEEP, EPB, SAFE und ABC können zur Förderung einer sicheren Bindung beitragen, jedoch stehen Überprüfungen ihrer Effektivität an Kindern mit Bindungsstörungen noch aus.

# 2 Leitlinien

## 2.1 Leitlinien zur Diagnostik und Verlaufskontrolle

Die Diagnose einer Bindungsstörung verlangt neben dem Vorhandensein spezifischer Verhaltensmuster (Muster an sozial zurückgezogenem gehemmtem Verhalten bei der Reaktiven Bindungsstörung bzw. Muster an sozial enthemmtem Verhalten bei der Beziehungsstörung mit Enthemmung) auch das Vorliegen spezifischer Ursachen (unzureichende Fürsorge/inadäquate Kindespflege). Darüber hinaus sollte eine differenzialdiagnostische Abklärung unter Berücksichtigung möglicher Komorbiditäten erfolgen.

**Die Diagnose verlangt das Vorliegen spezifischer Verhaltensmuster und Ursachen**

Die Diagnostik einer Bindungsstörung sollte daher auf einer allgemeinen Diagnostik zur Erfassung von psychischen Störungen im Kindes- und Jugendalter aufbauen (vgl. Döpfner & Petermann, 2012). Neben einer allgemeinen Exploration sind dabei die Erfassung des Bindungsverhaltens des betroffenen Kindes gegenüber seinen aktuellen und ggf. früheren Bezugspersonen sowie die Erfassung seiner Betreuungsgeschichte von zentraler Bedeutung. Da die entsprechenden Verhaltensmuster in der Regel im Zusammenhang mit einem wiederholten Wechsel der primären Bezugspersonen, unzureichender Fürsorge oder institutioneller Betreuung stehen, ist häufig der Einbezug außerfamiliärer Informationsquellen wie Erzieher, Lehrer usw. unerlässlich. Darüber hinaus sollte eine Verhaltensbeobachtung bindungsrelevanter Verhaltensweisen des Kindes erfolgen. Hierzu eigenen sich Beobachtungsparadigmen, wie z. B. das „Stranger at the door-Paradigma“ (Gleason et al., 2011; Zeanah et al., 2005). Des Weiteren sind sowohl testpsychologische Untersuchungen zur Erfassung des Entwicklungs- bzw. Intelligenzniveaus als auch körperliche Untersuchungen fester Bestandteil der Differenzial- und Ausschlussdiagnostik.

**Zusammenfassung des diagnostischen Vorgehens**

Sowohl die nationalen Versorgungsleitlinien der Deutschen Gesellschaft für Kinder- und Jugendpsychiatrie und Psychotherapie (von Gontard et al., 2015) als auch die internationalen Behandlungsleitlinien der American Academy of Child and Adolescent Psychiatry (Zeanah et al., 2016) definieren Standards zur Diagnostik und Indikation von Bindungsstörungen. Dieses Kapitel dient der praxisnahen Aufbereitung und Synopsis dieser Leitlinien.

Tabelle 4 zeigt im Überblick die Leitlinien zur Diagnostik und Verlaufskontrolle bei Bindungsstörungen.

**Tabelle 4:** Übersicht über die Leitlinien zur Diagnostik und Verlaufskontrolle

| | |
|---|---|
| **L1** | Exploration der Eltern und anderer Bezugspersonen |
| **L2** | Verhaltensbeobachtung des Kindes und psychopathologische Beurteilung |
| **L3** | Interviewverfahren, Checklisten und Fragebögen |
| **L4** | Beurteilung des Vorliegens einer Kindeswohlgefährdung |
| **L5** | Testpsychologische Untersuchung |
| **L6** | Körperliche Untersuchung |
| **L7** | Verlaufskontrolle |

### 2.1.1 Exploration der Eltern und anderer Bezugspersonen

Neben der Verhaltensbeobachtung stellt die Exploration der Bezugspersonen das Kernstück der Diagnostik bei Bindungsstörungen dar. Hier werden nicht nur Symptome des Kindes und deren Entstehungsgeschichte, sondern auch Belastungen der Bezugspersonen sowie die Beziehung zwischen den Bezugspersonen und dem Kind detailliert erfasst.

**Setting und Anwesenheit bzw. Abwesenheit des Kindes**

In der Regel findet die Exploration der Bezugspersonen zunächst in Anwesenheit des Kindes statt. So kann der Untersucher neben den Schilderungen der Bezugspersonen das kindliche Verhalten sowie die Bezugsperson-Kind-Interaktion beobachten. Die Exploration sollte in einer entspannten Atmosphäre in einem Raum mit kindgerechter Einrichtung (ggf. Spieldecke, altersentsprechende Spielmaterialien) erfolgen. Idealerweise werden bestimmte Anamnesefragen (z. B. zur Erwünschtheit der Schwangerschaft, zu frühen Vernachlässigungssituationen, zu traumatisierenden Ereignissen in der Vorschichte, schweren aktuellen Belastungen oder Konflikten zwischen den Bezugspersonen) erst in einem zweiten Teil der Anamneseerhebung gestellt, in dem das Kind vorübergehend nicht anwesend ist. Hier muss sichergestellt werden, dass das Kind in der Zwischenzeit adäquat betreut wird (z. B. durch Pflegepersonal). Bei älteren Kindern kann es sinnvoll sein, das Kind im Anschluss an die Exploration der Bezugspersonen allein (ohne Bezugspersonen) zu explorieren und im Spiel bzw. während Interaktionen zu beobachten (vgl. Leitlinie 2).

**Einbezug weiterer Personen**

Insbesondere bei wiederholtem Wechsel der primären Bezugspersonen oder institutioneller Betreuung ist der Einbezug fremdanamnestischer Informationen beispielsweise von Erziehern, Lehrern, Sozialpädagogen oder

Großeltern indiziert. Externe Informanten können Informationen über die Entwicklung der Symptome und deren Entstehungsbedingungen liefern, außerdem kann eine Einschätzung vorgenommen werden, ob die Verhaltensauffälligkeiten situationsübergreifend auftreten oder an spezifische Beziehungen gebunden sind. Die Exploration der Eltern bzw. Bezugspersonen dient in erster Linie dazu, Hypothesen über die Ursachen und Entstehungsbedingungen der Verhaltensprobleme zu generieren und Entscheidungen über die weiterführende Diagnostik zu treffen. Wichtige Anhaltspunkte für die Gestaltung der Exploration finden Sie im folgendem Kasten.

**Exploration mit Bezugspersonen dient der Hypothesengenerierung und Entscheidungsfindung für die Diagnostik**

**Wichtige Anhaltspunkte zur Gestaltung eines positiven Gesprächsverlaufs**

- Ratschläge vermeiden,
- in der Sprache der Eltern sprechen (keine Fachsprache),
- nicht generalisieren, sondern bei der beobachteten Situation bleiben,
- nicht werten oder moralisieren,
- nicht anklagen,
- nicht bagatellisieren,
- Emotionen der Eltern beachten,
- zuhören.

## L1 Leitlinie 1: Exploration der Eltern und anderer Bezugspersonen

### Sektion 1: Angaben zum Patienten

- Erhebung allgemeiner Angaben (u.a. Alter, Größe, Gewicht aktuell und im Verlauf).
- Klärung des familiären Hintergrundes (u.a. sozioökonomischer Status der Bezugspersonen, Herkunft der Bezugspersonen, Berufstätigkeit der Bezugspersonen).
- Bei Schulkindern: Erhebung der Schullaufbahn und der aktuellen Schulleistungen.

### Sektion 2: Vorstellungsanlass und spontan berichtete Probleme

- Schilderung der aktuellen Symptome und des Vorstellungsanlasses.
- Klärung der Zuweisungsmodalitäten bzw. des Auftraggebers (z.B. Jugendamt).

### Sektion 3: Symptome und potenzielle Ursachen einer Bindungsstörung

- Bindungsverhalten und Nähe-Distanz-Regulation des Kindes (gegenüber fremden Personen und den eigenen Bindungspersonen).
- Zurückliegende Betreuungssituation (inkl. Trennungen bzw. Bezugspersonenwechsel).
- Vernachlässigung in der frühen Kindheit/pathogene Fürsorge-Situationen.
- Mögliche Indikatoren für Vernachlässigung in der Entwicklungsgeschichte (z.B. Suchtmittelmissbrauch durch die Eltern in der Vergangenheit, Arbeitstätigkeit der Eltern ohne hinreichende oder mangelhafte Betreuung des Kleinkindes/Säuglings).
- Erfassung des Beginns der Symptome und parallel bestehender Belastungen.
- Bisheriger Verlauf der Symptome.
- Konsequenzen der Symptome.

**Sektion 4: Umgebungsfaktoren**

- Tagesablauf und Routinen im Tagesablauf.
- Erhebung von Schlaf- und Essenszeiten.
- Aktuelle Betreuungssituation (z. B. Tagesmutter, Kita oder Kindergarten).
- Wohnsituation.
- Hilfe- oder Unterstützungssysteme der Familie (z. B. Sozialpädiatrische Familienhilfe, Familienbeistandschaft).

**Sektion 5: Erfassung spezifischer Komorbiditäten, differenzialdiagnostische Abklärung und Abgrenzung zu anderen Symptomursachen**

- Erfassung aller Symptombereiche des Kindes (u. a. Verhaltensauffälligkeiten, Aufmerksamkeit, emotionale Symptome, Ängste, Tics, Essverhalten, Schlafverhalten).
- Spezifische Abgrenzung von bzw. Erfassung von folgenden Komorbiditäten: Tiefgreifende Entwicklungsstörung/Autismus-Spektrum-Störung; Posttraumatische Belastungsstörung; Störung des Sozialverhaltens; Aufmerksamkeitsdefizit-/Hyperaktivitätsstörung; Depressive Störung; Entwicklungsverzögerungen, Entwicklungsstörungen, intellektuelle Beeinträchtigungen; Substanzbezogene Störungen; genetische Syndrome; Medikamentennebenwirkungen.

**Sektion 6: Frühkindliche Entwicklung des Kindes**

- Schwangerschafts- und Geburtsverlauf (inkl. Erwünschtheit der Schwangerschaft).
- Neonatalzeit.
- Entwicklungsschritte.

**Sektion 7: Belastende Lebensereignisse/traumatische Ereignisse und aktuelle Belastungen der Familie**

- Erfassung von weiteren kritischen Lebens- und traumatischen Ereignissen im Leben des Kindes bzw. seiner Bezugspersonen.
- Erfassung der aktuellen Belastung der Bezugspersonen (z. B. Stressoren, Veränderungen in der Lebenswelt).
- Psychische oder gesundheitliche Probleme der Bezugspersonen bzw. weiterer Familienmitglieder.
- Partnerschaftsprobleme.
- Finanzielle Probleme.
- Probleme im Arbeitsleben.
- Weitere Probleme.

**Sektion 8: Bewältigungsversuche, Vorbehandlungen und Ressourcen der Familie**

- Bisheriger Umgang mit den Symptomen.
- Bewältigungsversuche und deren Erfolg (was war in der Vergangenheit hilfreich; was hatte keine oder sogar negative Auswirkungen).
- Ressourcen der Familie.
- Bisherige Behandlungsversuche (Art und Umfang der Intervention).
- Alter des Kindes bei Anwendung.
- Erfolg der Intervention.
- Erfassung aller Maßnahmen zur Jugendhilfe.

**Sektion 9: Störungskonzept und Therapieerwartungen**

- Störungskonzept der Eltern (Kausalattributionen hinsichtlich organischer, psychischer oder familiärer Ursachen).
- Kontrollattributionen der Eltern (das Kind muss sich verändern, die Familie muss sich verändern, ein Medikament kann helfen).

## Sektion 1: Angaben zum Patienten

**Anamnese**

Zu Beginn der Exploration werden im Rahmen einer freien oder (semi-)strukturierten Anamnese allgemeine Angaben zum Kind erfasst. Neben der Erhebung des Alters und der Körpermaße, kann auch der Wachstumsverlauf aus den Vorsorgeheften entnommen werden. Außerdem sollten die Herkunft und der sozioökonomische Status der Bezugspersonen (höchster Schulabschluss, Berufstätigkeit) erfragt werden. Auch die aktuelle Familiensituation (biologische Eltern, Adoptiv-, Pflege- oder Stiefeltern, Trennungen, Partnerschaften, Geschwister) und ggf. Umgangsregelungen sollten erfragt werden.

## Sektion 2: Vorstellungsanlass/spontan berichtete Probleme

**Symptom- und Problembeschreibung**

Nach der Erfassung allgemeiner sozioökonomischer Daten, soll den Bezugspersonen Gelegenheit gegeben werden, die bestehende aktuelle Symptomatik/Problematik in eigenen Worten zu beschreiben. Die freie Schilderung der aktuellen Symptomatik ermöglicht einerseits eine Einschätzung des Schweregrades der Symptome (Dauer, Häufigkeit und Intensität), andererseits auch die Abschätzung des Leidensdrucks der Bezugspersonen bzw. des Kindes.

**Zuweisungsmodalität**

Wichtig ist außerdem die Zuweisungsmodalitäten explizit zu klären: Erfolgt die Vorstellung selbstständig bzw. auf Empfehlung des Kinderarztes oder anderer professioneller Unterstützungsstellen, oder ist sie Auflage des Familiengerichts, des Jugendamtes oder einer anderen Einrichtung der Jugendhilfe. Insbesondere dann, wenn die Bezugspersonen nicht eigenständig zur Vorstellung kommen, ist es wichtig, ein Vertrauensverhältnis herzustellen und durch empathisches Zuhören Verständnis für die Situation der Bezugspersonen zu signalisieren und ihre Veränderungsmotivation zu stärken. Gleichzeitig muss das Kindeswohl unmissverständlich in den Vordergrund gestellt werden.

## Sektion 3: Symptome und potenzielle Ursachen einer Bindungsstörung

Exploration kindlicher Bindungsverhaltensweisen

Im Kontext einer Bindungsstörung ist es insbesondere wichtig, die Bezugspersonen zum Verhalten des Kindes in sozialen Interaktionen zu befragen. Hier interessiert diagnostisch vor allem die Nähe-Distanz-Regulation des Kindes. Die Beziehung zwischen dem Kind und den Bezugspersonen sollte deshalb ausführlich exploriert werden (vgl. Kasten). Konkret ist hier wichtig, zu erfassen, ob das Kind Nähe und Trost bei den Bezugspersonen sucht bzw. wie es auf die Trostangebote der Bindungspersonen reagiert. Falls es keinen Trost sucht, sollte erfragt werden, wie es stattdessen mit eigenen negativen Emotionen (z. B. Angst, Traurigkeit) umgeht und wie es auf Kontaktversuche reagiert, z. B. wie es reagiert, wenn man sich ihm nähert. Außerdem sollte das Interaktionsverhalten zwischen dem Kind und fremden erwachsenen Personen erfragt werden. Hier ist es relevant, ob das Kind fremden Erwachsenen gegenüber besonders zutraulich oder anschmiegsam ist, wie es auf Kontaktversuche fremder Personen reagiert, ob es mit fremden Personen weggehen würde oder ob es sich rückversichert, wenn es sich von vertrauten Personen entfernt.

**Mögliche Fragen zur Exploration pathologischer Bindungsverhaltensweisen des Kindes**

- Kommt es manchmal vor, dass Ihr Kind Nähe sucht, sich dann aber abwendet bzw. Sie wegstößt, wenn Sie es z. B. in den Arm nehmen wollen?
- Sucht Ihr Kind kaum Ihre Nähe (oder die Nähe einer anderen Bezugsperson), auch wenn es ihm nicht gut geht?
- Ist Ihr Kind häufig übermäßig zutraulich zu fremden Menschen? Setzt es sich z. B. einer fremden Person auf den Schoß?
- Nimmt Ihr Kind Kontakt zu Ihnen oder anderen Erwachsenen bzw. Kindern auf? Spricht bzw. interagiert Ihr Kind mit anderen Menschen (vertraut oder unvertraut; Kinder oder Erwachsene)?

Klärung der Störungsursachen

Zur Diagnosestellung einer Bindungsstörung muss ein ursächlicher Zusammenhang zwischen den beschriebenen Verhaltensproblemen und einer unzureichenden Fürsorge/inadäquaten Kindespflege mit multiplen Beziehungsabbrüchen, emotionaler oder körperlicher Deprivation und/oder Misshandlung bestehen oder zumindest wahrscheinlich sein. In der Exploration ist deshalb die genaue Erfassung der Betreuungssituation von Geburt bis zum Zeitpunkt der Vorstellung (insbesondere in den ersten drei Lebensjahren) von zentraler Bedeutung. Hier ist zu erfragen, welche Bezugspersonen das Kind in welchen Zeiträumen primär betreut haben, ob ein oder mehrere Wechsel der Bezugspersonen stattgefunden haben (falls ja, wie häufig und weshalb) und ob es Fremdplatzierungen oder längere Trennungen zwischen den relevanten Bezugspersonen und dem Kind gab (falls ja, weshalb). Damit verbunden muss sich der Untersucher ein Bild von der Qualität der frühkindlichen Betreuung machen, d. h. wie sah die Betreuungssituation des Kindes in den ersten drei Jahren konkret aus, wer hat das Kind wann und wo betreut und wie war die Beziehung zwischen den frühen Bezugspersonen und dem Kind. Aufgrund der – per definitionem – pathogenen Fürsorge für das Kind mit Bindungsstörung, sind diese Angaben im Erstgespräch häufig nicht leicht zu erheben. Kommen die leiblichen Eltern zur Vorstellung und hat die pathogene Fürsorge innerhalb der Familie stattgefunden, so werden die Eltern problematische Betreuungssituationen – wenn überhaupt – nur zögerlich berichten oder bewusst herabspielen. Häufig haben Eltern die Befürchtung, dass ihnen das Sorgerecht entzogen wird, wenn Missstände deutlich werden. Hier muss der Untersucher einerseits versuchen, die Eltern zu größtmöglicher Offenheit zum Wohle des Kindes zu bewegen und versuchen eine tragfähige Arbeitsbeziehung zu den Eltern herzustellen, andererseits muss er jedoch auch einschätzen, ob aktuell eine Kindeswohlgefährdung vorliegt. Im Zweifel sollte das Kindeswohl immer im Vordergrund stehen und gegebenenfalls eine Gefährdungsmeldung an die entsprechenden Behörden erfolgen (vgl. auch Kapitel 2.1.4 zum Umgang mit Kindeswohlgefährdung). Wird das Kind von Adoptiv-, Pflegeeltern oder anderen Betreuungspersonen zur Vorstellung begleitet, kann es ebenfalls schwierig sein, die entsprechenden Informationen zu erheben, da diesen Bezugspersonen häufig die Informationen zur frühkindlichen Betreuungssituation nicht vorliegen. In solchen Fällen können möglicherweise Jugendamtsakten, frühere Arztbriefe oder andere Berichte hilfreich sein.

**Potenzielle Schwierigkeiten bei der Abklärung der Störungsursachen**

Nachdem das Vorliegen unzureichender frühkindlicher Fürsorge bzw. einer inadäquaten Kindespflege exploriert wurde, sollte darüber hinaus festgestellt werden, ob die Verhaltensprobleme und die sonstige Symptomatik des Kindes tatsächlich durch die entsprechenden Ereignisse ausgelöst wurden oder ob die Symptomatik entweder bereits zuvor bestand oder durch andere Ursachen ausgelöst worden ist (siehe hierzu insbesondere auch Sektion 5). Auch wenn ein vermeintlich hundertprozentiger Nachweis einer entsprechenden Kausalursache selbstverständlich nicht möglich ist, sollte sich der zeitliche Verlauf der Symptomatik unter Einbeziehung des etwaigen ursächlichen Ereignisses (und unter Berücksichtigung alternativer Erklärungsansätze) in ein kohärentes Ursache-Wirkungsmodell integrieren lassen. Sollte dies nicht möglich sein, erscheint das Vorliegen einer Bindungsstörung unwahrscheinlich.

**Schlussfolgerungen aus den Informationen zur Störungsursache**

## Sektion 4: Umgebungsfaktoren

In diesem Teil der Exploration sollte, unabhängig von den spontan berichteten Symptomen und Schwierigkeiten, nach dem Tagesablauf und Routinen inkl. der kindlichen Schlaf- und Essenszeiten im Tagesablauf gefragt

**Exploration von Tagesabläufen**

werden. Ein Fehlen jeglicher Tagesstruktur oder regelmäßiger Mahlzeiten kann ein Warnsignal darstellen. Andererseits kann ein Schlafmangel, welcher aus den berichteten Schlafenszeiten im Tagesablauf abgeleitet werden kann, bestimmte Verhaltensprobleme (z. B. hypermotorisches oder aggressiv-trotziges Verhalten) fördern. Bei der Beurteilung der berichteten Symptome sind auch die aktuelle und die zurückliegende Betreuungssituation wichtig. In diesem Zusammenhang lassen sich auch weitere Bezugspersonen des Kindes erfassen. Des Weiteren sollten externe Hilfs- oder Unterstützungssysteme der Familie (z. B. Sozialpädagogische Familienhilfe, Familienbeistandschaft) und die Wohnsituation erfragt werden.

### Sektion 5: Erfassung spezifischer Komorbiditäten, differenzialdiagnostische Abklärung und Abgrenzung zu anderen Symptomursachen

Eine vollständige kinder- und jugendpsychotherapeutische/-psychiatrische Anamneseerhebung beinhaltet immer eine Erfassung aller infrage kommenden Symptombereiche des Kindes (u. a. Verhaltensauffälligkeiten, Aufmerksamkeit, emotionale Symptome, Ängste, Tics, Essverhalten, Schlafverhalten). Wie in Kapitel 1.8 bereits dargestellt, können pathogene familiäre Fürsorgesituationen zu unterschiedlichen psychopathologischen Folgeerscheinungen (z. B. Hyperaktivitätssymptomen, depressiven Symptomen) führen, die einerseits als Teilsymptomatik einer Bindungsstörung gewertet werden oder auch in einer eigenständigen Störung resultieren können.

**Leitlinien zur Differentialdiagnostik**

Sowohl die nationalen Leitlinien zu psychischen Störungen im Säuglings-, Kleinkind- und Vorschulalter (S2k; von Gontard et al., 2015) als auch die Leitlinien der Amerikanischen Gesellschaft für Kinder- und Jugendpsychiatrie (Zeanah, Chesher, Boris & American Academy of Child and Adolescent Psychiatry Committee on Quality, 2016) zur Diagnostik und Behandlung von Kindern mit Bindungsstörungen (Zeanah et al., 2016) verweisen explizit auf die Notwendigkeit der Abgrenzung von Bindungsstörungen gegenüber einer Vielzahl an psychischen Störungen des Kindes- und Jugendalters (z. B. tiefgreifende Entwicklungsstörung, PTBS, SSV, ADHS). Außerdem muss eine Einschätzung des Entwicklungs- und/oder Intelligenzniveaus getroffen werden, um gegebenenfalls das Vorliegen von intellektuellen Beeinträchtigungen beurteilen zu können. Auch somatische Erkrankungen, genetische Syndrome bzw. hirnorganische Schädigungen, die mit einer ähnlichen Symptomatik einhergehen können, müssen ausgeschlossen werden.

Im Folgenden werden Schwierigkeiten bei der differenzialdiagnostischen Abgrenzung von Bindungsstörungen zu anderen psychischen Störungen und somatischen Erkrankungen dargestellt. Hierbei ist es wichtig, zu beachten, dass die im Folgenden behandelten Störungsbilder (z.B. PTBS, SSV, ADHS) einerseits differenzialdiagnostisch in Erwägung gezogen werden müssen, andererseits auch komorbid zu einer Bindungsstörung auftreten können. Neben einer Abgrenzung der Störungsbilder voneinander, muss daher immer auch ihr gemeinsames Vorliegen in Betracht gezogen und diagnostisch abgeklärt werden. Eine komorbide Vergabe ist dann gerechtfertigt, wenn die Kriterien sowohl für die Bindungsstörung als auch weiterer Störungen erfüllt sind.

**Abgrenzung der Reaktiven Bindungsstörung von tiefgreifenden Entwicklungsstörungen**

*Tiefgreifende Entwicklungsstörungen/Autismus-Spektrum-Störungen.* In sozialen Situationen kann das interaktionelle Verhalten von Kindern mit einer Bindungsstörung vom gehemmten Typus Ähnlichkeiten zum Verhalten von Kindern mit tiefgreifenden Entwicklungsstörungen (z.B. Autismus-Spektrum-Störung [ASS]; vgl. Freitag et al., 2017) aufweisen. In beiden Fällen kann es zu fehlendem Interesse an sozialem Umgang, dem Ausbleiben der Initiierung des Sozialverhaltens und einer fehlenden Reziprozität des Kommunikationsverhaltens kommen (American Psychiatric Association, 2013; Zero to Three, 2016). Eine Bindungsstörung vom gehemmten Typus kann ausgeschlossen werden, sofern keine soziale Vernachlässigung, kein wiederholter Wechsel der primären Bezugsperson oder keine sonstigen Umweltfaktoren auftraten, die eine Bindung an eine Bezugsperson massiv erschwerten. Hingegen spricht das Vorliegen entsprechender Bedingungen nicht zwingend gegen das Vorliegen einer tiefgreifenden Entwicklungsstörung, weshalb die biografische Vorgeschichte zum Ausschluss einer Bindungsstörung, nicht aber zum Ausschluss einer tiefgreifenden Entwicklungsstörung dienen kann. Beim Vorliegen einer tiefgreifenden Entwicklungsstörung sind jedoch Auffälligkeiten in weiteren Symptomclustern zu erwarten, die nicht direkt mit dem Vorliegen einer Bindungsstörung vom gehemmten Typus assoziiert sind. So sind z.B. selektive Beeinträchtigungen im Symbolspiel oder Beeinträchtigungen in der gemeinsamen Aufmerksamkeitsausrichtung bei Kindern mit ASS, aber nicht bei Kindern mit Bindungsstörungen zu erwarten (Stafford & Zeanah, 2006; Stafford & Zeanah, 2006). Darüber hinaus scheinen Bindungsstörungen vom gehemmten Typus, im Gegensatz zu tiefgreifenden Entwicklungsstörungen, unter Umweltbedingungen, die den Aufbau von Bindungen begünstigen, (teilweise) zu remittieren (vgl. auch hierzu Kapitel 1.8). Kommt die Diagnose einer tiefgreifenden Entwicklungsstörung nach Berücksichtigung dieser Faktoren in Betracht, sollte eine Differenzialdiagnostik der ASS zur Abgrenzung von anderen Störungsbildern nach den entsprechenden Leitlinien erfolgen (vgl. Freitag et al., 2017).

**Abgrenzung der Bindungsstörungen von PTBS**

*Posttraumatische Belastungsstörung (PTBS).* Ähnlich wie die Diagnose einer Bindungsstörung, ist die Diagnose einer PTBS kausal an die Erfahrung spezifischer Lebensereignisse gekoppelt. Während Bindungsstörungen eher aus einer längerfristigen Deprivation sozialer Beziehungen resultieren, liegen einer PTBS einzelne, wiederholte oder langfristige traumatische

Erfahrungen zugrunde (vgl. Steil & Rosner, 2009). Naturgemäß können diese ätiologischen Faktoren in Kombination auftreten, weshalb ein komorbides Auftreten beider Symptomcluster (Bindungsstörung und PTBS) möglich ist. Dies scheint insbesondere bei missbräuchlichem Verhalten durch eine Bezugsperson wahrscheinlich. Die ähnlichen, ätiologischen Gegebenheiten spiegeln sich folglich auch in Gemeinsamkeiten auf Symptomebene wider (z. B. soziales Rückzugsverhalten, vermindertes Interesse an Aktivitäten [z. B. Spielen], vermehrte Aggressionen, Ängste, Irritierbarkeit). Eine PTBS kann dabei Symptomüberschneidungen zu beiden Typen der Bindungsstörung zeigen. Bindungsstörungen können insbesondere ausgeschlossen werden, wenn z. B. trotz des Vorliegens eines sozialen Rückzugs oder einer verringerten emotionalen Ansprechbarkeit, selektives Bindungsverhalten zu einer Bezugsperson erkennbar ist. Liegt hingegen ein gestörtes Bindungsverhalten vor, erfordert die (zusätzliche) Diagnose einer PTBS das Vorliegen weiterer Symptome, wie z. B. Intrusionen (American Psychiatric Association, 2013), welche nicht durch eine Bindungsstörung erklärbar sind.

**Abgrenzung der Beziehungsstörung mit Enthemmung von SSV**

*Störung des Sozialverhaltens (SSV).* Die SSV und Bindungsstörungen weisen häufig ähnliche ätiologische Faktoren auf (z. B. Unterbringungen in institutionalisierter Pflege, häufiger Wechsel der Bezugsperson). Sowohl die Beziehungsstörung vom enthemmten Typus als auch Störungen des Sozialverhaltens gehen dabei mit einer Verletzung der altersentsprechenden Verhaltensnormen einher. Jedoch besteht das normüberschreitende Verhalten bei Bindungsstörungen vom enthemmten Typus in der Regel in undifferenziert zugewandtem Verhalten und einem Mangel an Zurückhaltung, während das Norm überschreitende Verhalten bei Störungen des Sozialverhaltens typischerweise destruktive Züge annimmt (z. B. Grausamkeit gegen Mensch und Tier, schikanierendes Verhalten; vgl. Petermann, Döpfner & Görtz-Dorten, 2016). Dem Namen nach, könnte angenommen werden, dass die Störung des Sozialverhaltens bei fehlenden sozialen Bindungen (ICD-10: F91.1), die Kombination aus einer SSV mit einer Bindungsstörung repräsentiert. Dies ist jedoch nicht der Fall. Während sich die „fehlenden sozialen Bindungen" bei der F91.1 ausschließlich auf die Peergroup (d. h. auf gleichaltrige Kinder und Jugendliche) bezieht, bezieht das normabweichende Beziehungsverhaltung bei der Beziehungsstörung mit Enthemmung explizit Erwachsene mit ein. Bei Erfüllen sowohl der Kriterien einer SSV als auch einer Bindungsstörung müssen daher beide Diagnosen parallel vergeben werden. Detaillierte Informationen zur SSV finden sich in Petermann, Döpfner und Görtz-Dorten (2016).

**Abgrenzung der Beziehungsstörung mit Enthemmung von ADHS**

*Aufmerksamkeitsdefizit-/Hyperaktivitätsstörung (ADHS).* Die Symptomatik von Kindern mit ADHS und Kindern mit Beziehungsstörung vom enthemmten Typus, kann Überschneidungen in Bezug auf Impulsivität im sozialen Kontakt zeigen (vgl. Döpfner, Frölich & Lehmkuhl, 2013). Das Verhalten von Kindern mit Bindungsstörung vom enthemmten Typus zeigt dabei jedoch eine soziale Enthemmtheit, die nicht allein auf eine reduzierte Impulskontrolle zurückzuführen ist (z. B. undifferenziertes Bindungsverhalten). Darüber hinaus grenzen sich die beiden Störungen durch weitere Kernsymptome voneinander ab, die für das Vorliegen der jeweils anderen Störung untypisch sind. So zeigen Kinder mit Bindungsstörung im Gegensatz zu Kindern mit ADHS in der Regel keine Hyperaktivität und keine vom Entwicklungsalter abweichende Aufmerksamkeitsproblematik. Für Kinder mit ADHS wiederum wäre das dauerhafte Ausbleiben überdauernder, selektiver Bindungen untypisch (American Psychiatric Association, 2013). Während Kinder mit Bindungsstörungen oftmals eine komorbide ADHS-Diagnose aufweisen (vgl. Kapitel 1.5), scheint umgekehrt eine komorbide Bindungsstörung innerhalb der Population der von ADHS betroffenen Kindern eher selten zu sein (Jensen & Steinhausen, 2015). Follan et al. (2011) konnten zeigen, dass mithilfe strukturierter und standardisierter Diagnoseverfahren eine Diskriminierung zwischen Kindern mit Bindungsstörungen und Kindern mit AHDS sehr gut möglich ist (Follan et al., 2011). Sie untersuchten 38 Kinder mit Bindungsstörungen, 30 Kinder mit ADHS und 39 Kontrollkinder mittels eines Diagnosepaketes aus strukturiertem Interview, standardisierter Beobachtung und Fragebögen. Die Analysen der diskriminatorischen Funktion zeigten, dass die klinische Beobachtung und Einschätzung besonders zuverlässig zwischen den Kindern mit Bindungsstörungen und ADHS unterschieden, wenn die Kliniker auf die DSM-Kernsymptome der Bindungsstörung fokussierten. Ebenso trugen die Informationen aus den Elterninterviews besonders stark zur Abgrenzung der Störungsbilder bei. Zu den relevanten Symptomen zählten hierbei insbesondere das Suchen nach körperlicher Nähe bei Fremden sowie das Suchen von Trost bei Fremden, wobei beide Symptome für das Vorliegen einer enthemmten Bindungsstörung sprechen.

**Abgrenzung der Reaktiven Bindungsstörung von depressiven Episoden**

*Depressive Störungen.* Reduzierter Ausdruck positiven Affekts und verringerte soziale Interaktion können sowohl Ausdruck einer Bindungsstörung des gehemmten Typus als auch Ausdruck einer frühkindlichen Depression sein (vgl. Ihle, Groen, Walter, Esser & Petermann, 2012). Kinder mit frühkindlicher Depression zeigen jedoch in der Regel keine Störung des Bindungsverhaltens und Kinder mit Bindungsstörung keine für Depression typischen vegetativen Symptome (z. B. Kopfschmerzen oder gastrointestinale Beschwerden). Zudem tritt die depressive Symptomatik in der Regel intermittierend bzw. auf spezifische Episoden beschränkt auf, während die Symptomatik von Bindungsstörungen einen vergleichsweisen stabilen Verlauf aufweist.

**Abgrenzung der Bindungsstörungen von intellektuellen Beeinträchtigungen und Entwicklungsstörungen**

*Intellektuelle Beeinträchtigung (Entwicklungsstörungen).* Pathogene Fürsorgebedingungen können die Entstehung von Bindungsstörungen aber auch intellektuellen Beeinträchtigungen oder Entwicklungsverzögerungen in unterschiedlichen Bereichen (z. B. motorisch, sprachlich) mit verursachen. Zusätzlich können im Kontext der oft schwierigen psychosozialen Umstände drogen- oder alkoholbedingte Schädigungen des Fötus während der

Schwangerschaft zu späteren intellektuellen Beeinträchtigungen oder Entwicklungsverzögerungen beitragen. Wie zuvor beschrieben (vgl. Kapitel 1.5) trägt diese Überlappung ätiologischer Faktoren zu einer hohen Komorbidität von Bindungsstörungen mit intellektuellen Beeinträchtigungen bei. Dennoch sind diese Störungen nicht gleichzusetzen und bedürfen einer Abgrenzung voneinander. Im Gegensatz zu Kindern mit Bindungsstörungen zeigen Kinder mit einer intellektuellen Beeinträchtigung ohne Bindungsstörung, ein Bindungsverhalten, das ihrem Entwicklungsstand angemessen ist. Da sich die Bindung an spezifische Bezugspersonen erst in den ersten sechs bis neun Lebensmonaten des Kindes entwickelt, setzt die Diagnose einer Bindungsstörung mindestens ein Entwicklungsalter von neun Monaten voraus (American Psychiatric Association, 2013; Zero to Three, 2016). Eine diagnostische Einschätzung des Entwicklungs- bzw. Intelligenzniveaus ist deshalb immer indiziert (vgl. hierzu auch Kapitel 2.1).

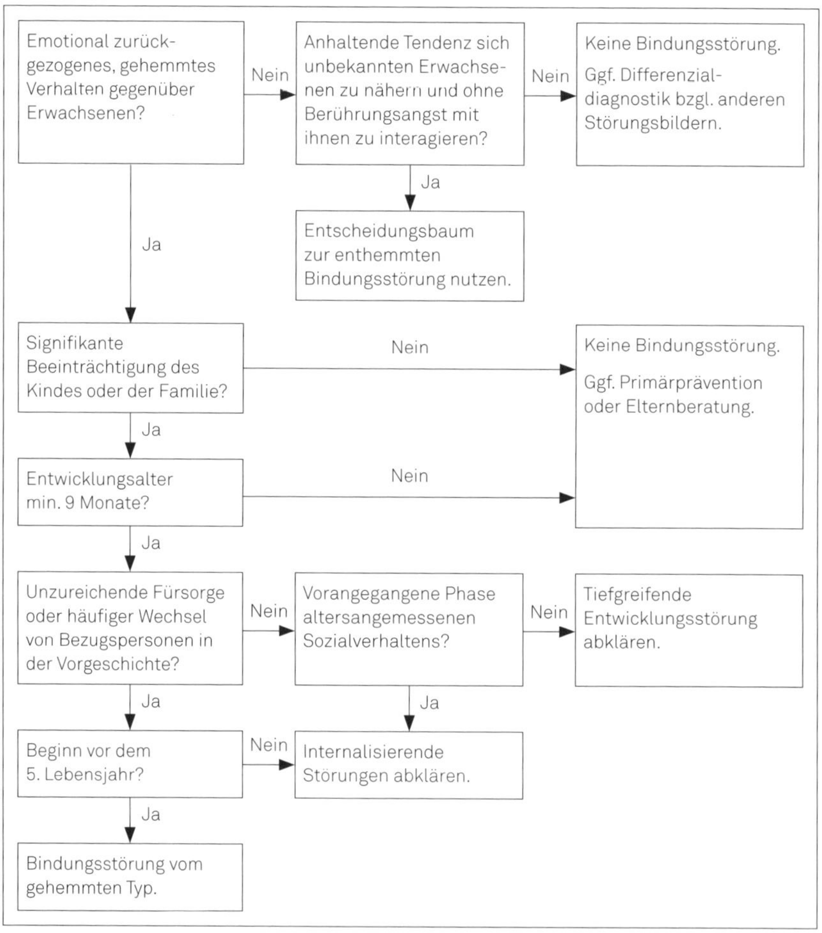


**Abbildung 3:** Entscheidungsbaum – Diagnostik Reaktive Bindungsstörung

**Somatische Differenzialdiagnostik und Ausschluss substanzinduzierter Symptomatik**

*Substanzbezogene Ursachen, genetische Syndrome, Hirnschädigungen.* Darüber hinaus müssen immer auch substanzbezogene Ursachen, genetische Syndrome oder hirnorganische Schädigungen differenzialdiagnostisch ausgeschlossen werden, die mit Verhaltensauffälligkeiten einhergehen können, die denen von Bindungsstörungen ähneln. So zeigen Kinder mit Williams-Beuren-Syndrom (WBS) oder einem fetalen Alkoholsyndrom (FAS; vorgeburtliche Schädigung durch Alkoholkonsum der Mutter in der Schwangerschaft) häufig ebenfalls ein sehr kontaktfreudiges, distanzgemindertes Verhalten. In der Regel weisen diese Kinder jedoch auch viele weitere körperliche Auffälligkeiten auf (Dysmorphiezeichen, z.B. verkürzter, flacher Nasenrücken bei FAS; hypoplastische, weit auseinanderstehende Zähne bei WBS), die bei Kindern mit Bindungsstörungen nicht zu finden sind.

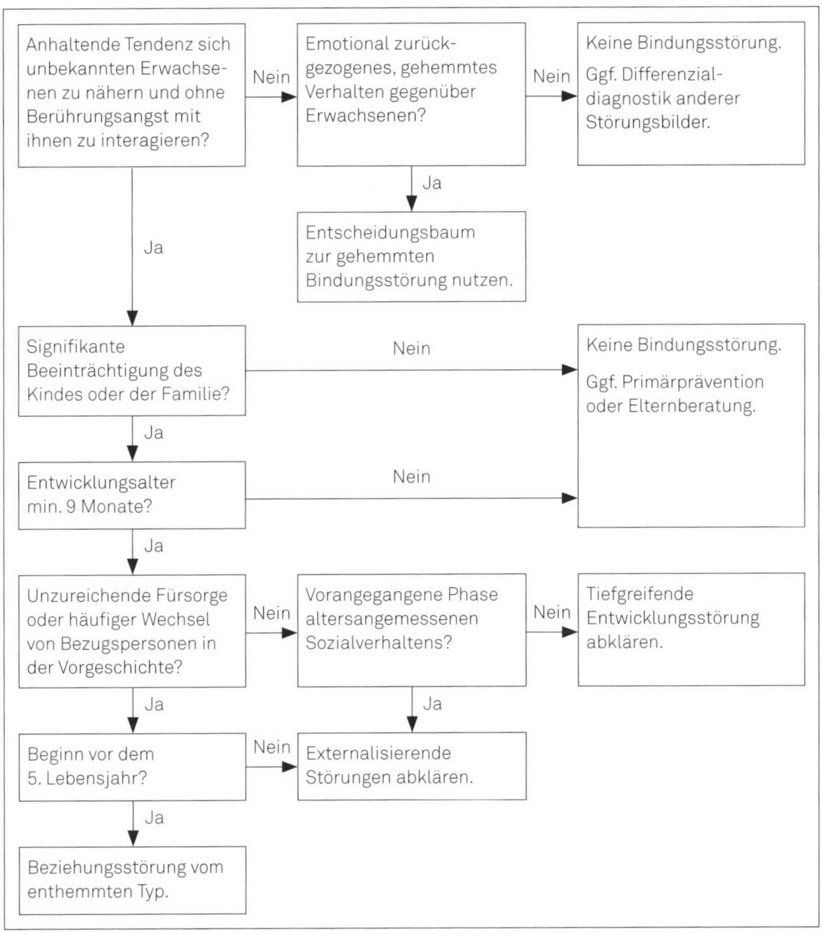


**Abbildung 4:** Entscheidungsbaum – Diagnostik Beziehungsstörung mit Enthemmung

Die Abklärung einer substanzbezogenen Ursache erfordert eine detaillierte Erfassung des Symptomverlaufs sowie der parallel dazu auftretenden Veränderung der Medikation. Darüber hinaus ist zu überprüfen, ob sich inhaltlich eine kausale Beziehung zwischen der vermuteten Ursache (z.B. Neuroleptika-Einnahme) und dem aufgetretenen Symptom (z.B. reduzierter positiver Affekt) herstellen lässt (z.B. passt die Symptomatik zum Wirkungsprofil des entsprechenden Medikaments). Zeigen sich Hinweise auf eine kausale Beziehung zwischen den Verhaltensauffälligkeiten und der Gabe von Medikamenten sollte die vermutete Beziehung (sofern möglich) durch den mitbehandelnden Mediziner getestet werden (z.B. durch Wechsel eines Präparats oder durch Dosisveränderungen).

Entscheidungsbäme zum differenzialdiagnostischen Vorgehen sind in Abbildung 3 und 4 dargestellt.

## Sektion 6: Frühkindliche Entwicklung des Kindes

**Exploration von Schwangerschaft, Geburt und Neonatalphase**

Zur vollständigen Anamneseerhebung gehört immer auch die Erfassung der prä-, peri- und postnatalen Entwicklungsgeschichte des Kindes. Hierbei sind Informationen über den Verlauf der Schwangerschaft, die Geburt und die Neonatalphase (u.a. Erwünschtheit der Schwangerschaft, Belastungen und Komplikationen während der Schwangerschaft und Geburt, Geburtsverlauf und medizinische Eingriffe und Erkrankungen während der Neonatalphase und frühkindlichen Entwicklung) zu erheben. Außerdem sind die bislang erreichten Entwicklungsschritte (motorisch, sprachlich und Sauberkeitsentwicklung) des Kindes zu erfragen. In diesem Zusammenhang ist die genaue Erfassung möglicher toxischer Einflüsse im Verlauf der Schwangerschaft (Nikotin-, Alkohol-, Drogenkonsum) zentral, da diese zu hirnorganischen Schäden oder Entwicklungsverzögerungen führen können. Ergänzend sollten Informationen zum kindlichen Temperament, zu Spielinteressen, Verhaltensweisen und Kontaktverhalten zu Gleichaltrigen in unterschiedlichen sozialen Situationen (wie Kindergarten und zu Hause) erhoben werden.

**Vorgehen bei Vorstellung durch Pflegeeltern**

Insbesondere bei der Vorstellung der betroffenen Kinder durch Pflegeeltern oder andere Bezugspersonen (z.B. wenn die Kinder in Kinder- und Jugendhilfeeinrichtungen leben) können diese Informationen oftmals nur lückenhaft erhoben werden. Hierbei sollte auf möglichst viele weitere Informationsquellen (wie z.B. Arztbriefe) zurückgegriffen werden. Doch auch wenn die leiblichen Eltern als Informationsquelle verfügbar sind, bedarf es bei der

**Vorgehen bei schambesetzten Themen**

Erfragung möglicher Schwangerschaftsrisiken häufig eines besonderen „Fingerspitzengefühls“. Dies liegt darin begründet, dass Substanzkonsum in der Schwangerschaft und vergleichbare Risikofaktoren häufig stark schambesetzt sind. Wie bei anderen schambesetzten therapeutischen Themen auch, empfiehlt sich eine empathische Grundhaltung, bei gleichzeitig expliziter

Benennung der zu erfragenden Sachverhalte. Wichtig ist es hierbei zu vermitteln, dass es sich bei der Abklärung eines möglichen Substanzkonsums oder auch anderer Risikofaktoren um Standardfragen handelt, welche unabhängig vom sonstigen Eindruck einer Person gestellt werden. Durch eine entsprechende Normalisierung, sowie durch die soziale Verstärkung eines offenen Informationsaustauschs, kann die Wahrscheinlichkeit valider Informationen, bei Bewahrung einer guten therapeutischen Allianz, erhöht werden. Wichtige Hinweise zur Besprechung scham- und schuldbesetzter Themen finden Sie im folgenden Kasten.

**Therapeutischer Umgang mit Scham und Schuldgefühlen der Eltern**

Scham und Schuld sind die Folge eines Verstoßes gegen individuelle oder gesellschaftliche Regeln. Werden Eltern mit einer solchen Verletzung bestimmter Regeln konfrontiert, löst dies im Allgemeinen Gefühle von Scham und Schuld aus, welche wiederum als sehr unangenehm erlebt werden können. Um diese unangenehmen Gefühle zu vermeiden, kann es auf Seiten der Eltern zu vielfältigen Abwehrmechanismen kommen (z.B. Negieren, Bagatellisieren, Wut). In der therapeutischen Praxis können bestimmte Gesprächstechniken genutzt werden, um Eltern mit als unangenehm bewerteten Tatsachen zu konfrontieren, ohne das Gespräch eskalieren oder ins Leere laufen zu lassen.

1. Das Kind ins Zentrum stellen: „Ich möchte Ihrem Kind und seiner Familie helfen. Dafür benötige ich aber Ihr Vertrauen und Ihre Mithilfe." „Es ist mir sehr wichtig, dass wir gemeinsam versuchen, die Situation Ihres Kindes zu verbessern. Dafür brauche ich genaue Angaben darüber, was Ihr Kind bisher erlebt hat."
2. Jedes Verhalten hat seinen Grund. Solche Gründe müssen weder moralisch noch logisch sein. Vielmehr ergeben sie sich aus der Lebensgeschichte der Eltern selbst: „Ich weiß noch relativ wenig über Sie und Ihre Familie. Ich könnte mir aber vorstellen, dass es vielleicht manchmal nicht ganz leicht für Sie (mit XY) war."
3. Betonen, dass Eltern nicht allein sind: „Aus meiner Arbeit mit Familien weiß ich, dass Kinder/manche Verhaltensweisen von Kindern Eltern ganz schön an ihre Grenzen bringen können."
4. Gefühle validieren: „Ich sehe/spüre gerade, dass Ihnen meine Fragen/diese Situation hier ganz schön nahe geht und dass Sie traurig sind."
5. Auf die Zukunft fokussieren: „An der Vergangenheit können wir nichts mehr verändern, aber die Zukunft können wir beeinflussen. Lassen Sie uns jetzt gemeinsam überlegen, was sich verändern sollte."

## Sektion 7: Belastende Lebensereignisse/traumatische Ereignisse und aktuelle Belastungen der Familie

**Exploration kritischer Lebensereignisse**

Ergänzend zur allgemeinen Entwicklungsgeschichte des Kindes sollten belastende Lebensereignisse/traumatische Ereignisse oder Stressoren in der Schwangerschaft und der Kindheit bis zum Zeitpunkt der Vorstellung erfragt werden. Erfasst werden sollten hier Ereignisse, die über die bereits unter Sektion 3 erfragten Informationen zu frühkindlichen pathogenen Fürsorgesituationen hinausgehen. Des Weiteren sollte die kindliche Reaktion auf belastende Lebensereignisse, wie z. B. Trennung der Eltern, Geburt von Geschwistern, Betreuung im Kindergarten erfasst werden.

**Exploration psychischer Symptomatik der Bezugsperson**

Kindliche emotionale oder Verhaltensauffälligkeiten müssen immer im Kontext enger Wechselwirkungen zu elterlichen Belastungen (z. B. Erschöpfung, Ängste), elterlichen psychischen Störungen (z. B. Depression, Angststörung, Persönlichkeitsstörung, Suchtverhalten) und elterlichen körperlichen Erkrankungen betrachtet werden. Daher ist eine Erfassung der elterlichen Psychopathologie sowie relevanter familiärer (z. B. alleinerziehend, Partnerschaftskonflikte), sozioökonomischer (z. B. beengte Wohnverhältnisse, Armut, Arbeitslosigkeit) oder sonstiger Risikofaktoren (z. B. geringe soziale Unterstützung, Konflikte mit anderen Bezugspersonen) unabdingbar.

### Sektion 8: Bewältigungsversuche, Vorbehandlungen und Ressourcen der Familie

**Erfassung bisheriger Behandlungsversuche**

Bevor Kinder bei niedergelassen Kinder- und Jugendlichenpsychotherapeuten, in psychotherapeutischen Ambulanzen oder kinderpsychiatrischen Kliniken vorgestellt werden, sind häufig schon andere Bewältigungsversuche und Vorbehandlungen im Umgang mit der entsprechenden Symptomatik unternommen worden. Die damit erzielten Erfolge/Misserfolge sollten in chronologischer Abfolge ermittelt werden. Einige Familien haben bereits andere therapeutische oder pädagogische Angebote in Anspruch genommen. Alle bisherigen Versuche und deren Wirkung auf die Symptomatik sollten deshalb genau erfragt werden. Welche Maßnahmen wurden in welchem Alter des Kindes unternommen, wie lange dauerten die Behandlungsversuche und wie war deren Erfolg?

**Erfassung von Ressourcen**

Außerdem sollte erfragt werden, welche Bewältigungsversuche die Bezugspersonen bereits unabhängig von professionellen Hilfsangeboten unternommen haben, um einen Eindruck von vorhandenen familiären Ressourcen zu erhalten. Die erfassten Ressourcen sowie die Vorerfahrungen der Familie mit Bewältigungsversuchen können eine gute Basis für weitere therapeutische Schritte bieten. Bei (zumindest teilweise) positiven Vorerfahrungen, kann eine entsprechende Reaktivierung die Selbstwirksamkeit der Bezugspersonen stärken und die Therapiemotivation steigern. In den Bereich der vorhandenen Ressourcen fließen auch die bereits vorhandenen professionellen Hilfsangebote aus dem Bereich der Jugendhilfe (z. B. sozialpädagogische Familienbegleitung) mit ein. Da bei betroffenen Eltern/Bezugspersonen jedoch häufig Vorbehalte gegenüber der Einbeziehung offizieller Stellen wie dem Jugendamt (im Sinne von Jugendamt als Kontrollinstanz/„Wächter") bestehen, ist es umso wichtiger auf diese adäquat einzugehen (vgl. Kasten) und zu verdeutlichen, dass das Annehmen professioneller Hilfsangebote grundsätzlich als Ressource zu werten ist.

**Umgang mit Ängsten und Ablehnung von Jugendhilfemaßnahmen**

Misstrauen, Vorbehalte, Ängste gegenüber dem Jugendamt sind häufig und gründen oft in der Annahme, dass Jugendämter in erster Linie Kontrollorgane des Staates sind. Sie werden als „Amt, das die Kinder wegnimmt" und nicht als unterstützende Organisation wahrgenommen. Entsprechend sind Gesprächssituationen, in denen behördliche Unterstützungsangebote besprochen werden, häufig von Misstrauen, Angst, aber auch von Schuld und Scham geprägt. Folgende Schritte für ein Gespräch mit den Eltern zur Aufgleisung von Jugendhilfemaßnahmen können hilfreich sein:

1. Ziel vergegenwärtigen: Es geht nicht um eine moralische Beurteilung und Schuldzuweisungen der Eltern, sondern darum, die Situation des Kindes zu verbessern. Dabei steht das Kind immer im Zentrum der Bemühungen.
2. Aktuelle Situation beschreiben: Zu Beginn des Gesprächs sollten alle Beobachtungen und Probleme benannt werden (idealerweise geleitet durch den Therapeuten, aber von den Eltern selbst formuliert). Die bisherigen Bewältigungsstrategien und Bemühungen der Eltern sollten benannt und anerkannt werden. Der Therapeut sollte aber auch deutlich seine Besorgnis hinsichtlich der psychischen Gesundheit bzw. der Entwicklung des Kindes zum Ausdruck bringen.
3. Der Therapeut sollte Unterstützungsangebote und rechtliche Grundlagen genau kennen und den Eltern erläutern können.
4. Ängste müssen ernst genommen werden und es sollte sehr genau nachfragt werden, was Eltern beunruhigt. Häufig bestehen Vorbehalte gegenüber dem Jugendamt aufgrund von Fehlannahmen über die Aufgaben und Handlungsmöglichkeiten des Jugendamtes. Wichtig ist dabei, zu betonen, dass Eltern die wichtigsten Partner im Unterstützungsteam sind.

Detailliertere Ausführungen dazu finden sich in Rassenhofer et al. (2020).

Eltern können über die Aufgaben und die Funktion des Jugendamtes beispielsweise folgendermaßen informiert werden:

„Das Jugendamt ist in erster Linie dazu da, Eltern in der Erziehung ihrer Kinder zu unterstützen. Ihnen werden beispielsweise Hilfen angeboten. Vielleicht indem ein Sozialarbeiter regelmäßig zu Ihnen nach Hause kommt und Sie im Umgang mit Ihren Kindern unterstützt. Es kann auch sein, dass nach entlastenden Betreuungsmöglichkeiten gesucht wird, etwa einer Tagesmutter. Natürlich setzt man im Jugendamt auf Ihre Mitarbeit. Ich habe Sie aber ohnehin so verstanden, dass Sie Hilfe suchen und alles tun möchten, damit sich die Situation mit Ihrem Sohn/Ihrer Tochter verbessert."

## Sektion 9: Störungskonzept und Therapieerwartungen

**Exploration des Störungsverständnisses der Eltern**

Da es sich bei den Bindungsstörungen per definitionem um eine Störung der sozialen und emotionalen Funktionen als Folge unzureichender Fürsorge und Bindung handelt, sind die Erwartungen der Eltern bzw. Bezugspersonen an die Therapie und ihr Störungskonzept, einschließlich der Kausalattributionen, für einen Erfolg entscheidend. Es muss erhoben werden, ob die Eltern eher organische, psychische oder interaktionelle Ursachen vermuten. Weiterhin sind die Kausalattributionen der Eltern von großer Bedeutung (vgl. Kasten). So können die Eltern der Ansicht sein, dass sich etwas beim Kind ändern müsse oder dass organische Ursachen durch ein Medikament oder eine medizinische Behandlung beseitigt werden müssen. Weiterhin könnten die Eltern der Ansicht sein, dass erst andere Probleme beseitigt oder reduziert werden müssen oder aber die Interaktion zwischen ihnen und ihrem Kind verändert werden muss, um das Problem ihres Kindes zu lösen.

### Hilfreiche Fragen zur Erfassung der Kausalattributionen

Nach Flammer (1990) sind Kausalattributionen Annahmen zu Ursache und Wirkung. Der Begriff meint also die Interpretation, welche Einflussfaktoren oder Ursachen ein bestimmtes Ergebnis hervorrufen können. Dabei kann eine Person davon ausgehen, dass sie mehr oder weniger die Kontrolle über das Eintreten eines spezifischen Ergebnisses hat. Hilfreiche Fragen zur Erfassung solcher Kausalattributionen der Eltern können sein:

- „Was sollte sich bei Ihrem Kind ändern, damit Ihre Familiensituation besser wird?"
- „Was sollte sich bei Ihnen ändern, damit Ihre Familiensituation besser wird?"
- „Was sollte sich in Ihrer Beziehung zu Ihrem Kind ändern, damit Ihre Familiensituation besser wird?"
- „Was sollte sich an Ihren Lebensumständen ändern, damit Ihre Familiensituation besser wird?"
- „Was könnte sonst noch helfen, um Ihre Familiensituation zu verbessern?"

### Hilfreiche Materialien

- *Explorationsschema für Bindungsstörungen* (vgl. M01, S. 116). Das Explorationsschema erlaubt eine allgemeine klinische Exploration des Kindes und seiner Bezugspersonen zur Bindungsentwicklung und Bindungsauffälligkeiten. Dabei werden neben bindungsrelevanten Symptomen des Kindes Belastungsfaktoren der Bezugspersonen und auch Hinweise auf Störungen der Bezugspersonen-Kind-Beziehung erfasst.
- *Checkliste für Therapeuten zu Risikofaktoren von Bindungsstörungen* (vgl. M02, S. 124). Ergänzend zu M01 ermöglicht die Checkliste eine weitere Präzisierung hinsichtlich möglicher Risikofaktoren für die Entwicklung einer Bindungs- und Beziehungsstörung. Kinder haben dann ein erhöhtes Risiko, wenn mindestens einer der aufgelisteten Risikofaktoren in den ersten 36 Lebensmonaten (3 Jahren) vorhanden ist bzw. vorhanden war.

## 2.1.2 Verhaltensbeobachtung und psychopathologische Beurteilung

**Ziel von Verhaltensbeobachtung**

Eine unstrukturierte Verhaltensbeobachtung kann (wenn das Kind anwesend ist) parallel zur Exploration bzw. der Anamneseerhebung der Bezugspersonen erfolgen. Ab einem Alter von ca. 3 Jahren ist auch eine alleinige Beobachtung des Kindes möglich. Ob eine solche Verhaltensbeobachtung generell sinnvoll ist und in welchem zeitlichen Umfang sie erfolgen kann, hängt sowohl vom Alter des Kindes als auch von dessen Stresszeichen (vor und während der Beobachtungssituation) ab. Die Beobachtung des Kindes dient der alters- und kontextabhängigen Evaluation seines Verhaltens (Explorationsverhalten, Emotionsregulation, motorische Aktivität, Temperament, Entwicklungsstand etc.) sowie der Erfassung der Symptomausprägung des Problemverhaltens.

**L2 Leitlinie 2: Verhaltensbeobachtung des Kindes und psychopathologische Beurteilung**

- Die Beobachtung des Kindes sollte möglichst in verschiedenen Situationen und Kontexten (z.B. Wartezimmer, Therapeutenzimmer, Kita/Schule) und mit verschiedenen Personen (z.B. Eltern/Bezugspersonen, Therapeut, anderen Kindern und Erwachsenen) erfolgen. Dabei interessieren verschiedene Verhaltens- und Interaktionsmerkmale:
  - Bindungsverhalten und Explorationsverhalten des Kindes.
  - Kontaktverhalten mit vertrauten und unvertrauten Personen (Vertrautheit, Trostsuche, Stresszeichen/Erregung bei Kontakt mit fremden Personen).
  - Verhalten bei Trennung von und Wiedervereinigung mit Bindungsperson.
- Auch das Interaktionsverhalten der Bindungsperson ist diagnostisch relevant. Hier interessieren vor allem das intuitive elterliche Verhalten und die elterliche Sensitivität und Wärme:
  - Intuitives Elternverhalten (u.a. Co-Regulation, Unterstützen der Aufmerksamkeit und des Blickkontaktes, Vokalisation, kontingente verbale und mimische Antworten).
  - Sensitives Elternverhalten (Fähigkeit kindliche Signale wahrzunehmen, richtig zu interpretieren und angemessen und prompt zu beantworten).
  - Die allgemeine psychopathologische Beurteilung des Kindes/Jugendlichen basiert sowohl auf dem in der Untersuchungssituation beobachteten Verhalten als auch auf den in der Exploration des Kindes/Jugendlichen und seiner Bezugspersonen gewonnenen Informationen.
  - Wärme in der Interaktion mit dem Kind.

**Die AACAP „Practice Parameter“**

Zur Identifizierung der typischen Symptome einer Bindungsstörung bedarf es nach Stafford und Zeanah (2006) auch einer strukturierten Beobachtung des Kindes. Dabei steht das kindliche Beziehungs- und Interaktionsverhalten mit seiner primären Bindungsperson, aber auch mit fremden Personen (z.B. dem Untersucher) und neuen Objekten im Vordergrund. Interessierende Parameter in diesem Zusammenhang sind die Reaktionen des Kindes auf eine Trennung von der Bindungsperson, sein Verhalten bei

Trostangeboten durch eine fremde Person (den Untersucher) sowie seine Reaktion auf die Wiederkehr der Bindungsperson (vgl. Tabelle 5). Die AACAP Practice Parameter (Boris et al., 2005) beschreiben Indikatoren eines gestörten versus eines adäquaten Bindungsverhaltens bei Kindern bis zu 5 Jahren. Die Indikatoren werden den folgenden Verhaltenskategorien zugeordnet: Affekt, Trostsuche, Vertrauen auf Hilfe und Unterstützung, Kooperation, Explorationsverhalten in unvertrauten Situationen, kontrollierendes Verhalten, Verhalten bei Wiedervereinigung nach einer Trennung und Verhalten gegenüber Fremden (vgl. Tabelle 5).

**Tabelle 5:** Beobachtungskategorien für gestörte vs. adäquate Bindungsverhaltensweisen bei jungen Kindern (Boris et al., 2005)

| Verhaltens-kategorie | Angemessenes kindliches Verhalten | Unangemessenes kindliches Verhalten |
|---|---|---|
| Affekt | Positiver Affekt in vielfältigen Interaktionskontexten | Entweder Mangel an positivem affektivem Austausch in unterschiedlichen sozialen Settings oder distanzloser positiver Affekt gegenüber relativ unvertrauten Erwachsenen |
| Trostsuche | Trostsuche bei einer vertrauten Bindungsperson | Entweder mangelnde Trostsuche, wenn verletzt, ängstlich oder krank oder Trostsuche in willkürlich-zufälliger oder ambivalenter Weise (Kind zeigt z. B. Anzeichen erhöhter Stressbelastung, während es keinen Trost sucht) |
| Vertrauen auf Hilfe und Unterstützung | Differenzierte Suche nach Unterstützung bzw. Hilfe bei einer Bindungsperson bei Problemen, welche nicht allein gelöst werden können | Entweder übermäßige Abhängigkeit von der Bezugsperson oder Unfähigkeit, Unterstützung und Hilfe bei der Bezugsperson zu suchen und zu nutzen |
| Kooperation | Überwiegende Kooperationsbereitschaft gegenüber der Bindungsperson | Entweder durchgehender Ungehorsam bei Bitten und Forderungen der Bezugsperson oder durchgehend ängstlich überangepasste Reaktionen auf Anweisungen der Bezugsperson (Zwanghafte Gehorsamkeit) |

**Tabelle 5:** Fortsetzung

| Verhaltenskategorie | Angemessenes kindliches Verhalten | Unangemessenes kindliches Verhalten |
|---|---|---|
| Explorationsverhalten in unvertrauten Situationen | Nutzung der Bindungsperson als sichere Basis, um von dort aus die Umgebung zu explorieren und Neues zu erkunden | Entweder fehlende Rückversicherung bei der Bindungsperson oder nahezu vollständige Weigerung sich von der Bindungsperson zu lösen, um zu explorieren |
| Kontrollierendes Verhalten | Wenig Hinweise für kontrollierendes Verhalten gegenüber der Bindungsperson | Entweder übermäßig besorgtes und/oder altersunangemessenes Fürsorgeverhalten oder extrem dominantes oder strafendes Verhalten des Kindes gegenüber der Bindungsperson |
| Verhalten bei Wiedervereinigung nach einer Trennung | Entweder Trostsuche bei der Bindungsperson, wenn emotional gestresst oder Beginn einer positiven Interaktion mit der Bindungsperson durch nonverbale oder verbale Kommunikation, positiven Affekt oder Erzählung, was es während der Trennung erlebt hat | Keine Initiierung eines positiven interaktiven Austauschs mit der Bindungsperson. Dies umfasst aktives Ignorieren/Vermeiden, intensiven Ärger, offensichtlichen Mangel an positivem Affekt oder Unvermögen, den eigenen Stress, welcher aufgrund der Trennung entstanden ist, aufzulösen. Außerdem zeigen sich Hinweise auf ein desorganisiertes Bindungsverhalten |
| Verhalten gegenüber Fremden | Anfänglich zurückhaltendes soziales Verhalten, insbesondere in unvertrauten Situationen | Sofortige unmittelbare und intensive soziale Interaktion ohne anfängliche Vorsicht, extensiven körperlichen Kontakt ohne Rückversicherung mit der Bezugsperson, Bereitschaft die Bezugsperson ohne Protest zu verlassen (und der fremden Person zu folgen) |

Bei jeder Kategorie werden angemessene und unangemessene kindliche Verhaltensweisen beschrieben. Angemessenes kindliches Verhalten in der Kategorie Kooperation wäre beispielsweise dann gegeben, wenn sich das Kind überwiegend kooperativ gegenüber der Bezugsperson verhält, wohingegen ein unangemessenes Verhalten dadurch gekennzeichnet wäre, dass sich das Kind durchgängig ungehorsam gegenüber Forderungen der Bezugsperson verhält oder durchgängig ängstliche/überangepasste Verhaltensweisen zeigt. Angemessenes kindliches Verhalten in der Kategorie Verhalten gegenüber Fremden würde in einem anfänglich eher zurückhaltenden Verhalten (insbesondere in unvertrauten sozialen Situationen) bestehen, wohingegen sofortige unmittelbare und intensive Interaktion mit der fremden Person, intensiver körperlicher Kontakt zu dieser ohne Rückversicherung bei der Bezugsperson oder die Bereitschaft, die Bezugsperson ohne Protest zu verlassen, als unangemessenes kindliches Verhalten beurteilt würde.

**Beobachtung von Sequenzen der Trennung und Wiedervereinigung**

Neben der Verhaltensbeobachtung in einer unstrukturierten Situation, ist die Beobachtung des kindlichen Verhaltens während einer Trennung von der und nach der Wiedervereinigung mit der Bindungsperson unverzichtbar. Hierfür eignen sich verschiedene strukturierte Beobachtungsparadigmen (z.B. beschrieben in Boris, Fueyo & Zeanah, 1997). Das wohl bekannteste Paradigma ist das von Ainsworth und Witting (1969) entwickelte Paradigma der Fremden Situation, welches Bindungs- und Explorationsverhalten bei 12 bis 18 Monate alten Kleinkindern erfasst und aus acht dreiminütigen Episoden mit Trennungs- und Wiedervereinigungssequenzen besteht. Validierungen dieses Paradigmas wurden bereits in einer Vielzahl von Studien vorgenommen (Ainsworth et al., 1978; Sroufe, 1988; van IJzendoorn, Schuengel & Bakermans-Kranenburg, 1999; Weinfield, Sroufe, Egeland & Carlson, 2008). Es wird jedoch vor allem zu Forschungszwecken eingesetzt und aufgrund seiner sehr hohen Standardisierung und der damit einhergehenden Einschränkung potenzieller Verhaltensweisen des Kindes für den klinischen Einsatz nicht empfohlen. Für die klinische Praxis wird von Zeanah et al. (2016) stattdessen der Einsatz des folgenden, bislang unvalidierten Paradigmas für 1- bis 5-jährige Kinder, das ebenfalls aus acht Episoden mit Trennungs- und Wiedervereinigungssequenzen besteht, vorgeschlagen. Eine Übersetzung dieses Paradigmas findet sich bei Kleinrahm, Ziegenhain und Schmid (2009). Zunächst beobachtet der Untersucher fünf Minuten das freie Spiel zwischen Kind und Bezugsperson und achtet dabei auf Aspekte wie Vertrautheit, Trostsuche und Wärme in der Interaktion (Episode 1), dann spricht der Untersucher mit der Bezugsperson und dem Kind, nähert sich diesem und versucht mit ihm zu spielen (drei Minuten, Episode 2). Hier sollte eine gewisse Zurückhaltung des Kindes gegenüber der fremden Person erkennbar sein. In den folgenden drei Minuten nimmt der Untersucher das Kind auf den Arm und zeigt ihm ein Bild an der Wand oder schaut mit ihm aus dem Fenster (Episode 3, Adaptation bei älteren Kindern: nimmt es bei der Hand oder ermuntert das Kind, sich mit ihm ein Bild an der Wand anzuschauen bzw. aus dem Fenster zu schauen). Hierbei sollte ein Anstieg an Stress und Erregung beim Kind erkennbar sein.

In der folgenden Sequenz (eine Minute) wird ein neues (aufregendes, angsteinflößendes) Spielzeug eingeführt, während das Kind zwischen dem Untersucher und der Bezugsperson sitzt. Hier sollte das Kind Schutz und Beruhigung bei der Bezugsperson suchen bzw. wenn es nicht ängstlich reagiert, seine positiven Affekte mit der Bezugsperson teilen (Episode 4). In den folgenden drei Minuten verlässt der Untersucher den Raum. Hier wird keine besondere emotionale Reaktion beim Kind erwartet (Episode 5) und kommt anschließend zurück (eine Minute, Episode 6). Auch hier sollte das Kind wenig emotional reagieren. Anschließend verlässt die Bezugsperson drei Minuten den Raum (Episode 7). Dabei wird eine deutliche emotionale Reaktion beim Kind auf die Trennung von der Bezugsperson hin erwartet. Abschließend kommt die Bezugsperson zurück (eine Minute, Episode 8). Hier wird eine kongruente Reaktion des Kindes auf die Reaktion zur Trennung erwartet. Waren Kinder durch die Trennung gestresst, sollten sie Trost und Beruhigung bei der Bezugsperson einfordern, waren sie hingegen nicht gestresst, sollten sie eine positive Interaktion mit der Bezugsperson beginnen (eine Zusammenfassung des Beobachtungsablaufs findet sich in M04 in Kapitel 4). Ein formales Kodiersystem zur Auswertung dieser Beobachtungssituation existiert nicht, stattdessen beurteilt der Untersucher das Verhalten des Kindes in der Interaktion mit ihm fremden und vertrauten Personen relativ frei. Ein Kind ohne Bindungsstörung sollte im Vergleich zu einer ihm fremden Person ein vertrauteres Verhalten gegenüber der Bezugsperson zeigen. Es sollte sich von der Bezugsperson trösten lassen und bei der Trennung eher gestresst reagieren.

**„Stranger-at-the-door"-Paradigma und „Warteraumsituation"**

Weitere Beobachtungsparadigmen sind das „Stranger-at-the-door"-Paradigma (Gleason et al., 2011; Zeanah et al., 2005) und die „Warteraumsituation" (McLaughlin et al., 2010). Zu beiden Verfahren liegt jedoch bislang noch keine ausreichende Validierung zum klinischen Einsatz vor. Beim „Stranger-at-the-door"-Paradigma fordert der Untersucher das Kind gleich zu Beginn auf, mit ihm mitzugehen, und dokumentiert daraufhin das Bindungsverhalten bzw. inwiefern sich Zeichen einer sozialen Enthemmung finden lassen. Bei der „Warteraumsituation" wird beobachtet, wie das Kind auf das Eintreffen einer fremden Person reagiert und inwiefern es seine Bezugsperson als sichere Basis nutzt.

Grundsätzlich sind die dargestellten Beobachtungsparadigmen nur bei sehr jungen Kindern (ca. 1 bis 5 Jahre) diagnostisch hilfreich. Bei älteren Kindern sollten das generelle Verhalten des Kindes gegenüber dem Behandler, gegenüber anderen fremden Personen sowie in Interaktion mit vertrauten Bezugspersonen ohne Standardisierung der Situation beobachtet werden.

**Psychopathologische Befunderhebung**

Sowohl bei der Exploration als auch der Verhaltensbeobachtung sammelt der Untersucher Informationen über den psychischen und psychopathologischen Zustand des Kindes. Dieser beinhaltet die deskriptive Erfassung aller in der Untersuchungssituation beobachtbaren sowie durch die Exploration erfassten Symptome und Zeichen. Bei Klein- und Vorschulkindern hat sich eine systematische Beschreibung nach dem Infant and Toddler Mental Status Exam (ITMSE; Thomas et al., 1997, vgl. Kasten) bewährt. Bei älteren Kindern und Jugendlichen kann das Psychopathologische Befund-System für Kinder und Jugendliche (CASCAP-D; Döpfner, Berner, Flechtner, Lehmkuhl, & Steinhausen, 1999) verwendet werden.

**Symptome und Zeichen gemäß der psychopathologischen Befunderhebung mittels Infant and Toddler Mental Status Exam (ITMSE)**

1. Körperliches Aussehen, Dysmorphiezeichen.
2. Reaktion auf neue Situationen, Anpassung an die Untersuchungssituation.
3. Selbstregulation: Zustandsregulation, sensorische Regulation, ungewöhnliche Verhaltensweisen, Aktivitätsniveau, Aufmerksamkeitsspanne, Frustrationstoleranz.
4. Motorische Funktionen (grob- und feinneurologisch): Tonus, Koordination, Tics, abnorme Bewegungen, Anfälle.
5. Vokalisation und Sprachproduktion: expressive und rezeptive Sprache.
6. Denken: Ängste, Alpträume, dissoziative Zustände, Halluzinationen.
7. Affekt und Stimmung: Ausdrucksformen, Spannbreite, Reaktionsfähigkeit, Dauer, Intensität.
8. Spiel: Struktur, Inhalt, symbolische Funktion, Modulation von Aggression.
9. Kognitive Funktionen.
10. Bezogenheit auf Eltern, andere Bezugspersonen, Untersucher.

**Hilfreiche Materialien**

- Beobachtungsschema zur Beurteilung kindlicher Verhaltensweisen bei Bindungsstörungen: Das Beobachtungsschema listet Indikatoren eines gestörten bzw. adäquaten Bindungsverhaltens von Kindern auf. Dabei soll vom Untersucher jeweils eingeschätzt werden, wie stark die jeweils genannten Verhaltensweisen ausgeprägt sind (Relationship Problems Questionnaire [RPQ]; Minnis et al., 2002; Dt. Übersetzung: Kleinrahm, Ziegenhain & Schmid, 2009, vgl. auch Kapitel 3).
- *Strukturierter klinischer Beobachtungsablauf bei Verdacht auf eine Bindungsstörung* (vgl. M04, S. 127). Der Beobachtungsablauf kann zur Abklärung von Bindungsstörungen bei 1- bis 5-jährigen Kindern eingesetzt werden (vgl. Zeanah et al., 2016). Dabei wechseln sich Trennungs- und Wiedervereinigungssequenzen in acht semistrukturierten Episoden ab. Die Beobachtungsprozedur ermöglicht eine klinische, nicht aber standardisierte Einschätzung des kindlichen Bindungsverhaltens Dabei ist die Rationale der Beobachtungsprozedur die Beurteilung des Kindes im Umgang mit seiner Bindungsperson und einer fremden Person in Hinblick auf den kindlichen Affekt und die gezeigte Wärme, Beruhigungsfähigkeit und Stressregulation sowie die Fähigkeit zur Annahme von Unterstützung und Hilfe.

- Waiting Room Observation (WRO; Minnis et al., 2009). Während einer 15-minütigen Episode werden das Kind und seine primäre Bezugsperson in einen für beide Interaktionspartner neuen Raum geführt. Dort wird dem Kind Material zum Malen ausgehändigt. Die Bezugsperson wird gebeten, unterdessen Fragebögen auszufüllen. Mithilfe des Beobachtungsbogens zur Verhaltensanalyse im Wartezimmer kann das Interaktionsverhalten des Kindes sowohl mit seiner Bezugsperson als auch mit einer fremden Person hinsichtlich bindungsrelevanter Merkmale beurteilt werden.
- Infant and Toddler Mental Health Status Exam (ITMSE) (vgl. Thomas et al., 1997; dt. Übersetzung bei von Gontard, 2010).
- Psychopathologisches Befund-System für Kinder und Jugendliche (CASCAP-D) (vgl. Döpfner et al., 1999).

## 2.1.3 Interviewverfahren, Checklisten und Fragebögen

**L3 Leitlinie 3: Interviewverfahren, Checklisten und Fragebögen**

- Zur Erfassung der Symptome einer Bindungs- oder Beziehungsstörung bzw. der sozialen und kommunikativen Beeinträchtigung eignen sich Interviewverfahren, Checklisten oder auch Fragebögen. Diese Verfahren unterstützen den Untersucher zusätzlich auch bei der differenzialdiagnostischen Einordnung.
- Allgemeine strukturierte bzw. klinische Interviews/Checklisten sowie störungsspezifische Diagnose-Checkliste und Interviewleitfaden.
- Spezifische Bindungsinterviews/Checklisten.
- Störungsübergreifende Fragebogenverfahren (Breitbandverfahren).
- Fragebögen zur Erfassung des Bindungsverhaltens bzw. der Symptome von Bindungsstörungen.
- Fragebögen zur Einschätzung der psychosozialen Umwelt.

### Interviewverfahren

Eine vollständige psychopathologische Beurteilung beinhaltet immer die Erfassung der gesamten Spannbreite aller infrage kommenden Symptombereiche des Kindes (u. a. Verhaltensauffälligkeiten, Aufmerksamkeit, emotionale Symptome, Ängste, Tics, Essverhalten, Schlafverhalten). Wie in Kapitel 1.8 bereits beschrieben, können potenziell pathogene familiäre Fürsorgesituationen zu unterschiedlichen psychopathologischen Folgeerscheinungen führen (z. B. Hyperaktivitätssymptomen, depressiven Symptomen), die einerseits als Teilsymptomatik einer Bindungsstörung, andererseits aber auch als eigenständige Störung gewertet werden können.

**Bei der psychopathologischen Beurteilung werden alle infrage kommenden Symptombereiche erfasst**

Es empfiehlt sich die Verwendung (halb-)strukturierter Interviews

Um eine vollständige Übersicht über alle relevanten Symptome eines Kindes zu erlangen, eignen sich vor allem strukturierte Interviewverfahren. Da strukturierte Interviews einer unstrukturierten Symptomerfassung sowohl bezüglich Reliabilität als auch Validität überlegen sind (Schneider & Adornetto, 2019), empfiehlt es sich, die Abgrenzung von psychischen Störungen zueinander – soweit möglich – durch strukturierte Interviewverfahren zu unterstützen. Im deutschsprachigen Raum empfiehlt sich für Kinder im Vorschulalter das Strukturierte Interview für das Vorschulalter 0–6 (SIVA: 0-6; Bolten, Equit, von Gontard & In-Albon, 2021) und für Schulkinder das Diagnostische Interview bei psychischen Störungen im Kindes- und Jugendalter (Kinder-DIPS; Schneider et al., 2017). Darüber hinaus stellt der Interviewleitfaden für Autismus-Spektrum- und Kommunikations-Störungen sowie Bindungs- und Beziehungsstörungen (ILF-KONTAKT, Görtz-Dorten, Thöne & Döpfner, 2021) des umfassenden Diagnostik-Systems für Psychische Störungen im Kindes- und Jugendalter (DISYPS-III; Döpfner & Görtz-Dorten, 2017) ein störungsspezifisches, semistrukturiertes diagnostisches Interview zur Erfassung gegenwärtiger Autismus-Spektrum- und Kommunikationsstörungen sowie Bindungs- und Beziehungsstörungen bei Kindern und Jugendlichen dar. Mit ILF-KONTAKT können die Diagnosekriterien der Bindungsstörungen nach DSM-5 (einschließlich zugeordneter Diagnosenummern nach ICD-10) beurteilt werden (vgl. hierzu Kapitel 3).

Ergänzend/alternativ kann die Diagnose-Checkliste Bindungs- und Beziehungsstörungen (DCL-BIST; ebenfalls Bestandteil des DISYPS-III; Döpfner & Görtz-Dorten, 2017) bei der Exploration verwendet werden. Auch hiermit können die Reaktive Bindungsstörung und die Beziehungsstörung mit Enthemmung nach ICD-10 und DSM-5 diagnostiziert werden.

## Fragebogenverfahren

Neben den strukturierten Interviews ergänzen störungsübergreifende Fragebogenverfahren (Breitbandverfahren), diagnosegenerierende Checklisten, Explorationsschemata und spezifische Beurteilungssysteme sowie störungsspezifische Fragebögen den diagnostischen Prozess zur psychopathologischen Beurteilung. Dabei zeigt sich, dass eine möglichst breite Nutzung von Informationsquellen zu den validesten Resultaten führt (Basco et al., 2000).

Child Behavior Checklist

Der Einsatz störungsübergreifender Fremdbeurteilungsfragebögen für Eltern, Erzieher oder Lehrer, wie die deutschen Vorschulalterformen (Plück et al., 2022) oder die Schulalterformen der Child Behavior Checklist (Döpfner, Plück & Kinnen, 2014) eignet sich für einen Überblick über verschiedene emotionale und Verhaltensauffälligkeiten (vgl. Kapitel 3).

Das Diagnostik-System für psychische Störungen nach ICD-10 und DSM-5 für Kinder und Jugendliche (DISYPS-III; Döpfner & Görtz-Dorten, 2017) stellt eine umfangreiche Zusammenstellung von Selbst- und Fremdbeurteilungsbögen sowie Diagnose-Checklisten und Interviewleitfäden zahlreicher psychischer Störungen des Kindes- und Jugendalters zur Verfügung (vgl. Kapitel 3; sowie Döpfner & Petermann, 2012). Der hierzu gehörige Fremdbeurteilungsbogen Bindungs- und Beziehungsstörungen (FBB-BIST) erfasst die Diagnosekriterien der Reaktiven Bindungsstörung als auch der Beziehungsstörung mit Enthemmung nach DSM-5 und ICD-10.

**DISYPS-III**

Als weiteren störungsspezifischen Fragebogen zur Erfassung von Symptomen einer Bindungsstörung eignet sich der Relationship Problems Questionnaire (dt. Übersetzung durch Kleinrahm et al., 2009; RPQ; Minnis et al., 2002), welcher eine Differenzierung in enthemmtes und gehemmtes Bindungsverhalten erlaubt. Eine ausreichende deutsche Normierung liegt jedoch bislang noch nicht vor.

**Relationship Problems Questionnaire**

Auch testpsychologische Befunde und Vorbefunde anderer Behandler sowie Tagebücher und Protokolle zu bestimmten Problemverhaltensweisen sollten integriert werden.

### Hilfreiche Materialien

- Strukturiertes Interview für das Vorschulalter 0–6 (SIVA 0-6; Bolten et al., 2021).
- Diagnostisches Interview bei psychischen Störungen im Kindes- und Jugendalter (Kinder-DIPS; Schneider et al., 2017).
- Diagnostik-System für psychische Störungen nach ICD-10 und DSM-5 für Kinder und Jugendliche (DISYPS-III; Döpfner & Görtz-Dorten, 2017).
- Interview-Leitfaden Kontakt (ILF-KONTAKT) aus den Interviewleitfäden zum Diagnostik-System für psychische Störungen für Kinder- und Jugendliche (DISYPS-ILF; Görtz-Dorten, Thöne & Döpfner, 2021; vgl. auch Kapitel 3).
- Relationship Problems Questionnaire (RPQ; Minnis et al., 2002; dt. Übersetzung; Kleinrahm et al., 2009; vgl. auch Kapitel 3).
- Fragebögen zur Erfassung eines Spektrums an psychischen Störungen, z.B. die Vorschulalterformen (Plück et al., 2022) oder die Schulalterformen (Döpfner et al., 2014) der Child Behavior Checklist (CBCL).
- *Protokollbogen Tagesablauf* (vgl. M03, S. 125). Mithilfe des Protokollbogens erhält der Untersucher einen schnellen Überblick über den Tagesrhythmus einer Familie. Anhand des Bogens lassen sich die tageszeitliche Verteilung und Dauer von Schlaf-, Spiel- und Essenszeiten darstellen. Außerdem können Eltern typische Verhaltensprobleme wie Wutanfälle, Rückzug oder Angst im Protokoll festhalten. Somit können auch Therapiefortschritte im Verlauf der Behandlung dokumentiert werden. Das Tagebuch sollte mindestens an drei aufeinander folgenden Tagen ausgefüllt werden.

### 2.1.4 Umgang mit dem Verdacht auf Kindeswohlgefährdung

**L4 Leitlinie 4: Beurteilung des Vorliegens einer Kindeswohlgefährdung**

- Exploration von Kindeswohlgefährdung:
  - Nehmen Sie Hinweise auf Kindeswohlgefährdung ernst.
  - Konkretisieren Sie Anhaltspunkte für eine akute Gefährdung (z.B. Gibt es schützende, sorgeberechtigte Personen? Gibt es Hinweise auf ein Andauern der Misshandlung? Hat das Kind regelmäßigen Kontakt zur angeschuldigten Person? (vgl. Kinderschutzleitlinie)
- Gesprächsführung mit dem Kind:
  - Schaffen Sie eine geschützte, ruhige Gesprächsatmosphäre.
  - Seien Sie offen, interessiert, authentisch, emotional beteiligt, ohne zu dramatisieren.
  - Bewerten Sie die die Aussagen des Kindes zunächst nicht oder ziehen Sie diese nicht in Zweifel.
  - Vermeiden Sie Suggestiv-Fragen, stellen Sie offene Fragen.
  - Fragen Sie konkret nach.
  - Erklären Sie kindgerecht rechtliche Konsequenzen.
- Gesprächsführung mit den Eltern:
  - Schaffen Sie günstige Rahmenbedingungen.
  - Legen Sie dar, weshalb aus fachlicher Sicht Anhaltspunkte für eine Kindeswohlgefährdung bestehen.
  - Verzichten Sie auf Schuldzuweisungen.
  - Beziehen Sie ggf. weitere Netzwerkpartner (INSOFA etc.) mit ein.
  - Seien Sie transparent. Sofern die Sicherheit des Kindes dadurch nicht gefährdet wird, sind Sie verpflichtet, die Bezugspersonen über alle geplanten Schritte zu informieren.
- *Inanspruchnahme von Beratung:* Laut Bundeskinderschutzgesetz (§ 4 Abs. 2KKG) haben Ärzte/Psychotherapeuten etc. einen Anspruch auf Beratung zur Gefährdungseinschätzung und zum Vorgehen in Kinderschutzfällen durch eine insoweit erfahrene Fachkraft (INSOFA). Die Kinderschutz-Hotline bietet unter Tel. 0800-1921000 eine kostfreie Beratung für Ärzte und Psychotherapeuten an.
- *Information des Jugendamtes:* Fachkräfte in Heilberufen sind bei begründetem Verdacht auf Kindeswohlgefährdung zur Information des Jugendamtes berechtigt (§ 4 KKG). Hierfür sind noch keine Beweise für die Kindeswohlgefährdung erforderlich. Die Überprüfung derselben obliegt dem Jugendamt.
- *Dokumentation:* Neben der allgemeinen Dokumentationspflicht ist bei Verdacht auf Kindeswohlgefährdung insbesondere vor dem Hintergrund möglicherweise anstehender Straf- oder Familiengerichtsprozesse eine ausführliche Dokumentation bedeutsam. Ein entsprechender Dokumentationsbogen findet sich beispielsweise bei Rassenhofer et al. (2020).

Diese Leitlinie orientiert sich maßgeblich am Leitfaden *Misshandlung und Vernachlässigung* von Rassenhofer et al. (2020), auf welchen für weiterführende Informationen zum Vorgehen beim Verdacht auf Kindeswohlgefährdung an dieser Stelle verwiesen wird.

Exploration von Gewalt- und Missbrauchserfahrungen

Häufig werden Misshandlungserfahrungen des Kindes bei Vorstellung nicht spontan berichtet. Hintergrund kann sein, dass eine Misshandlungserfahrung entweder nicht mit den gegenwärtigen Problemen des Kindes in Zusammenhang gebracht wird, Schamerleben den Bericht verhindert oder die Betroffenen oder ihre Eltern Angst vor möglichen Konsequenzen haben. Daher sollte bei allen Kindern, die sich in psychotherapeutische Behandlung begeben, eine aktive Exploration bzgl. potenzieller Misshandlungserfahrung stattfinden. In Abhängigkeit von Alter und Entwicklungsstand des Kindes sollte das Kind nach Möglichkeit selbst befragt werden. Hierbei sollten spezifische Beispielereignisse (z. B. geohrfeigt, geschlagen, verprügelt worden) unter Nutzung von Trauma-Checklisten (z. B. Checkliste potenzieller Traumata, Child and Adolescent Trauma Screening Questionnaire [Sachser et al., 2017]; vgl. hierzu Rassenhofer et al., 2020) direkt angesprochen werden, um sicherzustellen, dass das Kind versteht, was mit Misshandlung gemeint ist, und um die Wahrscheinlichkeit ausweichender Antworten zu reduzieren. Hinweise auf Kindeswohlgefährdung sollten immer ernst genommen werden. Potenzielle Anhaltspunkte für eine akute Gefährdung (z. B. Gibt es schützende, sorgeberechtigte Personen? Gibt es Hinweise auf ein Andauern der Misshandlung? Gibt es körperliche Gefährdungsaspekte? Hat das Kind regelmäßigen Kontakt zur angeschuldigten Person? Ist das betroffene Kind von der angeschuldigten Person abhängig? etc.) sollten durch gezieltes Nachfragen konkretisiert werden. Hierzu bietet die Kinderschutzleitlinie (www.kinderschutzleitlinie.de) eine gute Orientierung. Sinnvollerweise sollte die Gefährdungseinschätzung möglichst nicht allein, sondern immer in Rücksprache mit weiteren Personen erfolgen (z. B. mit einer insoweit erfahrenen Fachkraft [INSOFAs]). Bei Verdacht auf Kindeswohlgefährdung sollte auf eine (bei der Behandlung von Kindern und Jugendlichen im Allgemeinen anzuratende) körperliche Untersuchung durch einen Mediziner hingewirkt werden.

Hinweise zur Gesprächsführung

Unabhängig davon, ob Misshandlungserfahrung spontan berichtet oder im Kontext einer strukturierten Exploration angegeben werden, sollten die Äußerungen des Kindes stets ernstgenommen werden. Schaffen Sie bei der Gesprächsführung eine vertrauensvolle Atmosphäre, vermeiden sie detektivisches Nachfragen (es geht nicht um die Erfassung einer Zeugenaussage) und erfragen Sie mit einer nicht wertenden Haltung konkrete, verhaltensnahe Informationen in einem offenen Fragenformat. Seien Sie offen, interessiert, authentisch und emotional beteiligt, ohne zu dramatisieren. Misshandlungserfahrungen sollten dabei als solche benannt und erklärt werden. Vermeiden Sie voreilige Versprechungen (z. B. bzgl. der eigenen Verschwiegenheit) und klären Sie das Kind bzw. den Jugendlichen ggf. altersangemessen über potenzielle (rechtliche) Konsequenzen und das weitere Vorgehen auf.

Einbeziehung der Eltern

Da Eltern in den meisten Fällen eine elementare Rolle in der therapeutischen Arbeit spielen, sollten diese nach Möglichkeit bei einem Verdacht auf Kindeswohlgefährdung einbezogen werden. Dies findet seine Grenze, wenn eine Information der Eltern über den Verdacht der Kindeswohlgefährdung den wirksamen Schutz des Kindes infrage stellt (§ 4 Gesetz zur Kooperation und Information im Kinderschutz [KKG]/Bundeskinderschutzgesetz). Im Zweifelsfall sollte im Voraus eine Beratung in Anspruch genommen werden (z. B. über die medizinische Kinderschutzhotline oder über den Kontakt zu einer INSOFA), wozu Personen aus Heilberufen bei Verdacht auf Kindeswohlgefährdung berechtigt sind (§ 4 KKG). Die Information der Eltern stellt häufig eine schwierige Gesprächssituation dar, in welcher es sich bewährt, Nebenthemen oder Schuldfragen auszuklammern, und stattdessen über den konkreten Gegenstand der Gefährdung des Kindes aus fachlicher Sicht zu sprechen. Zukünftige Schritte, wie z. B. eine möglicherweise geplante Involvierung des Jugendamtes, sollten transparent (ggf. eingeschränkt durch die einzuhaltende Sicherung des Schutzes des Kindes) kommuniziert werden. In der Gesprächssituation sollten adäquate Maßnahmen zur Gewährleistung der eigenen Sicherheit (z. B. Information von Kollegen über das geplante Gespräch) getroffen werden.

**Information des Jugendamtes**

Fachkräfte in Heilberufen sind bei begründetem Verdacht auf Kindeswohlgefährdung zur Information des Jugendamtes berechtigt (§ 4 KKG). Hierfür sind noch keine Beweise der Kindeswohlgefährdung erforderlich – die Überprüfung derselben obliegt dem Jugendamt. Bedeutsam ist, dass die Berechtigung zur Weitergabe von Informationen nur das Jugendamt betrifft und keine anderen Stellen, wie z. B. die Polizei. Vor der Information des Jugendamtes sollte – sofern dies nicht dem Schutz des Kindes entgegensteht – versucht werden, die Kooperationsbereitschaft der Bezugspersonen zur Sicherung des Kindeswohls zu gewinnen und mit ihnen gemeinsam an einer Lösung zu arbeiten.

**Dokumentation**

Im gesamten geschilderten Prozess ist eine genaue Dokumentation unabdingbar. Diese sollte alle Hinweise auf Kindeswohlgefährdung sowie auch die Güte- und Entscheidungsabwägung umfassen (z. B. über die Informationsweiterleitung an das Jugendamt). Neben der allgemeinen Dokumentationspflicht ist dies bei Verdacht auf Kindeswohlgefährdung insbesondere vor dem Hintergrund möglicherweise anstehender Straf- oder Familiengerichtsprozesse bedeutsam. Ein entsprechender Dokumentationsbogen findet sich beispielsweise bei Rassenhofer et al. (2020).

**Hilfreiche Verfahren und Materialien**

- Deutsche Kurzform des Childhood Trauma Questionnaires (CTQ; Häuser et al., 2011).
- Child and Adolescent Trauma Screening Questionnaire (CATS; Berliner & Goldbeck, 2014; vgl. hierzu M03 in Rassenhofer et al., 2020).

- *Dokumentationsbogen* für die Erfassung wichtiger Hinweise auf Misshandlung und Vernachlässigung (Anhaltspunkte für Kindeswohlgefährdung; vgl. hierzu M04 in Rassenhofer et al., 2020)

## 2.1.5 Testpsychologische Untersuchung

**L5 | Leitlinie 5: Testpsychologische Untersuchung**

- Intelligenz- und Entwicklungsdiagnostik:
  - Bei Vorschulkindern: Entwicklungsdiagnostik.
  - Bei Schulkindern: Intelligenzdiagnostik und ggf. Teilleistungsdiagnostik.
- Projektive Verfahren.
- Familien- und Interaktionsdiagnostik.

Da Kinder, die unter deprivierenden Lebensbedingungen aufwachsen, mit erhöhter Wahrscheinlichkeit umschriebene Entwicklungsstörungen (z. B. des Sprechens und der Sprache, der Motorik), intellektuelle Beeinträchtigungen oder auch Wachstums- und Gedeihstörungen aufweisen können, sollte deren Vorliegen standardmäßig durch entsprechende Tests (Entwicklungstests, Intelligenztests etc.) überprüft werden (vgl. Döpfner & Petermann, 2012).

**Intelligenz- und Entwicklungsdiagnostik im Vorschulalter**

Im Rahmen einer vollständigen diagnostischen Einordnung ist es wichtig, den aktuellen Intelligenz- bzw. Entwicklungsstand des Kindes/Jugendlichen zur erfassen. Bei Kleinkindern bis 3½ Jahre kann die deutsche Fassung der Bayley Scales of Infant Development III (Bayley-III; Reuner & Rosenkranz, 2014) zur Erfassung der kognitiven und motorischen Entwicklung eingesetzt werden. Zur Erfassung der motorischen, sprachlichen, sozialen sowie emotionalen Entwicklung bei Vorschulkindern eignet sich der Entwicklungstest für Kinder von sechs Monaten bis sechs Jahren (ET 6-6R; Petermann & Macha, 2015). Zur Erfassung allgemeiner und spezifischer intellektueller Fähigkeiten im Vorschulalter eignen sich sowohl der Snijders-Oomen Non-verbale Intelligenztest 2½-7 (SON-R 2½-7; Tellegen, Laros & Petermann, 2007), die Kaufman Assessment Battery for Children-II (K-ABC-II, Melchers & Melchers, 2015), als auch die Wechsler Preschool and Primary Scale of Intelligence (WPPSI-IV; Petermann & Daseking, 2018; Daseking & Petermann, 2018).

**Intelligenz- und Teilleistungsdiagnostik im Schulalter**

Zur Erfassung des Intelligenzniveaus bei Schulkindern zwischen 6;0 und 17;11 eignet sich neben der K-ABC-II, auch die Wechsler Intelligence Scale for Children-V (WISC-V; Petermann, 2017). Bei Indikation sollte zusätzlich das Vorliegen von Teilleistungsstörungen (z. B. Legasthenie, Dyskalkulie) überprüft werden. Eine Übersicht zu Verfahren zur Intelligenz- und

Leistungsdiagnostik im Kindes- und Jugendalter findet sich bei Döpfner und Petermann (2012).

**Hilfreiche Materialien**

- Deutsche Fassung der Bayley Scales of Infant Development III (Reuner & Rosenkranz, 2014).
- Entwicklungstest 6-6 (RET 6-6R; Petermann & Macha, 2015).
- Snijders-Oomen Non-verbaler Intelligenztest 2½-7 – Revidierte Fassung (SON-R 2½-7; Tellegen et al., 2007).
- Kaufman Assessment Battery for Children-II (K-ABC-II; Melchers & Melchers, 2015).
- Wechsler Preschool and Primary Scale of Intelligence-IV (WPPSI-IV; Petermann & Daseking, 2018).
- Wechsler Intelligence Scale for Children – Fifth Edition (WISC-V; Petermann, 2017).

### 2.1.6 Körperliche Untersuchung

Eine umfassende kinder- und jugendpsychologische/-psychiatrische Diagnostik sollte immer auch eine eingehende körperliche Untersuchung und gegebenenfalls laborchemische Diagnostik zur Abklärung körperlicher Erkrankungen etc. umfassen. Insbesondere im Zusammenhang mit möglicher Misshandlungen oder Missbrauch, aber auch zum Ausschluss spezifischer organischer Grunderkrankungen (z.B. Fetales Alkoholsyndrom [FAS]), ist eine körperliche Untersuchung sehr wichtig.

**L6 Leitlinie 6: Körperliche Untersuchung**

- Pädiatrische und entwicklungsneurologische Untersuchung zum Ausschluss organischer Ursachen bzw. zur Erfassung begleitender organischer Erkrankungen.
- Bei Indikation: Chromosomenanalysen, molekulargenetische Untersuchungen.
- Bei Indikation: EEG im Wachzustand und/oder Schlaf-EEG.
- Bei Indikation: Bildgebende Verfahren (MRT) des Kopfes.
- Ausschluss von Kindesmisshandlung (vgl. Leitlinie 4 in Kapitel 2.1.4).

**Wachstums- und Gedeihstörungen**

Das Kind sollte sowohl internistisch als auch neurologisch vollständig untersucht werden. Das aktuelle Körpergewicht, die Körpergröße und der Kopfumfang sollten gemessen werden. Bei Kleinwuchs sowie Wachstums- und Gedeihstörungen sollte eine endokrinologische Untersuchung angeschlossen werden.

**Dysmorphiezeichen**

Beim Vorliegen von Dysmorphiezeichen (z.B. beim FAS) sollten humangenetische Untersuchungen sowie Chromosomenanalysen durchgeführt werden, um das Vorliegen genetisch bedingter Syndrome (wie z.B. Williams-Beuren-Syndrom) weiter abzuklären. Die klinische Untersuchung stellt dabei die Grundlage dar, weitergehende Untersuchungen sind nur bei entsprechendem Verdacht z.B. auf angeborene genetische Syndrome oder geistige Behinderung indiziert.

**Verdacht auf hirnorganische Störung**

Bei Verdacht auf hirnorganische Störungen oder epileptische Anfälle sollte ein EEG im Wachzustand bzw. ein Schlaf-EEG, evtl. mit Videoaufzeichnungen durchgeführt werden. Ein bildgebendes Verfahren des Kopfes (wie MRT) sollte nur bei entsprechender Indikation veranlasst werden.

In jedem Fall muss das Vorliegen einer aktuellen Kindesmisshandlung oder -vernachlässigung ausgeschlossen werden (vgl. dazu Leitlinie 4 in Kapitel 2.1.4 sowie Rassenhofer et al., 2020).

## 2.1.7 Verlaufskontrolle

Grundsätzlich können zur Verlaufskontrolle alle Verfahren (Tests/Fragebögen) eingesetzt werden, die auch in der Diagnostikphase verwendet wurden. Zur Erfassung des Symptomverlaufs eignen sich hierbei vor allem Selbst- und Fremdbeurteilungsverfahren sowie die Beobachtung der Interaktion zwischen dem Kind und den Bezugspersonen.

**L7 Leitlinie 7: Verlaufskontrolle**

- Beurteilung der Symptomausprägung der Bindungsstörung.
- Beurteilung begleitender Symptome (z.B. Konzentration, Aufmerksamkeit, Angst, Sozialverhalten).
- Beurteilung des kindlichen Interaktionsverhaltens (Bindungsverhalten, Exploration).
- Beurteilung des elterlichen Interaktionsverhaltens (Feinfühligkeit, Wärme).
- Beurteilung des Entwicklungsstands/Leistungsstand des Kindes (Verminderung von Defiziten).
- Beurteilung der psychischen Belastung der Bezugspersonen.

Besonders Tagebücher, Selbst- und Fremdbeurteilungsprotokolle und -checklisten sind wichtige Hilfsmittel zur Abbildung des Therapieverlaufs und der therapeutischen Fortschritte. Die Symptomausprägung, aber auch die Bezugspersonen-Kind-Interaktion, können außerdem durch klinische oder videogestützte Beobachtungen während des therapeutischen Prozesses dokumentiert werden. Neben der Symptomatik des Kindes, sollten körperliche und psychische Belastungssymptome der Bezugspersonen über den Verlauf des therapeutischen Prozesses erfasst werden. Entsprechende Fragebögen wurden in Sektion 6 der Leitlinie 1 beschrieben.

**Hilfreiche Materialien**

Grundsätzlich sind alle Materialien, die in Kapitel 2.1.2 bis 2.1.6 genannt werden, für die Verlaufskontrolle geeignet.

## 2.2 Leitlinien zur Behandlungsindikation

Die Leitlinien zur Behandlungsindikation sind in Tabelle 6 dargestellt.

**Tabelle 6:** Leitlinien zur Behandlungsindikation

| | |
|---|---|
| **L8** | Indikationen für die Auswahl des Behandlungssettings |
| **L9** | Indikationen für die Auswahl der Behandlungsmethode |

### 2.2.1 Indikationen für die Auswahl des Behandlungssettings

Leitlinie 8 fasst Kriterien für die Auswahl des Behandlungssettings zusammen. Grundsätzlich kann die Behandlung von Kindern mit Bindungsstörungen sowohl ambulant als auch stationär (in der Regel als Eltern-Kind-Behandlung) oder teilstationär durchgeführt werden. Eine Verschränkung bzw. Kombination der einzelnen Behandlungssettings ist häufig sinnvoll und notwendig, um einen Transfer der in der Therapie erarbeiteten Strategien in den häuslichen Rahmen und Alltag des Kindes sicherzustellen.

**L8 Leitlinie 8: Indikationen für die Auswahl des Behandlungssettings**

Das Behandlungssetting sollte in Abhängigkeit folgender Kriterien gewählt werden:

- Stärke und Chronifizierung der Symptomatik.
- Vorhandensein komorbider Störungen.
- Lebensbedingungen des Kindes, familiäre Struktur, Ressourcen der Bezugspersonen/Familie, psychische Belastungen/Störungen der Bezugspersonen, soziale Unterstützungsmöglichkeiten.

**Stufe 1**

- Abklärung psychischer und organischer Symptomatik, ggf. Behandlung der organischen Grunderkrankung und Behandlung der psychischen Symptome des Kindes im Einzelsetting (z. B. Ängste, Aggressionen).

- Abklärung, ob eine Form der pathogenen Fürsorge (Vernachlässigung, Misshandlung, Missbrauch) vorliegt. Falls ja: Maßnahmen zur Veränderung der Fürsorgebedingungen und Sicherstellen des Kindeswohls (siehe Stufe 2).
- Beurteilung der elterlichen Sensitivität und Wärme im Umgang mit dem Kind. Falls geringe Sensitivität und Wärme: ambulante Maßnahmen zur Verbesserung (Psychodeduktion und interaktionszentrierte Beziehungsförderung).
- Beurteilung des elterlichen Interaktionsverhaltens in verschiedenen Kontexten. Falls dysfunktionale Interaktionen erkennbar: ambulante Eltern-Kind-Psychotherapie.
- Erfassung elterlicher Psychopathologie, ggf. Behandlung elterlicher psychischer Störungen in einer individuellen Therapie.

**Stufe 2**

- Einleiten von Maßnahmen zur Sicherstellung des Kindeswohls (ggf. Fremdplatzierung):
  - Bei schwer ausgeprägten Verhaltensauffälligkeiten, sehr schwer gestörten Eltern-Kind-Interaktionen, einer ausgeprägten psychischen Störung der Eltern oder erfolgloser ambulanter Behandlung sollte eine teil- oder vollstationäre bindungsorientierte Eltern-Kind-Therapie in Erwägung gezogen werden.

**Ausschluss gegenwärtiger pathogener Fürsorge**

Grundsätzlich muss bei der Auswahl des Behandlungssettings zunächst sichergestellt werden, dass das Kind zum Zeitpunkt der Behandlung unter angemessenen Beziehungsbedingungen lebt. Besteht beim Behandler die Einschätzung, dass das betroffene Kind derzeit pathogene Fürsorge (Vernachlässigung, Misshandlung, Missbrauch) erfährt – wie in Kapitel 1.4. beschrieben – so muss zunächst das Kindeswohl sichergestellt werden und entsprechende Maßnahmen über das Jugendamt eingeleitet werden (ggf. Herausnahme aus der Familie und eine Fremdplatzierung, z. B. in einer Pflegefamilie; vgl. hierzu auch Rassenhofer et al., 2020), bevor eine psychotherapeutische Behandlung erfolgen kann. Eine stationäre kinder- und jugendpsychiatrische Aufnahme kann hier möglicherweise genutzt werden, um das Kind kurzfristig aus pathogenen Lebensumständen herauszulösen und so Zeit für die Auswahl einer geeigneten alternativen Lebensumwelt zu gewinnen, in die das Kind nach der stationären Behandlung entlassen werden kann.

**Berücksichtigung von Symptomdauer und -schwere**

Wenn die aktuellen Lebensbedingungen des Kindes zunächst als ausreichend unterstützend eingeschätzt werden, sollte das Behandlungssetting in Abhängigkeit der Stärke und des Chronifizierungsgrades der Symptomatik, dem Vorhandensein weiterer komorbider Symptome bzw. Störungen sowie der Beurteilung der familiären Rahmenbedingungen, insbesondere der Ressourcen/Belastungen der Bezugspersonen gewählt werden. Je stärker die Bindungsstörung und damit einhergehende Symptome wie oppositionelle Verhaltensweisen, Aggressivität, Ängste oder weitere (komorbide) Symptome ausgeprägt sind, desto schwieriger gestaltet sich häufig die ambulante Behandlung der Kinder, und desto sinnvoller ist eine teilstationäre oder stationäre Behandlung. Häufig kann gerade eine initiale

Behandlung unter stationären oder teilstationären Bedingungen von den Familien als Entlastung erlebt werden, wenn die Symptomatik sehr stark ausgeprägt ist und sich die Bezugspersonen (aber auch Erzieher/Lehrkräfte) im Umgang mit den Verhaltensauffälligkeiten des Kindes überfordert erleben. Unter stationären und teilstationären Bedingungen können dann nicht nur kindzentrierte, sondern vor allem auch die Bezugspersonen-Kind-Beziehung stärkende Interventionen (vgl. hierzu Kapitel 2.3) durchgeführt werden. Hier sind insbesondere stationäre Bezugspersonen-Kind-Settings (Eltern-Kind-Stationen) empfehlenswert. Je nach Alter des Kindes bieten kinder- und jugendpsychiatrische Kliniken (gelegentlich auch in Kooperation mit psychiatrischen Kliniken) eine gemeinsame Aufnahme des Kindes und der primären Bezugsperson an. Gerade in einem solchen Setting ist eine intensive Arbeit an der Bezugspersonen-Kind-Beziehung und die Verbesserung der elterlichen Feinfühligkeit bezüglich kindlicher Signale und Bedürfnisse bei gleichzeitigem Setzen von Grenzen möglich.

**Ambulante Therapie nach stationärer Behandlung**

Im Anschluss an eine teilstationäre oder stationäre Behandlung ist in der Regel eine ambulante Behandlung notwendig und sinnvoll, um die erlernten Fähigkeiten und Strategien in den Alltag des Kindes und dessen Bezugspersonen zu übertragen und Veränderungen zu stabilisieren, die im Rahmen der stationären/teilstationären Therapie bewirkt werden konnten.

**Stationäre Therapie nach ambulanter Behandlung**

Eine teilstationäre oder stationäre Behandlung ist auch dann sinnvoll, wenn bisherige ambulante Therapieversuche nicht erfolgreich waren. Dies kann verschiedene Gründe haben. Einerseits kann im Verlauf der ambulanten Behandlung deutlich werden, dass die Symptome doch zu schwer oder chronifiziert sind, sodass ambulante Maßnahmen nicht ausreichen. Andererseits kann im Verlauf einer ambulanten Therapie auch deutlich werden, dass es den Bezugspersonen noch nicht gelungen ist, auf der Beziehungsebene mit dem Kind entscheidende Fortschritte zu erzielen. Insbesondere wenn die Familie regelmäßig nicht zu den vereinbarten ambulanten Terminen erscheint, die erarbeiteten Strategien zu Hause nicht umsetzbar sind oder aber die eigenen Kompetenzen überschätzt bzw. Probleme durch die Bezugspersonen negiert/beschönigt werden. Unter diesen Bedingungen kann der Behandler zur Einschätzung kommen, dass eine ambulante Therapie nicht länger ausreichend und zielführend ist (vgl. hierzu Fallbeispiel Franziska in Kapitel 5.2). Dies kann z. B. dann der Fall sein, wenn schwere psychische Störungen bei den Bezugspersonen vorliegen, die eine ambulante Behandlung erheblich erschweren und die Umsetzung der in der Therapie erarbeiteten Strategien in Frage stellen.

In der Regel ist eine enge Verschränkung zwischen ambulanten und stationären/teilstationären Behandlungsangeboten sinnvoll. Diese können je nach Einschätzung des Schweregrads der Symptomatik und Unterstützungsbedarfs der Bezugspersonen mit weiteren Maßnahmen wie Beratung der Erzieher/Lehrer, Implementierung von ambulanten oder teilstationären Jugendhilfemaßnahmen wie beispielsweise sozialpädagogische Familienhilfe, Tagesgruppen, 5-Tages-Wohngruppe usw. kombiniert werden (vgl. Abbildung 5).

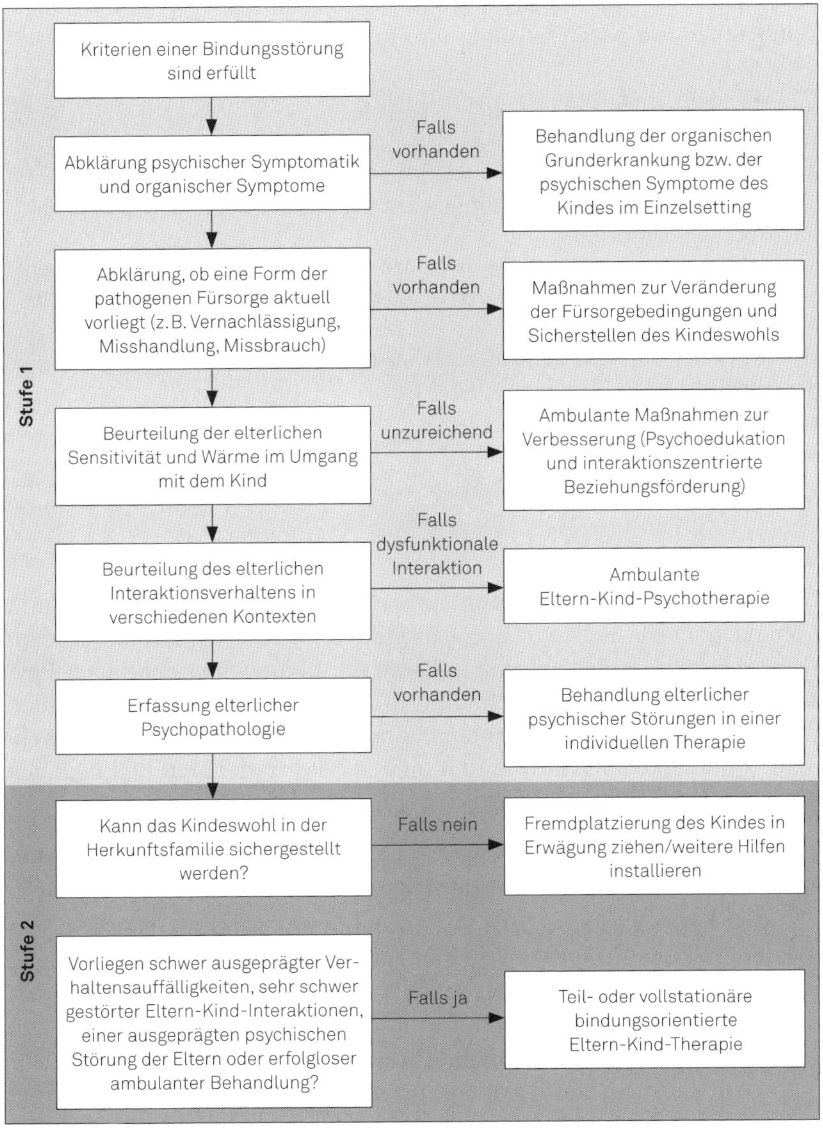


**Abbildung 5:** Entscheidungsbaum zum Behandlungssetting

### 2.2.2 Indikationen für die Auswahl der Behandlungsmethode

Unabhängig von der Wahl des Behandlungssettings erfolgt die Behandlung von Bindungsstörungen in der Regel als multimodale Therapie, d.h. es werden verschiedene Behandlungselemente oder Interventionen angeboten, die aufeinander aufbauen bzw. miteinander vernetzt sind und einerseits auf die kindliche Symptomatik, andererseits auf die Verbesserung der Bezugspersonen-Kind-Beziehung und Stärkung der elterlichen Erziehungskompetenzen ausgerichtet sind.

**L9** **Leitlinie 9: Indikationen für die Auswahl der Behandlungsmethode**

Die Behandlung von Kindern mit Bindungsstörungen umfasst in der Regel mehrere der hier aufgeführten Behandlungselemente:

- Aufklärung und Beratung der Eltern/Bezugspersonen (ggf. Einzeltherapie der Bezugspersonen empfohlen bei psychischen Störungen der Bezugspersonen oder pathogenen Bindungserfahrungen der Bezugspersonen).
- Interaktions- und beziehungsorientierte Eltern-Kind-Therapie.
- Kindzentrierte therapeutische Verfahren.
- Interventionen in Kindergarten/Schule.
- Pharmakotherapie.
- Etablierung weiterer Unterstützungssysteme.

Die Auswahl bzw. Kombination der einzelnen Interventionen erfolgt in Abhängigkeit der Schwere und Chronifizierung der Symptomatik, dem Vorliegen komorbider Störungen sowie in Abhängigkeit elterlicher Ressourcen/Belastungen (vgl. Abbildung 6). Im Folgenden werden die Indikationen für die verschiedenen Interventionen aufgeführt, die jeweils sowohl unter ambulanten als auch teilstationären oder stationären Bedingungen durchgeführt werden können.

**Psychoedukation der Bezugsperson**

Die Behandlung sollte immer eine ausführliche Psychoedukation der Bezugspersonen beinhalten. Mit den Bezugspersonen wird erarbeitet, welche Voraussetzungen für eine sichere Bindungserfahrung gegeben sein müssen und wie sie sensibel und angemessen auf kindliche Bedürfnisse reagieren. Hierbei ist es immer indiziert, auf die Gefühle der Bezugspersonen einzugehen, die sie gegenüber ihrem Kind haben, und ihnen Strategien zur Regulation dieser Gefühle zu vermitteln. Werden Bezugspersonen von negativen Gefühlen überschwemmt, die sie nur schwer regulieren können, oder werden eigene pathogene Bindungserfahrungen oder eine deutliche Psychopathologie bei den Bezugspersonen deutlich, so ist eine Psychotherapie der Bezugspersonen zu empfehlen. Die Bezugspersonen

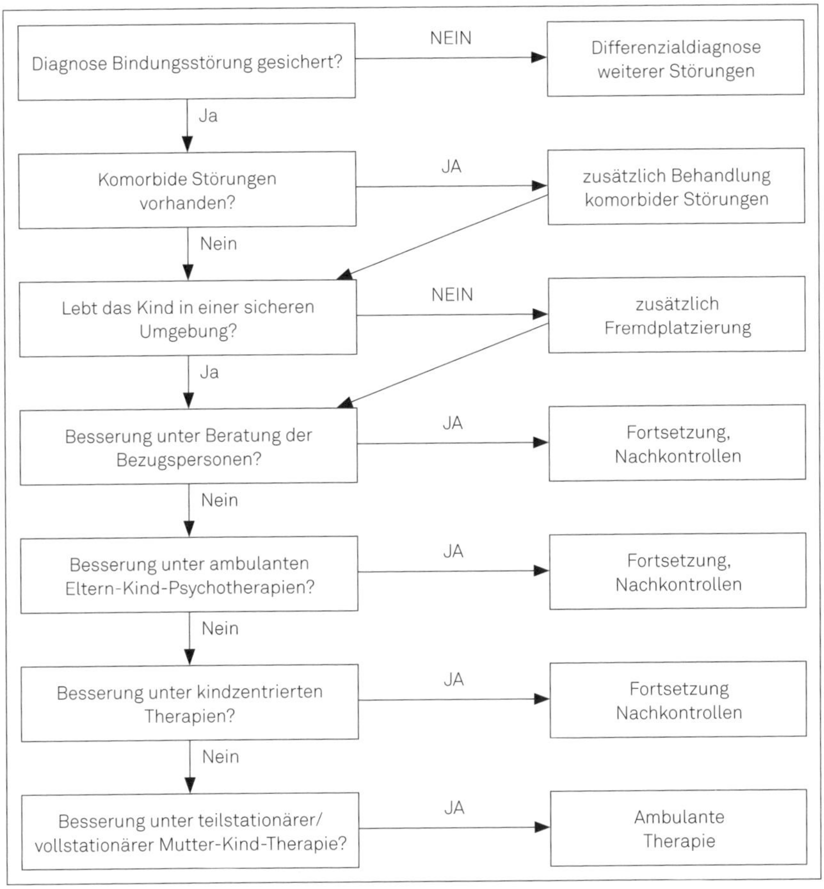


**Abbildung 6:** Entscheidungsbaum zur Planung einer multimodalen Behandlung bei Kindern mit Bindungsstörung

sollten bei der Aufnahme einer Psychotherapie unterstützt werden (vgl. hierzu Leitlinie 10 in Kapitel 2.3.1).

**Verbesserung der Bezugspersonen-Kind-Beziehung**

In der Regel ist eine reine Psychoedukation der Bezugspersonen nicht ausreichend. Zentraler Bestandteil jeder Behandlung von Bindungsstörungen ist deshalb die Verbesserung der Bezugspersonen-Kind-Beziehung durch die gemeinsame Arbeit mit Bezugspersonen und Kind. Insbesondere bei jüngeren Kindern sind Bezugspersonen-Kind-Trainings zur Förderung der elterlichen Feinfühligkeit indiziert (vgl. hierzu Leitlinie 11 in Kapitel 2.3.2).

**Kindzentrierte Interventionen**

Je nach Alter und kognitiv-emotionaler Entwicklung sind weitere kindzentrierte Interventionen, z. B. Ärger-Regulationstraining, Umgang mit Emotionen, soziales Kompetenztraining indiziert (vgl. hierzu Leitlinie 12 in Kapitel 2.3.3).

Einbeziehung Dritter

Der Einbezug von Erziehern/Lehrern in die Therapie ist dann indiziert, wenn kindliche Verhaltensauffälligkeiten wie oppositionelles oder aggressives Verhalten oder Bindungsstörungen auch im Kindergarten oder der Schule deutlich werden. Wie auch bei anderen Verhaltensstörungen ist insbesondere bei der Anwendung von Verstärkerplänen (Token Systeme) außerhalb der Familie die Mitarbeit von Erziehern/Lehrern notwendig (z. B. Smiley-System für angemessenes Verhalten, vgl. hierzu Leitlinie 13 in Kapitel 2.3.4).

Pharmakotherapie

Eine pharmakologische Behandlung der Kernsymptome der Bindungsstörungen ist nicht möglich. Eine pharmakologische Behandlung einzelner Symptome wie Impulskontrollstörungen bzw. komorbid auftretender psychischer Störungen (z. B. ADHS) kann je nach Ausprägung jedoch indiziert sein (vgl. hierzu Leitlinie 14 in Kapitel 2.3.5).

Aktivierung von Unterstützungssystemen

Gelingt es den Bezugspersonen nur schwer, die erarbeiteten Strategien im Umgang mit dem Kind oder zur eigenen Emotionsregulation in den familiären oder (vor)schulischen Alltag zu transferieren, so ist die Etablierung weiterer Unterstützungssysteme wie Sozialpädagogische Familienhilfe, Tagesgruppen etc. indiziert (vgl. hierzu Leitlinie 15 in Kapitel 2.3.6).

## 2.3 Leitlinien zur Therapie

Tabelle 7 listet die Behandlungsleitlinien zur Therapie auf.

**Tabelle 7:** Übersicht über die Leitlinien zur Therapie

| | |
|---|---|
| L10 | Psychoedukation und Beratung der Eltern/Bezugspersonen |
| L11 | Interaktions- und beziehungsorientierte Bezugspersonen-Kind-Therapie: Förderung von Feinfühligkeit |
| L12 | Einzel- und gruppentherapeutische kindzentrierte Verfahren |
| L13 | Interventionen in Kindergarten/Schule |
| L14 | Pharmakotherapie |
| L15 | Etablierung weiterer Unterstützungssysteme |

Wie bereits in vorangegangenen Kapiteln beschrieben, muss vor jeglicher Intervention zunächst sichergestellt werden, dass aktuell keine Kindeswohlgefährdung vorliegt und das Kind in einer für es vorhersagbaren Umwelt mit zuverlässigen, konstanten und emotional zugänglichen Bezugspersonen lebt (vgl. hierzu Leitlinie 4 in Kapitel 2.1.4). Ist dies mit den primären Bezugspersonen nicht zu erreichen, ist gegebenenfalls eine Fremdplatzierung des Kindes und damit einhergehend eine enge Zusammenarbeit zwischen Jugendamt/Jugendhilfeeinrichtungen, Pflegeeltern etc. notwendig. Häufig kann die Symptomatik sehr junger Kinder bereits durch eine Begrenzung des Kontaktes zu vernachlässigenden Erwachsenen reduziert werden.

### 2.3.1 Psychoedukation und Beratung der Eltern/ Bezugspersonen

**L10 Leitlinie 10: Psychoedukation und Beratung der Eltern/ Bezugspersonen**

Die Beratung der aktuellen (und ggf. primären) Bezugspersonen ist immer indiziert. Die Psychoedukation sollte folgende Inhalte umfassen:

- Informationen zur Diagnose und möglichen Entstehungsbedingungen (Ätiologisches Erklärungsmodell, vgl. Abbildung 2).
- Informationen zu möglicherweise noch nötigen weiteren diagnostischen Schritten.
- Informationen zu den Behandlungsmöglichkeiten, ihre genaue Durchführung und Effektivität.
- Psychoedukation der Eltern/Bezugspersonen hinsichtlich:
  - Kindlicher (Bindungs-)Bedürfnisse im Säuglings-, Kleinkind-, Vorschul- oder Schulalter.
  - Entwicklung des Bindungs- und des Explorationssystems.
  - Elterlicher Feinfühligkeit und intuitivem Elternverhalten.
  - Förderung positiver Interaktionen mit dem Kind.
  - Umgang mit enthemmtem Interaktionsverhalten.

**Psychoedukation ist immer indiziert**

Eine Beratung der Eltern bzw. der aktuellen Bezugspersonen ist bei Störungen im Kinder- und Jugendbereich immer indiziert. Dies gilt insbesondere bei Bindungsstörungen, da sich diese explizit über Schwierigkeiten in der Beziehungsgestaltung zwischen Bezugsperson und Kind definieren. In die Beratung sollten nach Möglichkeit alle Bezugspersonen einbezogen werden, welche aktuell Kontakt mit dem Kind haben (bei Fremdunterbringung können das neben den Pflegeeltern auch die leiblichen Eltern sein).

**Erklärungsmodell**

Die Bezugspersonen sollten zunächst über die Diagnose und in diesem Kontext auch über die Entstehungsbedingungen bzw. das ätiologische Modell zur Entstehung von Bindungsstörungen aufgeklärt werden. Um eine hohe Bereitschaft der Bezugspersonen zur expliziten Mitarbeit in der Therapie und zur Übernahme von Mitverantwortlichkeit für die Symptomatik des Kindes zu erreichen, muss bei der Herleitung eines solchen Erklärungsmodells besonders einfühlsam vorgegangen werden. Schuldzuweisungen sind hierbei zu vermeiden (vgl. Kasten).

### Hinweise zur Psychoedukation der Eltern

Die Information der Eltern über den Einfluss von unzureichenden Bindungsangeboten bzw. pathologischer Fürsorge kann zu starken Emotionen, Schuldgefühlen, aber auch zu Abwehr und Widerstand führen. Es sollten deshalb therapeutische Maßnahmen angewandt werden, um diese psychischen Reaktionen der Eltern möglichst zu minimieren bzw. auf diese angemessen reagieren zu können. Grundsätzlich sollte vermittelt werden, dass das Wohl des Kindes im Vordergrund steht, nicht die Klärung einzelner Handlungen und Unterlassungen. Der Therapeut sollte aufzeigen, dass sein Handeln primär durch den Wunsch motiviert ist, die psychische Gesundheit und die Entwicklung des Kindes zu verbessern und geeignete Hilfen anzubieten oder zu vermitteln. Auch muss betont werden, dass das Kindeswohl nicht immer ausschließlich durch eine Herausnahme des Kindes aus seiner Familie herzustellen ist, sondern auch durch die Installation anderer Unterstützungen (wie z. B. sozialpädagogische Familienhilfe, engmaschige Betreuung der Familie etc.)

Die Grundhaltung des Behandlers gegenüber der Bezugsperson sollte validierend freundlich sein. Validieren basiert auf der Annahme, dass hinter allem Erleben und Verhalten eine (zumindest in Teilen nachvollziehbare) Ursache steht.

Folgende Regeln sollten bei der Planung des Gesprächs mit den Eltern berücksichtigt werden:

- Machen Sie deutlich, dass Sie sich um die Gesundheit des Kindes sorgen.
- Vermeiden Sie wertende Haltungen gegenüber den Eltern.
- Validieren Sie negative Emotionen der Eltern, um zu zeigen, dass Sie wahrnehmen, wenn die Eltern in Not sind.
- Zeigen Sie auf, dass die bisherigen Bedingungen nicht entwicklungsfördernd waren, aber dass eine Veränderung möglich ist.
- Halten Sie möglichst schriftliches Informationsmaterial (Informationsblätter, Hinweise auf relevante Internetseiten) für das Gespräch bereit.

**Verständnis signalisieren**

Eltern reagieren auf das als problematisch empfundene kindliche Verhalten (z. B. aggressives und abwehrendes/ablehnendes Verhalten) häufig mit Gefühlen wie Angst oder Ärger. Diese Reaktionen resultieren oftmals aus eigenen (negativen) Bindungserfahrungen. Es ist dabei wichtig, die elterlichen Gefühle im Hinblick auf das Kind als solches bzw. das kindliche Verhalten zu adressieren und ernst zu nehmen. Um Widerständen gegen die Einnahme neuer Perspektiven auf das kindliche Verhalten entgegenzuwirken, müssen sich die Eltern in ihrer Emotionalität verstanden fühlen (vgl. Kasten).

**Vermittlung von Grundlagen der Bindungstheorie**

Die Psychoedukation zu den grundlegenden kindlichen Bindungsbedürfnissen (Zuwendung/emotionale Sicherheit vs. Exploration/Autonomie), adäquate elterliche Reaktionen auf die kindlichen Bedürfnisse sowie eine feinfühlige Beziehungsgestaltung gelten als wesentliche Grundlage der Therapie von Bindungsstörungen. Wichtig ist hierbei die Vermittlung, dass eine sichere Bindungsbeziehung zentrale Voraussetzung für eine positive sozioemotionale Entwicklung des Kindes ist. Je mehr Wissen und Verständnis für die kindlichen Bindungsbedürfnisse, aber auch die Folgen eines Nicht-Erfüllens dieser Grundbedürfnisse vorliegt, desto besser können Eltern bzw. Bezugspersonen bestimmte Symptome des Kindes einordnen und in angemessenen Interaktionen neue Bindungserfahrungen möglich machen. Für Eltern ist es meist wenig hilfreich, wenn diese Informationen nur theoretisch erklärt werden. In vielen Fällen ist es sehr wichtig – anhand sehr konkreter Alltagssituationen – die spezifischen Bedürfnisse des Kindes zu beleuchten und Handlungsalternativen für die Eltern zu erarbeiten.

**Wahrnehmung und Interpretation kindlicher Signale**

Ziel der Psychoedukation und Beratung der Bezugspersonen sowie der nachfolgend dargestellten Bezugspersonen-Kind-Therapien (vgl. Leitlinie 11 in Kapitel 2.3.2) ist die Etablierung positiver Interaktionen mit dem Kind. Die Bezugspersonen werden dabei angeleitet, positive Signale des Kindes wahrzunehmen und gezielt zu verstärken. Aufgrund der häufig negativen Interaktionsspiralen zwischen Kind und Bezugspersonen liegt der Wahrnehmungsfokus der Bezugspersonen meist auf Problemverhaltensweisen. Mit den Bezugspersonen wird gezielt eingeübt, auf subtile positive kindliche Verhaltensweisen wie ein kurzes Lächeln, das Tolerieren von kurzem Körperkontakt etc. zu achten und darauf positiv verstärkend zu reagieren (z.B. ebenfalls durch ein Lächeln/eine Umarmung). Bezüglich negativer Verhaltensweisen wie aggressivem Verhalten wird mit den Bezugspersonen erarbeitet, dass es sich dabei häufig um einen Ausdruck der Angst, verlassen zu werden, handelt. Darauf aufbauend wird vermittelt auf Problemverhalten mit einer klaren Grenzsetzung, bei gleichzeitiger Aufrechterhaltung des Bindungsangebots, zu reagieren (vgl. hierzu Petermann et al., 2016).

Grenzsetzungen sind insbesondere auch beim Vorliegen enthemmten Interaktionsverhaltens des Kindes mit Fremden angezeigt. Mit den Eltern sollte zunächst besprochen werden, dass es dem Kind schwerfällt zu diskriminieren, welches Sozialverhalten welchen Personen gegenüber angemessen ist. Daher müssen die Kinder zunächst lernen, zwischen Personengruppen (z.B. Familie, Freunde, Bekannte, Fremde) zu unterscheiden (z.B. wer wohnt in meinem Haushalt; wen sehe ich oft und wen eher selten). Hierbei können entweder Kärtchen oder Zeichnungen verwendet werden, um dem Kind die Gruppen zu visualisieren. Im Anschluss wird mit den Kindern besprochen, welches Verhalten welcher Gruppe gegenüber gewünscht ist. Nach diesen Vorbereitungen wird der eigentliche Prozess des Umlernens durch zeitnahes und konkretes Feedback der Eltern auf das Interaktionsverhaltens des Kindes angeregt. Im Rahmen der Psychoedukation der Eltern ist es bedeutsam, diesen zu vermitteln, dass hier vor allem positives Feedback zielführend ist, welches sich anfangs bereits auf kleinste positive Verhaltensänderungen bezie-

**Feedback geben**

hen kann (z. B. das Kind zeigt Augenkontakt mit der Bezugsperson, bevor es mit einer fremden Person spricht). Negatives Feedback sollte hingegen nur sehr sparsam angewendet werden. Wie zuvor besprochen ist es bedeutend, dass sich die Kritik eindeutig auf das konkrete Verhalten bezieht (z. B. „Ich fand es nicht gut, dass du die Hand von Herrn X. genommen hast.") und eine für das Kind nachvollziehbare Einordnung enthält (z. B. „Herr X gehört nicht zur Familie."). Keinesfalls sollte das Kind als solches abgewertet werden, z. B. indem ihm überdauernde negative Eigenschaften zugeschrieben werden (z. B. „Du bist einfach unkontrollierbar.").

Die Beratung der Bezugspersonen stößt dann an Grenzen, wenn diese selbst emotional so stark belastet sind, dass sie eigene negative Emotionen nicht regulieren können und sich dadurch nicht adäquat mit dem Kind in Interaktion setzen können. Ist dies der Fall, kann eine individuelle psychotherapeutische Behandlung der Bezugsperson indiziert sein.

**Hilfreiche Materialien**

Für die Psychoedukation der Eltern und anderer Bezugspersonen des Kindes können verschiedene Materialien zur bindungsfördernden Erziehung und Gewaltprävention verwendet werden. Solche Informationsblätter setzen jedoch eine gute Kooperation, sowie ausreichende sprachliche und kognitive Kompetenzen der Bezugspersonen voraus. Insbesondere in Fällen, in denen es bereits eine Vorgeschichte von Vernachlässigung oder Misshandlung gibt, sind solche Informationsblätter allein nur sehr bedingt geeignet, da oftmals die Selbstreflexion und die Fähigkeit zur Veränderung des eigenen erzieherischen Verhaltens nur bedingt vorhanden ist:

- Informationsblatt: Beziehung und Bindung als Entwicklungsvoraussetzung (vgl. M05, S. 128).
- Informationsblatt: Unterstützung positiver Beziehungen (vgl. M06, S. 129).
- Informationsblatt: Gewalt gegen Kinder keine Chance geben (vgl. M07, S. 130).
- Informationsblatt: Gewaltfreie Erziehung (vgl. M08, S. 132).
- Informationsblatt: Erziehungstipps zur gewaltfreien Erziehung (vgl. M09, S. 133).

## 2.3.2 Interaktions- und beziehungsorientierte Bezugspersonen-Kind-Therapie

In der Regel schließt sich an eine Beratung der Bezugspersonen eine Interaktions- und beziehungsorientierte Bezugspersonen-Kind-Therapie an bzw. wird ergänzend zu dieser durchgeführt.

## L11 Leitlinie 11: Interaktions- und beziehungsorientierte Bezugspersonen-Kind-Therapie: Förderung von Feinfühligkeit

Die Durchführung einer Bezugspersonen-Kind-Therapie zur Verbesserung der Bezugspersonen-Kind-Interaktion und der Feinfühligkeit der Bezugspersonen steht im Fokus der Behandlung. Durch in der Regel videogestützte Trainings werden die Bezugspersonen angeleitet, feinfühlig und positiv mit dem Kind zu interagieren, aber auch klar zu kommunizieren und Grenzen zu setzen. Folgende Aspekte sollten dabei Berücksichtigung finden:

- Aufbau einer tragfähigen therapeutischen Beziehung des Kindes zu den Eltern/Bezugspersonen.
- Förderung von Kompetenzen und Ressourcen der Bezugspersonen.
- Umdeutung negativer Interpretationen des kindlichen Verhaltens.
- Anleitung der Bezugspersonen zur Übernahme der kindlichen Perspektive (Mentalisierung von Gefühlen und Gedanken).
- Eingehen auf Repräsentanzen der Bezugspersonen.
- Videogestützte Anleitung zur Verhaltensveränderung in Interaktionen mit dem Kind (z. B. feinfühliges Reagieren auf kindliche Signale): Analyse gelungener und weniger gelungener Interaktionssequenzen.

**Videofeedback und Self-Modelling**

In der bindungs- oder beziehungsorientierten Therapie hat sich die Arbeit mit Videofeedback als ausgesprochen wirksam erwiesen. Die klinische Erfahrung zeigt, dass die direkte Rückmeldung des eigenen Verhaltens dazu beiträgt, unerwünschte Verhaltensweisen weniger oft zu zeigen. Insbesondere das sogenannte „Self-Modelling" mit selektiv ausgewählten Videopassagen zur Rückmeldung an den Patienten (im Falle der Bindungsstörungen: Rückmeldung an die Bezugsperson) wurde bei verschiedenen Störungen als wirksam nachgewiesen. Es wird allgemein angenommen, dass das Betrachten der eigenen Handlungen in einem Video eine distanziertere Selbstreflexion, bei gleichzeitiger emotionaler Involvierung, ermöglicht. Dies ist in der bindungsbasierten Bezugspersonen-Kind-Beratung und -Therapie ein sehr wünschenswertes Ziel. Neben positiven Verhaltensänderungen auf der Seite der Bezugspersonen, sind jedoch auch negative Selbsteinschätzungen der eigenen Kompetenz der Bezugspersonen als Begleitsymptomatik bei der Arbeit mit Videofeedback beobachtbar (Webster-Stratton, 1982). Aufbauend auf einer tragfähigen therapeutischen Beziehung, sollte der Behandler auf entsprechende Hinweise achten, um mögliche Abwehrprozesse der Eltern aufzugreifen und aufzulösen (McDonough, 2000).

**Verstärkung positiven Verhaltens**

Unabhängig von der konkret eingesetzten Intervention, basiert das videogestützte Interaktionstraining auf der Analyse gelungener Bezugspersonen-Kind-Interaktionen. Dabei wird vor allem das positive Verhalten der Bezugspersonen herausgestellt (z. B. feinfühliges Reagieren auf kindliche Signale). Als Grundlage werden meist Spielsequenzen gewählt. Die Bezugsperson wird zunächst ausschließlich für positive Verhaltensweisen verstärkt. Erst nachdem die Kompetenzen und Ressourcen der Bezugsperson ausreichend gewürdigt und in den Fokus gerückt wurden, können weniger gelungene Interaktionen analysiert werden. Hierbei ist es wichtig, die Bezugspersonen nicht zu kritisieren, sondern herauszustellen, was sie „noch besser" machen können oder welche Verhaltensweisen „noch möglich" gewesen wären. Bei der Analyse weniger gut gelungener Interaktionen ist es wichtig, die Szene aus der Perspektive des Kindes zu beschreiben und so zu einer Umdeutung häufig negativ gefärbter Interpretationen der Bezugsperson zu gelangen (vgl. Kasten).

**Beispiele zur Umdeutung negativer elterlicher Interpretationen kindlichen Verhaltens**

Wenn das Kind weint, weil die Bezugsperson weggeht.
*Statt:* „Es macht das extra, es versucht, mich zu erpressen, damit ich dableibe."
*Alternative:* „Es vermisst Sie und drückt seinen Kummer aus."

Wenn das Kind wütend wird, weil es etwas nicht bekommt.
*Statt:* „Er hat mich voll im Griff. Immer muss ich nach seiner Pfeife tanzen."
*Alternative:* „An Grenzen zu stoßen, löst bei Ihrem Kind starke Emotionen aus. Sie können ihm durch Nähe helfen, sich wieder zu beruhigen."

Konkrete korrigierende Verhaltensanweisungen und Instruktionen an die Bezugspersonen sollten im Zusammenhang mit der Interaktionstherapie nur äußerst zurückhaltend angewandt werden. Der Therapeut sollte vielmehr über indirekte Wege versuchen, die Bezugspersonen in ihren intuitiven und sensitiven elterlichen Kompetenzen zu stärken. Als sinnvoll hat sich jedoch die aktive Aufmerksamkeitslenkung der Bezugspersonen auf kindliche Verhaltensweisen bzw. Interaktionen erwiesen, welche als positiv beurteilt werden. So empfehlen beispielsweise Beebe and Steele (2013) besonders gelungene Sequenzen positiver Gegenseitigkeit, besondere Feinfühligkeit der Bezugspersonen oder besondere Zuwendung des Babys und seiner Bezugspersonen auszuwählen und zurückzuspiegeln.

**Reflexion der Emotionen der Bezugsperson**

Berichtet die Bezugsperson beim Betrachten der Videosequenzen intensive negative Emotionen wie Wut, Enttäuschung, Verletzungen oder andere Gefühle, so ist es wichtig, dass der Behandler explizit darauf eingeht. Es sollte reflektiert werden, wie es den Bezugspersonen beim Aufnehmen bzw. Anschauen der einzelnen Sequenzen ergangen ist. Wie sie sich gefühlt haben oder was sie im eigenen Körper spüren (vgl. Kasten).

**Hilfreiche Fragen zur Auswertung der videografierten Interaktionssequenzen mit den Eltern**

- „Was haben Sie beobachtet?"
- „Wie ging es Ihnen emotional dabei?"
- „Welche Gedanken/Gefühle hat das Verhalten des Kindes bei Ihnen ausgelöst?"

- „Was waren die Erfahrungen Ihres Kindes?"
- „War die Situation bzw. Interaktion typisch und repräsentativ?"
- „Was war anders als sonst?"
- „Was haben Sie als gut bzw. angenehm erlebt, und was war schwierig für Sie?"
- „Gab es etwas, was Sie überrascht hat?"
- „Was würden Sie beim nächsten Mal anders machen?"

**Wechselwirkung zwischen Erleben und Verhalten des Kindes und der Bezugsperson**

Mithilfe von Videofeedbacks lernen die Bezugspersonen zu erkennen, welches kindliche Verhalten welche Emotionen bzw. Verhaltensweisen bei ihnen auslöst. Auch umgekehrt wird erarbeitet, inwiefern ein spezifisches Verhalten der Bezugsperson eine bestimmte kindliche Reaktion bewirken kann. Somit kann auf der Ebene der subjektiven Repräsentanzen der Eltern – also ihren affektbesetzten inneren Vorstellungen von sich selbst und anderen – das im Video beobachtete Verhalten zurückliegende Erfahrungen aktivieren und damit einen unmittelbaren Zugang zwischen eigenem Verhalten, dem Verhalten des Kindes und dem subjektiven Erleben herstellen. In der praktischen Durchführung von Videointeraktions-Therapien ist es unabdingbar, dass nach dem Betrachten der Videosequenzen intensive Emotionen wie Wut, Enttäuschung, Verletzungen oder andere Gefühle durch den Therapeuten aufgefangen werden. Es sollte reflektiert werden, wie es den Bezugspersonen beim Aufnehmen bzw. Anschauen der einzelnen Sequenzen ergangen ist.

**Zusammenhang zwischen dem Erleben und Verhalten der Bezugsperson und eigenen Beziehungserfahrungen**

Das im Video beobachtete eigene oder kindliche Verhalten kann zurückliegende emotionale Erfahrungen der Bezugsperson aktivieren. Somit kann ein unmittelbarer Zugang zwischen dem eigenen Verhalten, dem Verhalten des Kindes und dem subjektiven Erleben hergestellt werden, wodurch Mechanismen der generationenübergreifenden Transmission von Kommunikations- und Beziehungsmustern sichtbar gemacht werden können. Dies wiederum kann einen therapeutischen Ansatzpunkt für die Veränderung entsprechender interaktiver Prozesse liefern. In der Tradition von Fraiberg und Fraiberg (1980) geht es u. a. darum, projektive Verzerrungen in der elterlichen Wahrnehmung („Gespenster im Kinderzimmer") zu identifizieren, zu bearbeiten und aufzulösen (vgl. Tabelle 8), da sie als „Besucher aus der Vergangenheit der Bezugspersonen" ihr Unwesen treiben und die Beziehung zum Kind stören. Mithilfe des Videofeedbacks lernen Bezugspersonen zu erkennen, welches kindliche Verhalten welche Emotionen bzw. Verhaltensweisen bei ihnen selbst auslöst, und umgekehrt, welches eigene Verhalten welches Verhalten auf Seiten des Kindes bewirken kann.

In Kapitel 1.9 zur Therapie von Bindungsstörungen wurde bereits die empirische Evidenz verschiedener interaktionszentrierter Therapieansätze beschrieben, die die oben beschriebenen Schritte der Bezugspersonen-Kind-Therapie beinhalten. Auf den Aufbau der jeweiligen Interventionen wird darüber hinaus in Kapitel 3.2 eingegangen.

**Tabelle 8:** Beispiele zur Bearbeitung projektiver Verzerrungen in der elterlichen Wahrnehmung („Gespenster im Kinderzimmer“)

| Beobachtete Situation | Elterliche Interpretation | Negativer Glaubenssatz | Korrekturmöglichkeit |
|---|---|---|---|
| Schreiendes Kind. | Das Kind schreit mich an. Es lehnt mich ab. | Ich bin keine gute Mutter/ kein guter Vater. | „Babys haben nur begrenzte Möglichkeiten, ihre Bedürfnisse auszudrücken. Schreien ist eine hocheffektive Möglichkeit Ihres Babys der Umwelt zu zeigen, dass es etwas braucht. Babys, die bei unseren Vorfahren in der Steinzeit viel geschrien haben, hatten bessere Chancen zu überleben.“ |
| Kind lässt sich nicht leicht beruhigen. | Jetzt schreit sie wieder und ich kann nichts machen. | Ich habe keine Kontrolle.<br>Ich kann eh nichts verändern. | „Für manche Kinder ist es gar nicht so leicht mit den eigenen Gefühlen umzugehen und Stress abzubauen. Gerade solche Kinder brauchen liebevolle Eltern, die ihnen dabei helfen.“ |
| Wütendes Kind. | Er verhält sich wie sein Vater/ seine Mutter. | Ich habe es nicht verdient, geliebt zu werden. | „Auch negative Gefühle wie Wut brauchen ihren Platz. Manchmal zeigt uns ein Kind damit, dass ihm alles zu viel ist oder es nicht weiß, wohin es mit seinen Gefühlen soll. Es macht aber nichts, wenn die Wut nicht so schnell verschwindet. Seien Sie einfach für Ihr Kind da.“ |
| Kind schreit beim Einschlafen. | Mein Kind will mich nur manipulieren. | Ich werde es sowieso nicht schaffen. | „Allein einzuschlafen, kann für ein Kind eine ganz schöne Herausforderung sein. Manchmal braucht es ein bisschen Geduld, bis ein Kind dies gelernt hat. Ihr Kind zeigt ihnen gerade, wie wichtig Sie für es sind, und dass Sie ihm Halt und Sicherheit geben.“ |

**Hilfreiche Materialien**

- *Protokollbogen zur videogestützten Interaktionsanalyse* (vgl. M10, S. 135). Der Protokollbogen unterstützt den Therapeuten bei der Analyse der aufgezeichneten Interaktionen zwischen den Bezugspersonen und dem Kind. Der Therapeut wird dabei mit systematischen Fragen geleitet, um gemeinsam mit den Eltern die Interaktion mit dem Kind zu analysieren. Oft sind Bezugspersonen erst dann dazu bereit und in der Lage, sich auf das gemeinsame Anschauen des Videos einzulassen.
- *Protokollbogen: Feinfühliges Elternverhalten* (vgl. M11, S. 136). In bindungstheoretischen Beratungskonzepten kommt das Videofeedback vor allem in Form eines „Feinfühligkeitstrainings" zum Einsatz (Bakermans-Kranenburg, Juffer & van Ijzendoorn, 1998). Hier wird darauf fokussiert, Bezugspersonen für die Signale des Babys zu sensibilisieren und dadurch – wiederum indirekt – die elterliche Feinfühligkeit zu stärken. Definitionsgemäß bedeutet dies, dass die elterlichen Fähigkeiten gestärkt werden sollen, die kindlichen Signale wahrzunehmen, richtig zu interpretieren und prompt und angemessen zu beantworten.

### 2.3.3 Einzel- und gruppentherapeutische kindzentrierte Verfahren

Je nach Symptomatik und Alter des Kindes sollten neben Bezugspersonen-Kind-Interventionen auch einzel- und/oder gruppentherapeutische Interventionen beim Kind zum Einsatz kommen. Der Einsatz sollte individuell auf die Problemverhaltensweisen des Kindes ausgerichtet sein und aus evidenzbasierten Verfahren zur Behandlung des jeweiligen Symptomkomplexes bestehen. Je nach Entwicklungsstand des Kindes können bestimmte Verfahren wie beispielsweise Spieltraining oder Ärger-Kontrolltraining bereits bei sehr jungen Kindern (Vorschul- oder frühes Grundschulalter) angewandt werden.

**L12 Leitlinie 12: Einzel- und gruppentherapeutische kindzentrierte Verfahren**

Je nach Alter, Symptomkonstellation und Komorbidität ist der Einsatz unterschiedlicher einzel- und gruppentherapeutischer Verfahren und Methoden beim Kind indiziert:

- Bindungs- und Interaktionsverhalten (Psychoedukation, Selbstmanagement-/Selbstinstruktionstechniken, Soziales Kompetenztraining, Kognitive Umstrukturierung).
- Oppositionelle/aggressive Verhaltensweisen (Psychoedukation, Ärger-Kontrolltraining/Impuls-Kontrolltraining, Problemlösetraining, Selbstmanagement-/Selbstinstruktionstechniken, Entspannungsverfahren, Soziales Kompetenztraining – auch im Gruppensetting).

- ADHS (Psychoedukation, Spieltraining, Selbstinstruktionstraining, Problemlösetraining – auch im Gruppensetting).
- Ängste/Angststörungen (Psychoedukation, Konfrontation [begleitet/unbegleitet], Entspannungsverfahren).
- PTBS (Psychoedukation, Affektregulation, Traumafokussierte Konfrontation, Entspannungsverfahren).
- Depression (Psychoedukation, Kognitive Umstrukturierung, Aufbau positiver Aktivitäten, Problemlösetraining, Training sozialer Fertigkeiten).
- Tic-Störungen (Psychoedukation, Selbstbeobachtungs- und Kontrolltechniken, Reaktionsumkehr [habit reversal]).

**Je älter das Kind, desto mehr rücken kindzentrierte Interventionen in den Vordergrund**

Mit steigendem Alter des Kindes, kann die beziehungsorientierte Bezugspersonen-Kind-Therapie zunehmend durch kindzentrierte Verfahren ergänzt/ersetzt werden. Insbesondere bei der Behandlung von Jugendlichen sollten die nachfolgend aufgeführten patientenzentrierten Methoden zur Anwendung kommen, die sich bei verwandten Störungen als effektiv erwiesen haben. Wie zuvor im Kontext der Psychoedukation der Eltern beschrieben, ist es zielführend, dass Kinder mit enthemmter Symptomatik lernen, Interaktionspartner in soziale Gruppen einzuteilen und ihr Sozialverhalten dieser Gruppenzugehörigkeit entsprechend anzupassen. Hierbei bietet es sich an, Skalierungsverfahren anzuwenden (z. B. auf einem Flipchart, mit Bildkarten, mit Symbolen im Raum), mittels derer die typischen Interaktionspartner auf relevanten Achsen (z. B. „Wen siehst du am häufigsten und wen am seltensten, über wen weißt du am meisten und über wen am wenigsten?") eingeordnet werden. Die Personen können anhand dieser Achsen geclustert werden. Mit dem Kind kann im Anschluss das adäquate Interaktionsverhalten mit jedem Cluster erarbeitet werden (z. B. „Wie verhalten sich deine Freunde den Eltern anderen Kinder gegenüber?", „Wie ist das in deinen Lieblingsfernsehserien?", „Was denkst du, welches Verhalten würde sich deine Mutter wünschen?"). Im Rollenspiel kann das jeweilige Verhalten dann mit den Kindern geübt werden. Hierbei können auch Selbstmanagement- und Selbstinstruktionstechniken integriert werden, welche die Kinder bei ihrer Impulsregulation unterstützen können (z. B. Instruktionskarten). Im Rahmen kognitiver Techniken kann mit den Kindern die Bewertung sozialer Situationen aufgedeckt, hinterfragt und ggf. bearbeitet werden (kognitive Umstrukturierung; vgl. Beispiel). Diese Arbeit kann ggf. durch erlebnisorientierte Techniken (Loose, Graf & Zarbock, 2013) unterstützt werden, welche dabei helfen können, den sozialen Kontakt bedürfniskongruenter zu gestalten. Falls entsprechende Defizite vorliegen, ist es zielführend, diese Techniken durch ein soziales Kompetenztraining zu ergänzen. Durch die Vermittlung sozialer Fertigkeiten (z. B. „nein" sagen; um etwas bitten; Emotionen äußern) kann vor allem Kindern mit gehemmtem Interaktionsverhalten, die notwendige Sicherheit gegeben werden, sich auf Interaktionen einzulassen.

Überprüfung dysfunktionaler Kognitionen

Stehen oppositionelle oder aggressive Verhaltensweisen im Vordergrund, so sind einzeltherapeutische Interventionen insbesondere dann indiziert, wenn Verzerrungen in der Verarbeitung sozialer Informationen (Fehlinterpretationen sozialer Situationen) vorliegen oder wenn Ärger- und Impulskontrolle gestört sind (Petermann et al., 2016). Diese sollten jedoch mit weitergehenden Interventionen in Schule/Kindergarten verknüpft werden, um die in der Einzeltherapie erarbeiteten Strategien im persönlichen Umfeld zu überprüfen und anzuwenden. Zunächst sollten dazu soziale Situationen mit den Kindern analysiert und auf Fehlinterpretationen hin überprüft werden (vgl. Beispiel).

**Beispiel: Analyse einer sozialen Situation**

*[Das Kind/der Jugendliche beschreibt eine problematische Situation aus dem Alltag]*

*Th.:* Bitte versuche jetzt, dich noch einmal so gut wie möglich an das Telefonat mit deiner Freundin zu erinnern. Stell dir bitte vor, wie du am Telefon mit ihr sprichst.

*[Der Therapeut erfragt begleitende Gefühle]*

*Th.:* Was hast du gefühlt, als sie eure Verabredung einfach abgesagt hat?
*Pat.:* Ich war so wütend.

*[Der Therapeut erfragt begleitende Gedanken]*

*Th.:* Was hast du in dem Moment gedacht?
*Pat.:* Ich war total enttäuscht. Wie kann sie mir das nur antun, ich habe mich so drauf gefreut.
*Th.:* Das hört sich ein bisschen so an, als ob du auch unsicher warst.
*Pat.:* Ja genau. Ich habe gedacht, diese blöde Kuh hängt sicher lieber mit jemandem anderen ab. Ich bin halt nicht so cool wie die anderen.

*[Der Therapeut validiert Emotionen und Gedanken]*

*Th.:* Du warst also auch unsicher und irritiert. Du glaubst also, dass du nicht interessant genug bist, dass andere dich mögen könnten, und das macht dich dann wieder wütend.
*Pat.:* Ja, genau. Ich habe mich ganz klein und hilflos gefühlt. Das mag ich aber nicht.
*Th.:* Wenn du wütend bist, fühlst du dich stärker?
*Pat.:* Irgendwie schon.

*[Gemeinsame Suche nach alternativen Erklärungen]*

*Th.:* Kannst du dir vorstellen, dass deine Freundin auch einen anderen Grund gehabt haben könnte, warum sie eure Verabredung absagt?
*Pat.:* Weiß nicht.
*Th.:* Hast du denn schon einmal erlebt, dass sie lieber mit anderen etwas gemacht, und sich dann um dich nicht mehr gekümmert hat?
*Pat.:* Nein.
*Th.:* Was könnte denn noch ein Grund gewesen sein, warum sie dir abgesagt hat?
*Pat.:* Vielleicht haben ihre Eltern es verboten.

*Th.:* Genau und vielleicht war es deiner Freundin unangenehm, dir das zu sagen, weil sie nicht wie ein kleines Kind dastehen wollte.
*Pat.:* Stimmt, sie sagt manchmal, wie neidisch sie auf mich ist, dass ich so viel darf und sie nicht.

*[Analyse der Situation mithilfe der alternativen Erklärung und Entwicklung von Handlungsalternativen]*
*Th.:* Wenn du jetzt die Situation noch einmal betrachtest. Bist du dann immer noch so ärgerlich auf deine Freundin?
*Pat.:* Eigentlich nicht mehr so.
*Th.:* Was könntest du denn beim nächsten Mal machen?

Im Anschluss sollte die Korrektur dysfunktionaler Kognitionen und die Erarbeitung sozial angemessener Handlungsweisen erfolgen. Ergänzend dazu sollten kurz- und langfristige (positive und negative) Konsequenzen angemessener und unangemessener Verhaltensweisen einander gegenübergestellt werden. Dies zielt darauf ab, den Kindern Rückkopplungsprozesse zu verdeutlichen, die die Aufrechterhaltung problematischer Verhaltensweisen begünstigen, sich aber langfristig negativ für die Kinder auswirken. Im Anschluss an solche Situationsanalysen kann ein Problemlösetraining durchgeführt werden.

**Impuls- und Ärger-Kontrolltraining**

Ergänzend können Impuls- oder Ärger-Kontrolltrainings zum Einsatz kommen, in denen das Kind lernt, seinen Ärger/seine Wut und damit einhergehende sozial unangemessene Verhaltensimpulse wie Schlagen, Treten oder Schreien zu regulieren (z. B. Görtz-Dorten & Döpfner, 2019). Die Einübung von Entspannungsverfahren (z. B. Petermann, 2021) und positiven Selbstinstruktionen (z. B. „Ruhig Blut, dann geht alles gut.“; Petermann & Petermann, 2012) kann zusätzlich sinnvoll sein.

**Soziales Kompetenztraining**

Schließlich sollte sozial kompetentes Verhalten aufgebaut werden. Dies kann sowohl in der Einzeltherapie als auch in gruppentherapeutischen Settings erfolgen. Hierbei ist der Einsatz von Rollenspielen und ggf. Videofeedback besonders zentral. Eine Übersicht über verschiedene Techniken des sozialen Kompetenztrainings bei aggressiv-oppositionellem Verhalten findet sich bei Petermann et al. (2016).

Kinder, die zusätzlich zu bindungsgestörtem Verhalten unter ADHS leiden, können von einem Spieltraining profitieren, um ein ausdauernderes Spiel- und Beschäftigungsverhalten aufzubauen. In unterschiedlich strukturierten Spielsituationen kommen Techniken wie Ziel- und Regelabsprache, Erfragen von Handlungsplänen und positive Verstärkung zum Einsatz. Außerdem können zusätzlich (wie oben bereits beschrieben) Selbstinstruktions-, und Problemlösetechniken sowie Entspannungsverfahren Anwendung finden (vgl. Döpfner et al., 2013).

**Behandlung komorbider Angststörungen**

Zur Behandlung von Angststörungen (wie spezifischen Phobien) sollten Konfrontationstechniken (immer im Zusammenhang mit Psychoedukation und der Korrektur dysfunktionaler Kognitionen) sowie Entspannungsverfahren angewendet werden (vgl. Büch, Döpfner & Petermann, 2015).

Bei Vorliegen einer komorbiden PTBS sollten altersangepasste Interventionen zu Psychoedukation, Affektregulation, Entspannungsverfahren sowie traumafokussierte Techniken wie beispielsweise die Erstellung eines Traumanarrativs eingesetzt werden (vgl. Steil & Rosner, 2009).

**Behandlung komorbider PTBS-Symtomatik**

Bei komorbiden depressiven Störungen sollten Interventionen wie Psychoeduaktion, Korrektur dysfunktionaler Kognitionen und Förderung günstiger Wahrnehmungs- und Bewertungsmuster zur Anwendung kommen. Außerdem sollte der Aufbau positiver Aktivitäten ggf. unter Nutzung von Selbst- und Fremdverstärkungstechniken gefördert werden. Liegen soziale Probleme oder Defizite vor, ist der Einsatz eines Problemlösetrainings und das Training sozialer Fertigkeiten indiziert (vgl. Ihle et al., 2012).

**Behandlung komorbider depressiver Symtomatik**

Zur Behandlung von Tic-Störungen stehen ebenfalls spezifische kognitiv-verhaltenstherapeutische Interventionen wie Selbstbeobachtungs- und Kontrolltechniken, Entspannungsverfahren und Reaktionsumkehr (habit reversal) zur Verfügung (vgl. Döpfner et al., 2010).

**Behandlung komorbider Tic-Störungen**

## 2.3.4 Interventionen in Kindergarten/Schule

**L13 Leitlinie 13: Interventionen in Kindergarten/Schule**

- Analog zur Beratung der Eltern bzw. Bezugspersonen sollten Erzieher oder Lehrer über mögliche Symptome einer Bindungsstörung informiert werden.
- Weiterhin ist es zentral, enge Kontaktpersonen des Kindes in Kindergarten oder Schule auch im angemessenen Umgang mit Auffälligkeiten im Bindungsverhalten sowie im Umgang mit begleitenden Symptomen zu schulen. Zum Beispiel können bei oppositionell-aggressiven Verhaltensweisen Techniken der operanten Verstärkung (Verstärkerpläne/Token-Systeme) eingesetzt werden.

Um die in der Therapie erarbeiteten neuen Strategien und Verhaltensweisen im Alltag des Kindes zu etablieren, ist es in der Regel sinnvoll, auch die Betreuungspersonen aus Kindertagesstätten/Kindergärten oder Lehrer bzw. andere Betreuungspersonen in der Schule mit einzubeziehen. Hier steht, wie bei der Beratung der Eltern/Bindungspersonen, das Verständnis der Entstehungsbedingungen der Störung und daraus resultierender Symptome im Vordergrund. Auch im erweiterten Bezugspersonenkreis ist es sinnvoll, die Auffälligkeiten im Bindungsverhalten zu evaluieren

**Psychoedukation von Lehrern und Erziehern**

und ggf. auch negative Emotionen auf Seiten der Lehrer und Erzieher bzw. nachfolgende Reaktionen zu besprechen, um dem Kind nach Möglichkeit negative Konsequenzen und damit negative Bindungserfahrungen zu ersparen. Die Förderung einer positiven Beziehung zum Kind und damit Ermöglichung neuer positiver Bindungserfahrungen, aber auch die Anwendung von Verstärkerplänen (Punktepläne, Punkteschlange, Smiley-Systeme) zum Aufbau neuer Verhaltensweisen stehen im Zentrum. Erzieher und Lehrer sollten dabei im regelmäßigen Austausch mit den Eltern/Bezugspersonen und Therapeuten stehen.

**Förderung positiver Beziehungserfahrungen**

Wie schon im Rahmen der Psychoedukation der Eltern erläutert, ist es insbesondere bei Kindern mit enthemmter Bindungsstörung wichtig, dass das Kind lernt, sein Interaktionsverhalten der Gruppenzugehörigkeit der jeweiligen Interaktionspartner anzupassen (z. B. Familie, Freunde, Bekannte, Fremde). Hierbei sollte vor allem auch das Verhalten gegenüber Betreuungspersonen und Bezugspersonen anderer Kinder besprochen werden. Gemeinsam mit den Erziehern/Lehrern sollten Verhaltensregeln festgelegt werden, die, mit adäquaten Freiheitsgraden, für die Interaktion mit allen Kindern gelten z. B. in der Kindertagesstätte. Um die Vorhersagbarkeit des Verhaltens der Interaktionspartner für die Kinder zu erhöhen, sollten diese Regeln (spielerisch) vermittelt werden (z. B. den Abstand zwischen Personen mit Tüchern erproben). Auch hier ist es wichtig, das Verhalten des Kindes vor allem über positives Feedback zu lenken und regelkonformes Verhalten zu verstärken.

Gemäß der Bundesarbeitsgemeinschaft Traumapädagogik (BAG) (2011) haben sich fünf Grundhaltungen für eine entwicklungsfördernde Begleitung von Kindern und Jugendlichen mit Bindungstraumatisierungen als sinnvoll erwiesen (vgl. Kasten).

### Entwicklungsfördernde Begleitung von Kindern und Jugendlichen mit Bindungstraumatisierungen

Zentrale Ansatzpunkte für eine entwicklungsförderliche Begleitung von Kindern und Jugendlichen mit Bindungstraumatisierungen sind gemäß der Bundesarbeitsgemeinschaft Traumapädagogik (BAG) (2011):

1. *Die Annahme eines guten Grundes:* Diese Grundhaltung geht davon aus, dass alles, was ein Mensch zeigt, vor dem Hintergrund seiner Biografie Sinn ergibt. Schwierige Verhaltensformen von traumatisierten Kindern und Jugendlichen werden als sinnhafte Bewältigungsreaktionen auf außerordentliche Belastungen verstanden.
2. *Wertschätzung:* Die Annahme eines guten Grundes ist mit Wertschätzung des Kindes oder Jugendlichen („Es ist gut so, wie du bist!") und der Unterscheidung zwischen Person und Verhalten verbunden. Diese wertschätzende Haltung auch bei problematischen Verläufen beizubehalten ist besonders wichtig, da es unter Umständen einige Zeit dauern kann, bis das Kind positive Rückmeldungen über sich akzeptieren kann (Winkelmann, 2014).

3. *Transparenz und Berechenbarkeit:* Kinder und Jugendliche brauchen zur Bewältigung traumatischer Erfahrungen in Bindungsbeziehungen in besonderem Ausmaß Transparenz und Berechenbarkeit, damit sie die Kontrolle über ihr Lebensumfeld wiedererlangen können.
4. *Bedürfnis- und Ressourcenorientierung:* Eine konsequente Berücksichtigung der kindlichen Bedürfnisse, Ressourcen und Positionen kann das innere Arbeitsmodell von sich selbst verändern. Ressourcenorientierung bedeutet aber auch, dass die Heranwachsenden dabei unterstützt werden, sich ihrer eigenen Stärken bewusst zu werden und die Ressourcen ihrer Umwelt zu nutzen.
5. *Freude:* Eine Haltung, die Freude ermöglicht und fördert, schafft zugleich die Voraussetzung für positive Beziehungserfahrungen und die Bewältigung von Belastungen.

## 2.3.5 Pharmakotherapie

Sowohl die amerikanischen (Zeanah et al., 2016) als auch die nationalen Behandlungsleitlinien der Deutschen Gesellschaft für Kinder- und Jugendpsychiatrie, Psychotherapie und Psychosomatik (von Gontard et al., 2015) betonen, dass keine empirischen Nachweise für die psychopharmakologische Behandlung der Kernmerkmale von Bindungsstörungen vorliegen.

**L14** **Leitlinie 14: Pharmakotherapie**

- Es besteht keine Indikation zur Durchführung einer Pharmakotherapie zur Behandlung der Kernsymptome der Bindungsstörung.
- Je nach Ausprägung einzelner Symptome (z. B. aggressives Verhalten, ausgeprägte Impulskontrollstörung) bzw. komorbider Störungen kann eine pharmakotherapeutische Behandlung jedoch indiziert sein.

**Psychopharmaka können helfen, die Voraussetzungen für psychotherapeutische Maßnahmen zu schaffen**

Wie bereits in Kapitel 1.9 dargestellt, kann eine Pharmakotherapie je nach Ausprägung einzelner Symptome bzw. komorbider Störungen jedoch sinnvoll bzw. notwendig sein. Dies ist beispielsweise dann der Fall, wenn Symptome wie Aggressivität oder Impulsivität derart stark ausgeprägt sind, dass ein kindzentriertes oder interaktionszentriertes Arbeiten mit den betroffenen Kindern und ihren Eltern/Bezugspersonen unmöglich ist bzw. verhaltenstherapeutische oder andere Interventionen (z. B. Ergotherapie) nicht ausreichend sind. Hier wäre eine Pharmakotherapie indiziert, um die Voraussetzungen für eine weitergehende psychotherapeutische Behandlung zu schaffen.

Im Folgenden werden pharmakotherapeutische Optionen der relevantesten Symptome bzw. häufigsten komorbiden Störungen von Bindungsstörungen skizziert. Für eine ausführliche Beschreibung der pharmakotherapeutischen Behandlungsstrategie sei auf die jeweiligen Bände der Leitfaden-Reihe sowie die nationalen Behandlungsleitlinien der entsprechenden Störungen verwiesen.

**Pharmakotherapie der SSV**

Bei der Behandlung von SSV ist die pharmakotherapeutische Behandlung gegenüber psychotherapeutischen Interventionen als nachrangig anzusehen. Sie kann jedoch kurzfristig indiziert sein, wenn psychotherapeutische Interventionen nicht hinreichend wirksam sind. Aktuell gibt es – mit einer unten aufgeführten Ausnahme – keine zugelassene Substanz zur Behandlung der SSV. Die pharmakologische Behandlung muss deshalb „off-label" erfolgen. Treten aggressive/oppositionelle Verhaltensweisen infolge von Impulskontrollstörungen (z. B. bei der Hyperkinetischen Störung des Sozialverhaltens, F91.0 [ICD-10]) auf, so kann eine pharmakologische Behandlung mit Stimulanzien (Methylphenidat, Amphetamin) indiziert sein. Bei unzureichender Wirkung kann eine Behandlung mit Nicht-Stimulanzien (Atomoxetin, Guanfacin) erfolgen. Bei schwerwiegender Aggressivität und ausgeprägter Emotionsregulationsstörung besteht die höchste wissenschaftliche Evidenz für das atypische Neuroleptikum Risperidon. Dieses ist zugelassen zur Behandlung bei Minderjährigen mit niedriger Intelligenz (AWMF-Leitlinien SSV). Die Behandlung aggressiver Symptome im Rahmen einer Kombination aus SSV und depressiver Störung kann mit Selektiven Serotonin-Wiederaufnahme-Hemmern (primär Fluoxetin) erfolgen (vgl. hierzu auch AWMF-Leitlinien SSV und Petermann et al., 2016).

**Psychopharmakotherapie bei ADHS**

Die pharmakologische Behandlung von ADHS-Symptomen (Hyperaktivität/Impulsivität und Unaufmerksamkeit) bzw. von ADHS als komorbider Störung erfolgt in erster Linie durch den Einsatz von Psychostimulanzien (primär Methylphenidat, Amphetamin) (vgl. hierzu auch AWMF-Leitlinien ADHS und Döpfner et al., 2013). Die medikamentöse Behandlung von Kindern unter 6 Jahren erfolgt als „off-label use" und sollte nur bei besonders schwerwiegender Symptomatik, bei mangelndem Erfolg alternativer Behandlungsoptionen sowie bei potenziellen negativen Auswirkungen der Symptomatik auf die soziale Integration oder das Erreichen von Entwicklungsschritten erfolgen. Grundsätzlich ist eine regelmäßige medizinische Kontrolle (u. a. regelmäßige Gewichts- und Größenkontrollen sowie EKG-Untersuchungen) sowie die ausführliche Psychoedukation der Eltern zu Einnahmebesonderheiten und Auslassversuchen unerlässlich. Als Behandlungsoption der zweiten Wahl kann Atomoxetin ab einem Alter von 6 Jahren eingesetzt werden. Der Einsatz von Atomextin kann bei unzureichender Wirksamkeit von Psychostimulanzien und Verhaltenstherapie, bei zu starken Nebenwirkungen oder der Zunahme von Angst- oder Tic-Symptomen unter dieser Medikation oder bei Gefahr von Substanzmissbrauch notwendig sein. Die Behandlung mit dem Amphetamin-Präparat Dexamphetaminhemisulfat ist die Behandlungsoption der dritten Wahl bei Kindern und Jugendlichen ab 6 Jahren, bei denen durch die beiden anderen Präparatgruppen kein zufriedenstellender Rückgang der Symptomatik eingetreten ist. Bei sehr ausgeprägter Impulsivität kann außerdem der Einsatz von Clonidin (Alpha-2-Rezeptoragonist), Guanafacin (aus der Gruppe der Antisympathotonika) oder Neuroleptika in Betracht gezogen werden. Eine ausführliche Darstellung potenzieller Nebenwirkungen, Titration und Monitoring der einzelnen Präparate etc. findet sich in Döpfner et al. (2013).

Psychopharmakotherapie bei Angststörungen

Beim Vorliegen starker Ängste mit panikartigen Angstzuständen kann, wenn psychotherapeutische Interventionen nicht hinreichend wirkungsvoll waren, der Einsatz von SSRIs indiziert sein. Wenn irgendwie möglich sollte die Medikation jedoch vor bzw. im Verlauf der Expositionstherapie abgesetzt bzw. reduziert werden. Vom Einsatz von Benzodiazepinen sollte abgesehen werden. Diese sollten – wenn überhaupt – lediglich sehr kurzfristig zur Reduktion extremer Angstsymptome eingesetzt werden (Büch et al., 2015).

Psychopharmakotherapie bei PTBS

Zur Behandlung von PTBS-Symptomen bzw. PTBS wird der Einsatz von Psychopharmaka lediglich beim Vorliegen von komorbiden Störungen wie Depression empfohlen bzw. wenn die PTBS-Symptomatik derart schwer ausgeprägt ist, dass psychotherapeutische Interventionen nicht möglich sind. Die hierzu empfohlenen Substanzen sind SSRIs (Steil & Rosner, 2009).

Psychopharmakotherapie bei Depressionen

Beim Vorliegen einer depressiven Symptomatik ist der Einsatz von Pharmakotherapie nur dann indiziert, wenn psychotherapeutische Interventionen nicht erfolgreich sind, die Symptomatik sehr stark ausgeprägt ist bzw. Suizidalität vorliegt. SSRIs sind hier die Präparate der ersten Wahl. Für Fluoxetin liegen Wirksamkeitsnachweise bei 12- bis 18-jährigen Jugendlichen vor. Der Einsatz von Fluoxetin bei unter 12-jährigen Kindern erfolgt als „off-label use". Ist die Kombinationsbehandlung bestehend aus Psychotherapie und SSRI nicht erfolgreich, kann die Behandlung mit einem trizyklischen Antidepressivum in Erwägung gezogen werden. Liegt zusätzlich eine psychotische Symptomatik vor, kann die ergänzende Gabe eines Neuroleptikums indiziert sein (Ihle et al., 2012).

Psychopharmakotherapie bei Tic-Störungen

Beim Vorliegen komorbider Tic-Störungen erfolgt die pharmakologische Behandlung durch Alpha-2-Adrenozeptor-Agonisten wie Clonidin oder Guanfacin und Medikamente, die den Dopamin-2-Rezeptor blockieren wie Tiaprid, Sulpirid, Risperidon etc. Hierunter kann in der Regel eine deutliche Reduktion der Symptome erreicht werden, jedoch meist keine Symptomfreiheit. Wichtig sind hier ebenfalls regelmäßige medizinische Kontrollen, da zum Teil erhebliche Nebenwirkungen auftreten können (z. B. Gewichtszunahme, Müdigkeit) (Döpfner et al., 2010).

Psychopharmakotherapie bei Autismus-Spektrum-Störungen

Symptome, die im Rahmen einer Autismus-Spektrum-Störung auftreten wie Auto- und Fremdaggressionen, Stereotypien und Hyperaktivität lassen sich pharmakotherapeutisch relativ gut behandeln und ermöglichen häufig erst den Zugang zu therapeutischen/pädagogischen Interventionen. Bei der Behandlung externalisierender Verhaltensauffälligkeiten (z. B. Aggressivität, Wutanfälle, selbstverletzendes Verhalten) und von Stereotypien werden meist atypische Neuroleptika eingesetzt (v. a. Risperidon) (Fung et al., 2016). Bei komorbiden ADHS-Symptomen hat sich auch bei Kindern und Jugendlichen mit Autismus-Spektrum-Störung der Einsatz von Stimulanzien bewährt (v. a. Methylphenidat) (Poustka, Poustka & Kamp-Becker, 2019).

### 2.3.6 Etablierung weiterer Unterstützungssysteme

**L15 | Leitlinie 15: Etablierung weiterer Unterstützungssysteme**

- Im Rahmen der ambulanten Behandlung bzw. im Anschluss an eine stationäre Behandlung kann die Etablierung weiterer Unterstützungssysteme (z. B. Sozialpädagogische Familienhilfe, Tagesgruppen) wichtig sein.
- Dies ist insbesondere dann der Fall, wenn es den Bezugspersonen nur schwer gelingt, die erarbeiteten Strategien im Umgang mit dem Kind oder zur eigenen Emotionsregulation in den familiären oder (vor)schulischen Alltag zu transferieren.

Im Rahmen einer ambulanten Behandlung, aber auch im Anschluss an eine stationäre Therapie kann es notwendig sein, ergänzenden Hilfen zu Erziehung und Betreuung des Kindes zu etablieren. Solche Maßnahmen sollen Eltern bei der Wahrnehmung ihrer Erziehungsaufgaben unterstützen, so dass das Kind altersnormative Entwicklungsaufgaben bewältigen kann. Dabei lassen sich ambulant-aufsuchende und ambulant betreuende Unterstützungsmaßnahmen unterscheiden.

**Sozialpädagogische Familienbegleitung**

Bei den ambulant-aufsuchenden Unterstützungsmassnahmen ragt die Sozialpädagogische Familienbegleitung (SPF) mit einem Anteil von 21% in Deutschland als stärkster Angebotstyp im Spektrum erzieherischer Hilfen hervor (Arbeitsstelle Kinder- und Jugendhilfestatistik (AKJStat, 2018). Die SPF ist eine aufsuchende und mehrdimensional angelegte sozialpädagogische Maßnahme, welche die Familie und ihre Lebenswelt als Ganzes erreichen möchte. Die Intervention selbst zielt vornehmlich auf das Erkennen und Verstehen der Entstehung von Belastungsstrukturen und ihre Bearbeitung innerhalb der Familie ab (Wolf, 2012). Im Sinne einer „Hilfe zur Selbsthilfe“ werden unter Mitwirkung aller Familienangehörigen Lösungsstrategien entwickelt, die auf die Bedarfslagen in schwierigen Lebenssituationen zugeschnitten sind (Schattner, 2007).

**Nationales Zentrum Frühe Hilfen**

In Deutschland erfolgte außerdem 2007 die Einrichtung des Nationalen Zentrums Frühe Hilfen (NZFH) durch das Bundesministerium für Familie,

Senioren, Frauen und Jugend (BMFSFJ). In diesem Rahmen wurden regionale oder lokale Modellprojekte (z. B. „Guter Start ins Kinderleben“; „Keiner fällt durchs Netz“) geschaffen. Mit den „Familienhebammen“ wurde in Deutschland ein weiterer Leistungstyp zur Unterstützung von Familien mit 0- bis 3-jährigen Kindern flächendeckend eingeführt. Familienhebammen sind ausgebildete Geburtshelferinnen mit einer psychosozialen Zusatzqualifikation, die vor allem zur Betreuung von Familien mit Risikofaktoren eingesetzt werden (Schneider, 2009).

**Familienhebammen**

Ambulant betreuende Erziehungshilfen bieten Kindern und Jugendlichen, die im Elternhaus wohnen, eine intensive pädagogische Begleitung und Förderung. In Deutschland gehören sie unter den Bezeichnungen „Soziale Gruppenarbeit“ (Art. 29 SGB VIII) oder „Hilfe zu Erziehung in einer Tagesgruppe“ (Art. 32 SGB VIII) zum gesetzlich verankerten Spektrum der Erziehungshilfen. Diese Angebote setzen vor allem auf die Betreuung der Kinder in einem Gruppesetting, um eine optimale Entwicklungs- und Lernumgebung zu schaffen. In diesem Rahmen können Kinder durch Begegnungen mit anderen Kindern/Jugendlichen und mit individueller pädagogischer Förderung durch qualifizierte Fachpersonen positive Lernerfahrungen machen. Die Förderung und Entwicklungsbegleitung in den ambulant betreuenden Erziehungshilfen kann sowohl auf soziale Auffälligkeiten als auch auf schulische Lernschwierigkeiten abzielen. Oft werden diese Angeboten zudem durch heilpädagogische Angebote ergänzt.

**Ambulant betreuende Erziehungshilfen**

# 3 Verfahren zu Diagnostik und Therapie

Tabelle 9 liefert einen Überblick über Verfahren zur Diagnostik und Verlaufskontrolle sowie zur Therapie von Bindungsstörungen. Im Folgenden werden diese Verfahren beschrieben.

**Tabelle 9:** Verfahren zu Diagnostik, Verlaufskontrolle und Therapie

| | |
|---|---|
| **Verfahren zur Diagnostik und Verlaufskontrolle** | DCL-BIST – Diagnose-Checkliste Bindungs- und Beziehungsstörungen |
| | ILF-KONTAKT – Interview-Leitfaden für Kontakt-Störungen aus DISYPS-ILF |
| | SIVA: 0-6 – Strukturiertes Interview für das Vorschulalter |
| | FBB-BIST – Fremdbeurteilungsbogen für Eltern/Lehrer und Erzieher, Bindungs- und Beziehungsstörungen aus DISYPS-III |
| | RPQ – Beziehungsprobleme Fragebogen (RPQ) |
| **Verfahren zur Therapie** | CoS – Kreis der Sicherheit (Circle of Security) |
| | SAFE – Secure Attachment Family Education |
| | STEEP – Steps Toward Effective and Enjoyable Parenting |
| | EPB – Entwicklungspsychologische Beratung für Familien mit Säuglingen und Kleinkindern |
| | WWW – Watch Wait and Wonder |
| | PCIT – Parent-Child Interaction Therapy (PCIT) |

## 3.1 Verfahren zur Diagnostik und Verlaufskontrolle

Wie bereits beschrieben steht im Zentrum der Diagnostik einer Bindungsstörung die aktuelle klinische Symptomatik des Kindes und die Erfassung einer möglichen Deprivations- bzw. Misshandlungsvorgeschichte. Gemäß den Leitlinien der amerikanischen Gesellschaft für Kinder- und Jugendpsychiatrie (AACAP) (Zeanah et al., 2016) ist die Verhaltensbeobachtung für die Abklärung einer Bindungsstörung zentral, wohingegen nur wenige standardisierte diagnostische Verfahren zur Erfassung von Bindungsstörungen gibt. Im Folgenden führen wir die Verfahren auf, die unterstützend zur Beurteilung klinisch relevanter psychischer Symptome von Bindungsstörungen – inklusive der Beurteilung potenzieller Komorbiditäten bzw. Differenzialdiagnosen – eingesetzt werden können.

### 3.1.1 DCL-BIST – Diagnose-Checkliste Bindungs- und Beziehungsstörungen

**Tabelle 10:** Kurzbeschreibung DCL-BIST

| | |
|---|---|
| **Beurteiler** | Klinische Beurteilung auf der Basis der Exploration des Kindes, seiner Eltern/Bezugspersonen und/oder Erzieher und Lehrer sowie der klinischen Beobachtung. |
| **Spezifität** | Störungsspezifisch – Erfassung von Bindungs- und Beziehungsstörungen bei Kindern und Jugendlichen nach ICD-10/DSM-5. |
| **Altersbereich** | Kinder und Jugendliche zwischen 4 und 17;11 Jahren. |
| **Quelle** | Bestandteil des Diagnostik-Systems für psychische Störungen im Kindes- und Jugendalter nach ICD-10 und DSM-5 (DISYPS-III; Döpfner & Görtz-Dorten, 2017). |
| **Bezug** | Testzentrale Göttingen. |

Die Diagnose-Checkliste Bindungs- und Beziehungsstörungen (DCL-BIST) ist Bestandteil des Diagnostik-Systems für psychische Störungen im Kindes- und Jugendalter nach ICD-10 und DSM-5 (DISYPS-III; Döpfner & Görtz-Dorten, 2017) und enthält alle Kriterien der Reaktiven Bindungsstörung und der Beziehungsstörung mit Enthemmung nach ICD-10 und DSM-5. Die klinische Beurteilung basiert auf den Explorationen der Eltern/Bezugspersonen, der Lehrer/Erzieher und ggf. des Kindes sowie der klinischen Beobachtung in der Untersuchungssituation. Die Auswertung erfolgt sowohl kategorial mithilfe eines Entscheidungsbaumes als auch dimensional über den Mittelwert der Items.

Ergänzend zur DCL-BIST beinhaltet das DISYPS-III weitere Diagnose-Checklisten für die folgenden Störungen, die gegebenenfalls zur differenzialdiagnostischen Einordnung als auch zur Beurteilung vorhandener Komorbiditäten genutzt werden können (Döpfner & Görtz-Dorten, 2017): Diagnose-Checkliste zum Screening psychischer Störungen (DCL-Screen); Diagnose-Checkliste für Aufmerksamkeitsdefizit-/Hyperaktivitätsstörungen (DCL-ADHS), für Störungen des Sozialverhaltens (DCL-SSV), für Depressive Störungen (DCL-DES), für Angststörungen (DCL-ANG), für Trauma- und belastungsbezogene Störungen (DCL-TBS), für Zwangs-Spektrum-Störungen (DCL-ZWA), für Tic-Störungen (DCL-TIC), für Autismus-Spektrum- und Kommunikations-Störungen (DCL-ASKS).

### 3.1.2 ILF-KONTAKT – Interview-Leitfaden für Kontakt-Störungen

**Tabelle 11:** Kurzbeschreibung ILF-KONTAKT

| | |
|---|---|
| **Beurteiler** | Klinische Beurteilung auf Basis eines Interview-Leitfadens. |
| **Spezifität** | Störungsspezifisch – Erfassung gegenwärtiger Autismus-Spektrum- und Kommunikations-Störungen und Bindungs- und Beziehungsstörungen bei Kindern und Jugendlichen nach DSM-5. |
| **Altersbereich** | Kinder und Jugendliche zwischen 4 und 17;11 Jahren. |
| **Quelle** | Götz-Dorten, Thöne und Döpfner (2021). |
| **Bezug** | Testzentrale Göttingen. |

Der Interview-Leitfaden für Kontakt-Störungen (ILF-KONTAKT; Görtz-Dorten et al., 2021) ist ein semistrukturiertes diagnostisches Interview zur Erfassung gegenwärtiger Autismus-Spektrum- und Kommunikationsstörungen sowie Bindungs- und Beziehungsstörungen bei Kindern und Jugendlichen. ILF-KONTAKT ist ebenfalls Bestandteil der Interviewleitfäden aus dem Diagnostik-System für Psychische Störungen im Kindes- und Jugendalter und ermöglicht eine strukturierte Exploration und Beurteilung der Diagnosekriterien der Bindungsstörungen nach DSM-5 (einschließlich zugeordneter Diagnosenummern nach ICD-10). Alternativ können die klinischen Beurteilungen, die mithilfe des ILF-KONTAKT gewonnen werden, auch in die oben dargestellte dazugehörige DCL-BIST eingetragen werden.

Der ILF-KONTAKT kann sowohl mit Eltern/Bezugspersonen, Erziehern und Lehrern als auch mit den Kindern und Jugendlichen selbst (ab einem Entwicklungsalter von mindestens 8 Jahren) durchgeführt werden. Der Beurteiler kann dabei die Formulierungen der Fragen variieren. Die Fragen müssen nicht wörtlich vorgelesen werden, sondern dienen vielmehr als Formulierungsbeispiele, die sowohl an die genutzte Sprache des Interviewpartners (Eltern/Bezugspersonen/Erzieher/Kinder/Jugendliche) als auch an den Entwicklungsstand der Kinder und Jugendlichen angepasst werden sollten. Die Reihenfolge, in der die Fragen gestellt werden, kann ebenfalls variiert werden. Viele Fragen zu den Symptomen von Bindungsstörungen können nur bedingt durch die Kinder und Jugendlichen selbst beantwortet werden, sodass hier sicherlich der Fokus auf der Nutzung des ILF-KONTAKT mit den Eltern/Bezugspersonen oder weiteren Kontaktpersonen liegt. Soll der ILF-KONTAKT dennoch bei den betroffenen Kindern und Jugendlichen zur Anwendung kommen, so sind bei einigen Fragen alternative Formulierungsvorschläge vorhanden.

Neben dem ILF-KONTAKT liegen noch folgende weitere Interviewleitfäden vor, die ebenso wie die oben genannten DCL zur differenzialdiagnostischen Einordnung sowie Abklärung von Komorbiditäten genutzt werden können:

- ILF-SCREEN: ein Interviewleitfaden zum Screening eines breiten Spektrums an psychischen Störungen anhand von Screening-Fragen.
- ILF-INTERNAL: Interviewleitfaden zur Diagnostik internaler Störungen wie depressive Störungen, Angststörungen sowie Trauma- und belastungsbezogene Störungen.
- ILF-ZWANG/TIC: Interviewleitfaden für Zwangs-Spektrum- und Tic-Störungen.
- ILF-EXTERNAL: Interviewleitfaden für Störungen aus dem externalen Formenkreis wie Aufmerksamkeitsdefizit-, Hyperaktivitätsstörungen und Störungen des Sozialverhaltens.

### 3.1.3 SIVA: 0-6 – Strukturiertes Interview für das Vorschulalter

**Tabelle 12:** Kurzbeschreibung SIVA: 0-6

| | |
|---|---|
| **Beurteiler** | Klinische Beurteilung auf Basis eines modularen Interview-Leitfadens. |
| **Spezifität** | Erfassung psychischer Störungen bei Vorschulkindern. |
| **Altersbereich** | Klein- und Vorschulkinder zwischen 0;3 und 6;11 Jahren. |
| **Quelle** | Bolten et al. (2021). |
| **Bezug** | ZPID/open test archive. |

Das Strukturierte Interview für das Vorschulalter (Bolten et al., 2021) bietet die Möglichkeit, auf der Basis der Klassifikationssysteme ICD-10, DSM-5 und der DC: 0-5 psychische Störungen bei Kindern im Altersbereich zwischen 3 Monaten und 6 Jahren und 11 Monaten zu diagnostizieren. Bei der Entwicklung des SIVA: 0-6 wurde insbesondere der hohen Entwicklungsdynamik in dieser Altersspanne Rechnung getragen, aber auch Beziehungen des Kindes zu seinen Bezugspersonen bzw. der direkten sozialen Umwelt wurden berücksichtigt. Das Interview ist modular aufgebaut, d.h. es werden den Eltern/Bezugspersonen des Kindes nur Fragen gestellt, die auch für den Altersbereich des jeweiligen Kindes relevant sind. SIVA: 0-6 ist ein strukturiertes Interview, d.h. die Fragen sollten möglichst wortgetreu wiedergegeben werden. Allerdings dürfen Formulierungen im Interviewleitfaden durch weitere Erklärungen und Beispiele vertieft oder zusätzliche Fragen gestellt werden.

Mit dem SIVA: 0-6 können die häufigsten Störungsbilder des Vorschulalters erfasst werden. Alle Fragen des SIVA: 0-6 beziehen sich auf das aktuelle Verhalten bzw. Erleben des jeweiligen Kindes. Der genaue Zeitraum (z.B. in den letzten zwei Wochen; den letzten drei Monaten) variiert jedoch je nach Störungsbereich und ist jeweils gesondert vermerkt. Tabelle 13 liefert einen Überblick über die Zuordnung der Module zu den entsprechenden Altersbereichen.

**Tabelle 13:** Übersicht über die Zuordnung der SIVA-Module M0 bis M16 zu den Altersbereichen

| Modul | Altersbereich 0;3 bis 1;0 Jahre | Altersbereich 1;0 bis 2;0 Jahre | Altersbereich 2;1 bis 3;0 Jahre | Altersbereich 3;1 bis 4;0 Jahre | Altersbereich 4;1 bis 6;11 Jahre |
|---|---|---|---|---|---|
| **M0** | Anamnese | Anamnese | Anamnese | Anamnese | Anamnese |
| **M1** | Sensorische Schwierigkeiten | Sensorische Schwierigkeiten | Sensorische Schwierigkeiten | Sensorische Schwierigkeiten | Sensorische Schwierigkeiten |
| **M2** | Schreiverhalten | | | | |
| **M3** | Schlafschwierigkeiten | Schlafschwierigkeiten | Schlafschwierigkeiten | Schlafschwierigkeiten | Schlafschwierigkeiten |
| **M4** | Essschwierigkeiten | Essschwierigkeiten | Essschwierigkeiten | Essschwierigkeiten | Essschwierigkeiten |
| **M5** | | Bindungen | Bindungen | Bindungen | Bindungen |
| **M6** | | Beziehungen | Beziehungen | Beziehungen | Beziehungen |
| **M7** | | | Schwierigkeiten mit Aggressionen | Schwierigkeiten mit Aggressionen | Schwierigkeiten mit Aggressionen |
| **M8** | | | | Soziale Verhaltensschwierigkeiten | Soziale Verhaltensschwierigkeiten |
| **M9** | | | Verhaltensschwierigkeiten | Verhaltensschwierigkeiten | Verhaltensschwierigkeiten |
| **M10** | | Anpassungsschwierigkeiten | Anpassungsschwierigkeiten | Anpassungsschwierigkeiten | Anpassungsschwierigkeiten |
| **M11** | | Trauer | Trauer | Trauer | Trauer |
| **M12** | | | Belastungen | Belastungen | Belastungen |
| **M13** | | | Stimmung | Stimmung | Stimmung |
| **M14** | | Ängste | Ängste | Ängste | Ängste |
| **M15** | | | | | Ausscheidungsschwierigkeiten |
| **M16** | | | | Screeningmodul | Screeningmodul |

Mit Modul M5 werden die Bindungsstörungen nach ICD-10, DSM-5 und der DC: 0-5 erfasst. Das SIVA: 0-6 hat eine hohe Akzeptanz. Die Interraterreliabilität für externalisierende (Kappa>.82,>91.9 %) und internalisierende Diagnosen (Kappa>.72, 93.5 %) sowie den Ausschluss von Diagnosen (> 97 %) war gut bis sehr gut. Die Ergebnisse sprechen für eine gute Akzeptanz, Validität und Reliabilität des SIVA: 0-6 in Praxis und Forschung. Die Kappa- und Yules-Y-Koeffizienten liegen sowohl auf der Ebene der Oberklassen „Internalisierende Störungen", „Externalisierende Störungen" und „Keine Störung", als auch auf der Ebene spezifischer Störungen im guten bis akzeptablen Bereich, was das SIVA: 0-6 als ein reliables Diagnoseinstrument für das Vorschulalter ausweist. Auch die Überprüfung der Inhalts-, der konvergenten und der diskriminanten Validität ergaben zufriedenstellende bis gute Ergebnisse (In-Albon et al., 2020).

### 3.1.4 FBB-BIST – Fremdbeurteilungsbogen – Bindungs- und Beziehungsstörungen

**Tabelle 14:** Kurzbeschreibung FBB-BIST

| | |
|---|---|
| **Beurteiler** | Eltern/Bezugspersonen, Lehrer, Erzieher, sonstige Personen. |
| **Spezifität** | Störungsspezifisch – Erfassung von Bindungs- und Beziehungsstörungen bei Kindern und Jugendlichen nach ICD-10/DSM-5. |
| **Altersbereich** | Kinder und Jugendliche zwischen 4 und 17; 11 Jahren. |
| **Quelle** | Bestandteil des Diagnostik-Systems für psychische Störungen im Kindes- und Jugendalter nach ICD-10 und DSM-5 (DISYPS-III; Döpfner & Görtz-Dorten, 2017). |
| **Bezug** | Testzentrale Göttingen. |

Der Fremdbeurteilungsbogen Bindungs- und Beziehungsstörungen (FBB-BIST) erfasst mit 14 Items sowohl die Diagnosekriterien der Reaktiven Bindungsstörung als auch der Beziehungsstörung mit Enthemmung nach DSM-5 und ICD-10. Die Beurteiler sollen dabei einschätzen, wie zutreffend die entsprechende Aussage für das Kind ist. Die Antwortmöglichkeiten sind vierfach gestuft von 0 „gar nicht" bis 3 „besonders" zutreffend. Ergänzend werden mit neun Items Kompetenzen abgefragt. Zusätzlich werden Funktionsbeeinträchtigungen sowie der Leidensdruck beurteilt. Normierungen des Fragebogens liegen bislang noch nicht vor.

Während das DISYPS-III (Döpfner & Görtz-Dorten, 2017) für die meisten der in Kapitel 1.5 angegebenen Störungen sowohl Fremd- als auch Selbstbeurteilungsbögen enthält, liegt für die Bindungs- und Beziehungsstörungen im DISYPS-III keine Selbstbeurteilungsskala vor. Hintergrund ist, dass diese Störungen nur sehr begrenzt im Selbsturteil zu erfassen sind.

### 3.1.5 RPQ – Beziehungsprobleme Fragebogen

**Tabelle 15:** Kurzbeschreibung RPQ

| | |
|---|---|
| **Beurteiler** | Eltern/Bezugspersonen. |
| **Spezifität** | Beziehungsprobleme. |
| **Altersbereich** | Kinder und Jugendliche zwischen 5 und 15 Jahren. |
| **Quelle** | Kleinrahm, R., Ziegenhain, U. und Schmid, M. (2009). Deutschsprachige Version des Relationship Problems Questionnaire. Ulm: Unveröffentlichtes Manuskript. |
| **Bezug** | Über die Autoren. |

Der Beziehungsprobleme Fragebogen ist die deutsche Übersetzung des Relationship Problems Questionnaire (RPQ) von Minnis et al. (2002, 2007). Der Fragebogen wurde durch Kleinrahm et al. (2009) übersetzt und lässt sich als Screening-Instrument für das Vorliegen einer Bindungsstörung bei Kindern und Jugendlichen zwischen 5 und 15 Jahren verwenden. Das Instrument umfasst insgesamt 18 Aussagen, welche von den Bezugspersonen eines Kindes jeweils auf einer vierstufigen Skala eingeschätzt werden sollen („Genau wie mein Kind", „Wie mein Kind", „Ein bisschen wie mein Kind", „Überhaupt nicht wie mein Kind"). Die Reliabilität des Verfahrens ist ausreichend bis gut (Interne Konsistenz=.70; Interrater-Reliabilität=.81, Retest-Reliabilität=.78; Minnis et al., 2002). Faktor- und Clusteranalysen wurden mit Daten von insgesamt 15.000 Zwillingen und ihren Bezugspersonen durchgeführt (Young, Reekie, Gray, Ronald & Minnis, 2006). Dabei waren die Items des RPQ mit Symptomen der Reaktiven Bindungsstörung assoziiert. Die Skala konnte gut zwischen Kindern mit und ohne Bindungsstörung differenzieren. Als Cut-off-Score wurde ein Wert von 33 empfohlen.

### 3.1.6 Verfahren zur Erfassung weiterer psychischer Symptome und Störungen

Zur Erfassung weiterer psychischer Auffälligkeiten und Störungen und auch zur differenzialdiagnostischen Abgrenzung der Bindungsstörungen von anderen psychischen Störungen eignet sich der Einsatz weiterer allgemeiner Screening-Fragebögen, wie z. B. der Verhaltensbeurteilungsbogen für Vorschulkinder (VBV 3-6; Döpfner, Berner, Breuer, Fleischmann & Schmidt, 2018). Der VBV 3-6 kann von Eltern/Bezugspersonen und Erziehern ausgefüllt werden und erfasst sozial-emotionale Kompetenzen, oppositionell-aggressives Verhalten, Unaufmerksamkeit und Hyperaktivität versus Spielausdauer sowie emotionale Auffälligkeiten.

Ein weiteres weit verbreitetes Screening-Instrument zur Erfassung psychischer Auffälligkeiten über das gesamte Kindes- und Jugendalter ab einem Alter von 1,5 Jahren ist das Fragebogensystem, das von der Arbeitsgruppe Deutsche Child Behaviour Checklist (Döpfner et al., 2014; Plück, Scholz & Döpfner, 2022) an den deutschen Sprachraum adaptiert wurde und Eltern-, Erzieher-, Lehrer- sowie Selbstbeurteilungs-Fragebögen für Jugendliche ab 11 Jahren beinhaltet. Die Fragebögen erfassen internale Probleme (Rückzug/Depressivität, körperliche Beschwerden und Angst/Depressivität), externale Probleme (regelverletzendes Verhalten, aggressives Verhalten) sowie gemischte Probleme (Soziale Probleme, schizoid/zwanghaft, Aufmerksamkeitsprobleme).

Ähnlich geeignet und verbreitet ist der relativ kurze Fragebogen zu Stärken und Schwächen (SDQ, Strengths and Difficulties Questionnaire). Dieser wurde in 40 Sprachen übersetzt und ist kostenlos über www.sdqinfo.com (Stand April 2021) erhältlich. Der Fragebogen kann ebenfalls von Eltern, Erziehern, Lehrern sowie von Kindern ab 11 Jahren ausgefüllt werden und erfasst vier Problemskalen (emotionale Probleme, externalisierende Verhaltensauffälligkeiten, Hyperaktivität/Unaufmerksamkeit, Probleme mit Gleichaltrigen) sowie prosoziales Verhalten bei Kindern von 3 bis 16 Jahren.

### 3.1.7 Verfahren zur Erfassung der elterlichen Belastung

Da eigene Erfahrungen mit Vernachlässigung, Misshandlungen oder Missbrauch einen höchst bedeutsamen Einflussfaktor auf das elterliche Erziehungs- und Interaktionsverhalten darstellen und somit ggf. auch ein potenzieller Risikofaktor für eine Bindungsstörung sein könnten, ist es sinnvoll, diese im Rahmen einer vertrauensvollen therapeutischen Beziehung zu erfassen.

Hierfür eignet sich beispielsweise die deutsche Kurzform des Childhood Trauma Questionnaire (CTQ; Häuser et al., 2011). Der CTQ ist ein Screening-Instrument zur Erfassung selbst erlebter Vernachlässigung oder Misshandlungen in Kindheit und Jugend. Mithilfe des CTQ können fünf Subskalen ermittelt werden: Emotionaler Missbrauch, Körperlicher Missbrauch, Sexueller Missbrauch, Emotionale Vernachlässigung, Körperliche Vernachlässigung.

Weitere Selbstbeurteilungsverfahren zur Erfassung der gegenwärtigen Symptombelastung sind die Symptom Checkliste (SCL-90-R; Schmitz et al., 2000) bzw. die Kurzform der SCL-90-R, die Brief-Symptom-Checklist (BSCL) (Franke et al., 2017) und das Beck Depressions-Inventar II (BDI-II; Kuhner, Burger, Keller & Hautzinger, 2007). Die SCL-90-R erfasst auf neun Skalen mittels 90 Items Somatisierung, Zwanghaftigkeit, Unsicherheit im Sozialkontakt, Depressivität, Ängstlichkeit, Aggressivität/Feindseligkeit, Phobische Angst, Paranoides Denken, Psychotizismus. Die BSCL erfasst diese Skalen auf 53 Items. Die Skalenwerte beider Versionen können jeweils zu drei globalen Kennwerten der allgemeinen Symptomlast zusammengefasst werden. Der BDI-II orientiert sich an den Depressionskriterien des DSM-IV und erfasst auf 21 Items die depressive Symptomatik der vergangenen zwei Wochen.

## 3.2 Verfahren zur Therapie

Die Therapie von Kindern mit Bindungsstörungen erfordert ein symptomorientiertes multisystemisches Vorgehen, welches in erster Linie das Ziel verfolgt, eine verlässliche, stabile und vorhersagbare Umwelt für das Kind herzustellen. Ein wichtiger Schwerpunkt des therapeutischen Vorgehens liegt daher in der Verbesserung der Beziehungsqualität zwischen Kind und Bindungsperson. Zur Förderung der Bindungssicherheit bzw. zur Verbesserung dyadischer Interaktionen auf der Basis der Bindungstheorie gibt es im deutschsprachigen Raum einige differenzierte praxisorientierte Manuale (z. B. Circle of Security [CoS] von Powell, Cooper, Hoffmann & Marvin [2015] oder das Secure Attachment Family Education [SAFE] von Brisch [2010]). Jedoch handelt es sich bei diesen Manualen nicht um spezifische Programme zur Behandlung von Bindungsstörungen, sondern vielmehr um Präventionsprogramme zur Förderung sensitiven Elternverhaltens und damit zur Unterstützung einer sicheren Bindung des Kindes an seine Eltern.

Neben der dyadischen Bindungsförderung können aber auch Manuale zur Behandlung spezifischer Begleitsymptome des Kindes (z. B. aggressives Verhalten oder Traumafolgestörungen) verwendet werden. Im Zusammenhang mit Bindungs- und Beziehungsstörungen kann beispielsweise die Parent-Child-Interaction Therapy (PCIT) von Eyberg et al. (1995) verwendet werden. Im Folgenden soll kurz auf die im deutschsprachigen Raum zur Verfügung stehenden Verfahren eingegangen werden. Während in Kapitel 1.9 die Darstellung der empirischen Evidenz der Verfahren im Vordergrund stand, wird im Folgenden auf deren therapeutische Inhalte eingegangen.

### 3.2.1 Kreis der Sicherheit (Circle of Security; CoS)

Der bindungstheoretisch fundierte Interventionsansatz des Kreises der Sicherheit (Circle of Security, CoS) von Powell et al. (2015) zielt auf eine verhaltensorientierte Beziehungsförderung gestörter Eltern-Kind-Interaktionen ab. Das Programm soll Eltern darin schulen, die kindlichen Bindungssignale zu erkennen und angemessen darauf zu reagieren. CoS ist ursprünglich als Gruppenprogramm konzipiert worden, kann aber auch im Einzelsetting genutzt werden. Zum Erreichen der bindungsfördernden Therapieziele wird neben psychoedukativen Elementen auch die Methode des Videofeedbacks eingesetzt. Hierfür werden vorab diagnostische Videoaufzeichnungen gemacht, aus welchen für die Therapiesitzungen vom Therapeuten entscheidende Ausschnitte ausgesucht werden. Im Rahmen des Programms sollen die Eltern ein Interaktionsverhalten entwickeln, welches einerseits den Erkundungsdrang der Kinder unterstützt (sie passen auf das Kind auf, helfen ihm, freuen sich mit ihm) und dem Kind andererseits als sichere Basis dient (sie beschützen das Kind, trösten es, freuen sich am Kind, ordnen seine Gefühle). Dabei sollen die Eltern immer „größer, stärker, klüger und liebenswürdig" sein, wenn möglich den kindlichen Bedürfnissen folgen und falls notwendig die Leitung übernehmen (Marvin et al., 2002). Die Intervention umfasst 20 Sitzungen à 75 Minuten, liegt jedoch auch in einer Kurzform mit acht Hausbesuchen vor.

### 3.2.2 Secure Attachment Family Education (SAFE)

Das Secure Attachment Family Education (SAFE) Programm ist ein gruppenbasiertes Präventionsprogramm, welches zur Förderung einer sicheren Bindung konzipiert wurde (Brisch, 2010). Das Programm richtet sich dabei an werdende Eltern und findet sowohl während der Schwangerschaft als auch im ersten Lebensjahr des Kindes statt. Die vier vorgeburtlichen Programmmodule dienen zum einen der Vermittlung von Bindungswissen und zum anderen der Thematisierung eigener Kindheitserfahrungen der werdenden Eltern. Darüber hinaus werden allgemeine Informationen zur Vorbereitung auf das Leben mit Kind gegeben. Die sechs nachgeburtlichen Module nutzen primär Videofeedback, um die Eltern in einem feinfühligen und angemessenen Umgang mit kindlichen Signalen und Bedürfnissen zu trainieren. Die Seminartage finden für gewöhnlich in Gruppen von sechs bis acht Elternpaaren statt (auch Alleinerziehende können teilnehmen) und dauern jeweils ca. sieben Zeitstunden. Das Programm umfasst darüber hinaus eine Krisen-Hotline und eine Einzelberatung.

### 3.2.3 Steps Toward Effective and Enjoyable Parenting (STEEP)

Auch Steps Toward Effective and Enjoyable Parenting (STEEP) wurde als Primärpräventionsprogramm zur Förderung der Bindungssicherheit und zur Verhinderung von kindeswohlgefährdenden Situationen entwickelt (Egeland & Erickson, 1993). Es wird im deutschsprachigen Raum häufig eingesetzt. Auch STEEP nutzt die Technik des Videofeedbacks zur Förderung der Feinfühligkeit. Dabei wird ein besonderes Augenmerk auf den Einfluss früherer und gegenwärtiger Beziehungserfahrungen auf die Elternschaft und die Nutzung sozialer Unterstützung gelegt. STEEP sollte idealerweise ebenfalls bereits in der Schwangerschaft beginnen und kann bis ins dritte Lebensjahr angewandt werden. Dabei kommen auch hier sowohl Einzelkontakte (Hausbesuche) mit videogestützter Beratung, als auch Eltern-Kind-Gruppen und Familienaktionen zum Einsatz. Das komplexe Frühinterventionsprogramm setzt auf folgenden Ebenen an: Verhaltensebene (Veränderung konkreter Interaktionen der Eltern mit ihrem Kind durch Videofeedback), Repräsentationsebene (Thematisierung eigener Bindungsmodelle der Eltern), helfende Beziehungen (Gestaltung neuer und bestehender hilfreicher Beziehungen der Eltern) und soziale Unterstützung (Unterstützung durch professionelle Helfer, das eigene soziale Netzwerk und andere Mütter aus der Gruppe).

### 3.2.4 Entwicklungspsychologische Beratung für Familien mit Säuglingen und Kleinkindern (EPB)

Die Entwicklungspsychologische Beratung für Familien mit Säuglingen und Kleinkindern (EPB) von Ziegenhain et al. (2004) ist ein Kurzzeitpräventionsprogramm zur Förderung der elterlichen Feinfühligkeit in der frühen Kindheit (0 bis 3 Jahre). Es kann als aufsuchende Hilfe oder im gewohnten Therapiesetting durchgeführt werden. Die EPB dient dem Aufbau einer gelingenden Eltern-Kind-Beziehung und einer sicheren emotionalen Bindung beim Kind. Zentrale Inhalte sind auch hier die Psychoedukation der Eltern, Videoanalysen und das Videofeedback. Durch die Anwesenheit des Säuglings bzw. Kleinkindes bei allen Therapiegesprächen ist eine unmittelbare Erprobung des Gelernten möglich.

### 3.2.5 Watch, Wait and Wonder (WWW)

Das manualisierte Interventionsprogramm Watch, Wait and Wonder (WWW) von Muir (1992) und Cohen et al. (2010) ist ein interaktionsbasiertes Psychotherapieverfahren. Bei der Behandlung stehen sowohl kindliche Aktivitäten als auch das elterliche Erleben und die Verarbeitung der Interaktion im Vordergrund. Um die kindliche Selbstwirksamkeit zu fördern, überlassen Eltern und Behandler dem Kind die Initiative beim Spiel. Jede WWW-Sitzung besteht aus einem Beobachtungsteil (Dauer ca. 20 bis 30 Minuten) und einem anschließenden Diskussionsteil zwischen Eltern und Behandler. Für die kindgeleitete Aktivität werden dem Kind verschiedene Spielsachen auf einer Matte angeboten. Das Programm umfasst acht Sitzungen, mit der Möglichkeit der Verlängerung.

### 3.2.6 Parent-Child Interaction Therapy (PCIT)

Die Parent-Child Interaction Therapy (PCIT; McNeil & Hembree-Kigin, 2010) ist eine manualisierte Therapie für 2- bis 6-jährige Kinder mit SSV, aber auch anderen Verhaltensauffälligkeiten (z. B. ADHS oder ASS). Darüber hinaus kann die PCIT bei körperlicher Kindesmisshandlung und Bindungsstörungen eingesetzt werden. Das Therapiemanual basiert sowohl auf der Bindungstheorie als auch der Lerntheorie. Es besteht aus zwei Behandlungsphasen: einem Spieltraining und einem verhaltenstherapeutischen Erziehungstraining. In beiden Phasen werden den Eltern/Bezugspersonen des Kindes Fertigkeiten vermittelt, welche direkt unter Anleitung durch den Therapeuten in den Interaktionen mit dem Kind umgesetzt werden sollen (im Sinne eines Live-Coachings via Live-Zuschaltung oder über ein Ohr-Mikrofon). Das Spieltraining dient in erster Linie dem Aufbau bzw. der Festigung einer stabilen und sicheren Eltern-Kind-Beziehung und bildet die Basis für das spätere Erziehungstraining. Im Spieltraining lernen die Eltern, dem Kind bei angemessenem Verhalten die Führung zu überlassen, ihm Aufmerksamkeit zu geben und es zu loben. Im Erziehungstraining üben sie, das Kind anzuleiten, zu führen und konsequent zu reagieren, sofern dies notwendig ist. Die Therapie dauert im Durchschnitt ca. 15 bis 20 Sitzungen.

# 4 Materialien

| Übersicht | |
|---|---|
| M01 | Explorationsschema für Bindungsstörungen |
| M02 | Checkliste für Therapeuten zu Risikofaktoren von Bindungsstörungen |
| M03 | Protokollbogen Tagesablauf |
| M04 | Strukturierter klinischer Beobachtungsablauf bei Verdacht auf Bindungsstörung |
| M05 | Informationsblatt: Beziehung und Bindung als Entwicklungsvoraussetzung |
| M06 | Informationsblatt: Unterstützung positiver Beziehungen |
| M07 | Informationsblatt: Gewalt gegen Kinder keine Chance geben |
| M08 | Informationsblatt: Gewaltfreie Erziehung |
| M09 | Informationsblatt: Erziehungstipps zur gewaltfreien Erziehung |
| M10 | Protokollbogen zur videogestützten Interaktionsanalyse |
| M11 | Protokollbogen: Feinfühliges Elternverhalten |

## M01 Explorationsschema für Bindungsstörungen

### Vorstellungs-/Aufnahmebedingungen

Datum: ____________________

Name: ____________________ Vorname: ____________________ Geburtsdatum: __________

Geburtsort: ________________________________ Geschlecht: ☐ männlich ☐ weiblich ☐ divers

**Erstgespräch durchgeführt mit:**

☐ Mutter ☐ Vater ☐ andere Verwandte ☐ andere Bezugsperson

☐ Kind/Jugendlicher anwesend

**Anregung der Vorstellung?**

☐ Eltern

☐ Kinderarzt/Kinderärztin

☐ ErzieherIn

☐ ____________________

### Aktuelle Probleme

**Was sind die Probleme, weshalb Sie uns aufsuchen?**

________________________________________

________________________________________

________________________________________

________________________________________

________________________________________

________________________________________

________________________________________

**Wie verläuft ein typischer Tag mit Ihrem Kind?**

Erwachen: ____ : ____ Uhr

Vormittag: ________________________________________

Mittag: ________________________________________

Nachmittag: ________________________________________

Abend: ________________________________________

Zubettgehzeit: ____ : ____ Uhr

## Familienanamnese

Wir möchten nun Genaueres über Ihre Tochter/Ihren Sohn erfahren und werden Ihnen deshalb eine Reihe von Fragen zu spezifischen Lebensbereichen Ihres Kindes stellen.

**Mit wem wohnt Ihre Tochter/Ihr Sohn (Name des Kindes) zusammen?**

☐ leibliche Mutter ☐ leiblicher Vater

☐ Stiefmutter ☐ Stiefvater

☐ Adoptivmutter ☐ Adoptivvater

☐ Pflegemutter ☐ Pflegevater

☐ Großmutter ☐ Großvater

☐ sonstige Verwandte ______________________________

☐ Wohngruppe/Einrichtung ___________________________

**Sorgerecht**

☐ Mutter und Vater

☐ Mutter

☐ Vater

☐ Beistand

☐ ______________________

**Familienstatus**

☐ Eltern verheiratet oder zusammenlebend

☐ neue Partnerschaft zusammenlebend/verheiratet

☐ getrennt → Kontakt zum leiblichen Elternteil

☐ getrennt → kein Kontakt zum leiblichen Elternteil

☐ ______________________

**Ethnische Herkunft**

*Herkunftsland leibliche Mutter*

______________________

In D/A/CH seit: __________

Geburtsjahr Mutter: ________

*Herkunftsland leiblicher Vater*

______________________

In D/A/CH seit: __________

Geburtsjahr Vater: ________

**Schulabschluss der Eltern**
*(Bitte nur eine Möglichkeit ankreuzen – falls mehrere, den höchsten Abschluss)*

| leibliche Mutter | | leiblicher Vater |
|---|---|---|
| ☐ | kein Schulabschluss | ☐ |
| ☐ | Primarstufe | ☐ |
| ☐ | Sekundarstufe | ☐ |
| ☐ | Hochschulreife | ☐ |
| ☐ | (Fach-)Hochschul-/Universitätsabschluss | ☐ |

**Ausbildung und Beruf**

| Mutter | Vater | |
|---|---|---|
| ☐ abgeschlossene Berufsausbildung/Studium | ☐ abgeschlossene Berufsausbildung/Studium | Beruf der (leiblichen) Mutter: ____________ |
| ☐ keine abgeschlossene Berufsausbildung/Studium | ☐ keine abgeschlossene Berufsausbildung/Studium | Beruf des (leiblichen) Vaters: ____________ |

**Beruflicher Status**

| leibliche Mutter | | leiblicher Vater |
|---|---|---|
| ☐ | niedriger Berufsstatus (un- und angelernte Arbeiter) | ☐ |
| ☐ | einfacher Berufsstatus (Beamte, Angestellte und Facharbeiter mit einfachen Tätigkeitsbereichen) | ☐ |
| ☐ | mittlerer Berufsstatus (Beamte im mittleren Dienst, Vorarbeiter, Angestellte mit erweitertem Aufgabenbereich) | ☐ |
| ☐ | hoher Berufsstatus (Selbstständige, Führungskräfte, Personen mit hohen Entscheidungsbefugnissen) | ☐ |

**Derzeitige Tätigkeit**

| leibliche Mutter | | leiblicher Vater |
|---|---|---|
| ☐ | ganztags erwerbstätig | ☐ |
| ☐ | Schichtarbeit | ☐ |
| ☐ | regelmässig teilzeitbeschäftigt | ☐ |
| _ % | Stellenprozente | _ % |
| ☐ | unregelmäßig beschäftigt/Gelegenheitsarbeit | ☐ |
| ☐ | arbeitslos | ☐ |
| ☐ | Umschulung/Ausbildung/Studium | ☐ |
| ☐ | Rentner/in | ☐ |
| ☐ | im Haushalt tätig | ☐ |
| ☐ | Sonstiges: ____________ | ☐ |

**Geschwister**: Wie viele leibliche *Geschwister* hat Ihr Kind?

| Alter des Geschwisters: | Geschlecht (m/w/d): | Erkrankungen/Verhaltensprobleme: |
|---|---|---|
| ____________ | ____________ | ____________ |
| ____________ | ____________ | ____________ |
| ____________ | ____________ | ____________ |
| ____________ | ____________ | ____________ |
| ____________ | ____________ | ____________ |

## Körperliche Erkrankungen und Psychische Störungen in der Familie

| | Vater | Mutter | Angehörige | Welche/r Angehörige/r? Welche Erkrankung/Seit wann? |
|---|---|---|---|---|
| **Körperliche Erkrankungen** | | | | |
| Schwere Infektionen | ☐ | ☐ | ☐ | ___ |
| Allergien | ☐ | ☐ | ☐ | ___ |
| Asthma o.a. Lungenkrankheiten | ☐ | ☐ | ☐ | ___ |
| Herz- und Kreislauferkrankungen | ☐ | ☐ | ☐ | ___ |
| Leber- und Nierenkrankheiten | ☐ | ☐ | ☐ | ___ |
| Diabetes (Zuckerkrankheit) | ☐ | ☐ | ☐ | ___ |
| Sonstige chronische Erkrankungen | ☐ | ☐ | ☐ | ___ |
| Krebs | ☐ | ☐ | ☐ | ___ |
| Stationäre körperliche Behandlung | ☐ | ☐ | ☐ | ___ |
| **Seelische Erkrankungen** | | | | |
| Angsterkrankungen | ☐ | ☐ | ☐ | ___ |
| Essstörungen | ☐ | ☐ | ☐ | ___ |
| Depression | ☐ | ☐ | ☐ | ___ |
| Zwangserkrankungen | ☐ | ☐ | ☐ | ___ |
| Suchterkrankungen | ☐ | ☐ | ☐ | ___ |
| Persönlichkeitsstörung | ☐ | ☐ | ☐ | ___ |
| Schizophrenie | ☐ | ☐ | ☐ | ___ |
| Andere, noch nicht genannte Erkrankungen | ☐ | ☐ | ☐ | |
| Stationäre psychische Behandlung | ☐ | ☐ | ☐ | |
| Ambulante psychische Behandlung | ☐ | ☐ | ☐ | |

___

___

## Schwangerschaft, Geburt und medizinische Faktoren

### Befinden der Mutter während der Schwangerschaft mit dem jetzt vorgestellten Kind

| | Ja | Nein | |
|---|---|---|---|
| Reproduktionsmedizinische Eingriffe (IVF, ICSI, Eizell-/Samenspende, Präimplantationsdiagnostik etc.) | ☐ | ☐ | Welche? ___ |
| Fehl- und Todgeburten in der Vergangenheit | ☐ | ☐ | |
| Medizinische Auffälligkeiten und Komplikationen während der Schwangerschaft (Bluthochdruck, Ödeme, Gestationsdiabetes) | ☐ | ☐ | Welche? ___ |
| Wiederholte Blutungen | ☐ | ☐ | |

**Befinden der Mutter während der Schwangerschaft mit dem jetzt vorgestellten Kind**

| | Ja | Nein | |
|---|---|---|---|
| Infektionen | ☐ | ☐ | Welche? ________ |
| Einnahme Wehen hemmender Mittel | ☐ | ☐ | In welcher Woche? ________ |
| Übermäßige Übelkeit/Erbrechen | ☐ | ☐ | In welcher Woche? ________ |
| Andere Erkrankungen | ☐ | ☐ | Welche? ________ |
| Medikamente | ☐ | ☐ | Welche? ________ |
| Alkoholkonsum | ☐ | ☐ | Wie viel? ________ |
| Rauchen | ☐ | ☐ | Wie viel? ________ |
| Seelische Belastungen | ☐ | ☐ | Welche? ________ |
| Waren längere Liegezeiten notwendig? | ☐ | ☐ | |

| | Nein | Ja |
|---|---|---|
| War das Kind zum damaligen Zeitpunkt erwünscht? | ☐ | ☐ |

**Angaben zur Geburt**

Die Geburt erfolgte in der _____ + _____ Schwangerschaftswoche (SSW)

| | Ja | Nein | |
|---|---|---|---|
| Musste die Geburt eingeleitet werden? | ☐ | ☐ | |
| Traten Geburtskomplikationen auf? | ☐ | ☐ | Welche? ________ |
| Kaiserschnitt? | ☐ | ☐ | Wunschkaiserschnitt ☐ |

**Befinden des Neugeborenen**

Geburtsgewicht: __________ g, Geburtslänge __________ cm, Kopfumfang __________ cm

Apgar-Werte: ___/___/___

| | Ja | Nein | |
|---|---|---|---|
| Gab es nach der Geburt medizinische Probleme bei Ihrem Kind? | ☐ | ☐ | Welche? ________ |
| Musste Ihr Kind auf die Neugeborenen-Intensivstation verlegt werden? | ☐ | ☐ | Wie lang? ________ |

**Befinden der Mutter nach der Geburt**

| Gab es bei der Mutter nach der Geburt psychische Schwierigkeiten? | Ja | Nein | |
|---|---|---|---|
| „Babyblues“ | ☐ | ☐ | Wie lang? ________ |
| Depressionen | ☐ | ☐ | Wie lang? ________ |
| Ängste | ☐ | ☐ | Wie lang? ________ |
| andere Störung, Welche? ________ | ☐ | ☐ | Wie lang? ________ |

## Kindliche Entwicklung

### Bisherige Entwicklung

| War Ihr Kind im ersten Lebensjahr | Ja | Nein | |
|---|---|---|---|
| a) besonders ruhig | ☐ | ☐ | |
| b) besonders unruhig | ☐ | ☐ | |
| c) besonders empfindlich | ☐ | ☐ | |
| Wurde das Kind gestillt? | ☐ | ☐ | Wie lang? ____________ |
| Gibt/gab es jemals Probleme mit der Ernährung? (z. B. häufiges Erbrechen, schlechter Esser, zu niedriges Gewicht) | ☐ | ☐ | Wie lang? ____________<br>Wann? ____________ |

Genauere Angaben zu den Ernährungsproblemen (isst „normal"; muss gefüttert werden; Nahrungsverweigerung; heißhungrig; kennt kein Maß; wählerisch; verwöhnt; usw.)

______________________________________________

______________________________________________

### Aktuell

Aktuelles Gewicht: __________ g, Aktuelle Länge ______ cm, Aktueller Kopfumfang ______ cm

Perzentile: __________ Perzentile: __________ Perzentile: __________

Wie beurteilen Sie das Schlafverhalten Ihres Kindes?

| | Ja | Nein | |
|---|---|---|---|
| Schläft Ihr Kind im eigenen Bett? | ☐ | ☐ | |
| Einschlafprobleme? | ☐ | ☐ | Wie lange zum Einschlafen? ________ min/h |
| Durchschlafprobleme? | ☐ | ☐ | Wie lange insgesamt wach? ________ min/h<br>Wie oft erwacht Ihr Kind pro Nacht? _____ Mal |

Genauere Angaben zur aktuellen Schlafsituation ______________________________

______________________________________________

Halten Sie Ihr Kind für altersgemäß entwickelt?

| | Ja | Nein |
|---|---|---|
| In körperlicher Hinsicht? | ☐ | ☐ |
| In geistiger Hinsicht? | ☐ | ☐ |
| Im Beziehungsverhalten? | ☐ | ☐ |

### Bisherige Erkrankungen bzw. Probleme/Unfälle

| | Ja | Nein | |
|---|---|---|---|
| Ist/War Ihr Kind häufig krank? | ☐ | ☐ | Was?/Wann? ____________ |
| Leidet Ihr Kind unter einer chronischen Krankheit? (Stoffwechsel, Herz-/Lungenerkrankung, Epilepsie, Allergien, neurologische Erkrankung etc.) | ☐ | ☐ | Welche? ____________ |
| Muss Ihr Kind Medikamente nehmen? | ☐ | ☐ | Welche? ____________ |

| | Ja | Nein | |
|---|---|---|---|
| Gab es Krankenhausaufenthalte? | ☐ | ☐ | Weswegen? ______ |
| Gab es genetische Untersuchungen? | ☐ | ☐ | Ergebnis? ______ |
| Ist eine Sehbeeinträchtigung gegeben? | ☐ | ☐ | Welche? ______ |
| Ist das Gehör beeinträchtigt? | ☐ | ☐ | |
| Liegt eine Sprachstörung vor? | ☐ | ☐ | Welche? ______ |
| Falls ja, wird die Sprachstörung behandelt? | ☐ | ☐ | |
| Liegt eine körperliche Behinderung vor? | ☐ | ☐ | Welche? ______ |
| Liegt eine andere Beeinträchtigung vor? | ☐ | ☐ | Welche? ______ |

**Betreuungssituation und Beziehungsentwicklung**

Welche Bezugspersonen hatte das Kind während der ersten drei Lebensjahre?

1. ______
2. ______
3. ______

Wie gestaltete sich die Betreuungssituation in den ersten drei Lebensjahren des Kindes?

☐ nur primäre Bezugssperson(en)

☐ Kinderkrippe/Tagesstätte/Kindergarten etc. seit: ______ Tage pro Woche: ___

☐ Nanny/Tagesmutter seit: ______ Tage pro Woche: ___

☐ ______ seit: ______ Tage pro Woche: ___

Welche Bezugspersonen hat das Kind aktuell?

1. ______
2. ______
3. ______

Gab es in den *vergangenen 6 Monaten* einschneidende Lebensereignisse (Arbeitsaufnahme eines Elternteils, Umzug, Trennung der Eltern, Scheidung, Krankheit/Verlust/Tod eines Angehörigen, Unfälle, Verlust des Arbeitsplatzes, Gewalterfahrung)?

______

______

Gab es im Leben des Kindes *jemals* ein traumatisches Ereignis (z.B. schwerwiegender medizinischer Eingriff, Verbrennung, Unfall, Gewalt (inner- oder außerfamiliär), Katastrophe (natur- oder menschengemacht), Krieg, Missbrauch/Misshandlung) bzw. wurde es Zeuge eines Ereignisses, bei dem jemand anderes von solchen Ereignissen betroffen war?

______

______

| Wie erleben Sie Ihr Kind im alltäglichen Kontakt? | Ja | Nein |
|---|---|---|
| Kommt es vor, dass es Ihre Nähe (oder die Nähe einer anderen Bezugsperson), sucht, sich dann aber abwendet bzw. Sie wegstößt? | ☐ | ☐ |
| Sucht Ihr Kind kaum Ihre Nähe (oder die Nähe einer anderen Bezugsperson), auch wenn es ihm nicht gut geht? | ☐ | ☐ |
| Ist Ihr Kind häufig übermäßig zutraulich zu fremden Menschen? Setzt es sich z.B. einer fremden Person auf den Schoß | ☐ | ☐ |

Bitte genauer beschreiben:

______________________________

______________________________

**Screening Risikofaktoren**

**Achtung:** Diese Risikofaktoren können möglicherweise erst nach dem Aufbau einer tragfähigen therapeutischen Beziehung erfragt bzw. beurteilt werden.

| | Ja | Nein | Unbekannt |
|---|---|---|---|
| Kind ist adoptiert | ☐ | ☐ | ☐ |
| Kind ist ein Pflegekind | ☐ | ☐ | ☐ |
| Kind war in einer Pflegefamilie/Heim platziert | ☐ | ☐ | ☐ |
| von: ____________ bis ____________ | | | |
| mindestens zweimaliger Wechsel der Pflegefamilie/des Heimes | ☐ | ☐ | ☐ |
| Adoption vor Ende des 2. Lebensjahres | ☐ | ☐ | ☐ |
| Kind ist eine Frühgeburt | ☐ | ☐ | ☐ |
| Kind ist in seinem Verhalten im Vergleich zu Gleichaltrigen schwierig | ☐ | ☐ | ☐ |
| Kind ist deutlich entwicklungsverzögert | ☐ | ☐ | ☐ |
| Kind ist körperlich/geistig behindert | ☐ | ☐ | ☐ |
| Kind hat eine chronische Erkrankung | ☐ | ☐ | ☐ |
| Eltern des Kindes lebten selbst in einem Heim/Pflegefamilie | ☐ | ☐ | ☐ |
| Eltern des Kindes erlebten vor ihrem vollendeten 18. Lebensjahr mindestens einen zweimaligen Wechsel der Pflegefamilie/des Heimes | ☐ | ☐ | ☐ |
| Eltern hatten in der Vergangenheit Konflikte mit dem Gesetz/ wurden strafrechtlich verfolgt | ☐ | ☐ | ☐ |
| Mutter ist sehr jung (bei Geburt des Kindes ≤ 20 Jahre) | ☐ | ☐ | ☐ |
| Abstand zwischen Geschwisterkindern ist sehr gering (≤ 20 Monate) | ☐ | ☐ | ☐ |
| Mutter ist alleinerziehend und sozial isoliert | ☐ | ☐ | ☐ |
| Krisenhafte Trennung der Eltern/Bezugspersonen | ☐ | ☐ | ☐ |
| Schwere Konflikte oder Gewalt in der aktuellen Partnerschaft | ☐ | ☐ | ☐ |
| Alkohol-/Drogenkonsum bei Mutter, Vater oder deren PartnerIn | ☐ | ☐ | ☐ |
| Psychische Erkrankungen bei Mutter, Vater oder deren PartnerIn | ☐ | ☐ | ☐ |
| Armut der Familie | ☐ | ☐ | ☐ |
| Soziale Isolation der Familie | ☐ | ☐ | ☐ |

## M02 Checkliste für Therapeuten zu Risikofaktoren von Bindungsstörungen

Ein Kind hat ein deutlich erhöhtes Risiko, wenn ein oder mehrere der folgenden Risikofaktoren in den ersten 36 Lebensmonaten (3 Jahren) vorhanden waren. Bitte markieren Sie die jeweiligen Faktoren mit einem „Ja" oder „Nein", um die Lebensbedingungen des Kindes in der frühen Kindheit zu umschreiben. Falls notwendig, fügen Sie weitere Kommentare ein.

| Risikofaktor | Ja | Nein | Kommentar |
|---|---|---|---|
| 1. Ungewollte Schwangerschaft (Ablehnung des Kindes) | ☐ | ☐ | |
| 2. Sexueller Missbrauch der Mutter | ☐ | ☐ | |
| 3. Frühgeburt | ☐ | ☐ | |
| 4. Trauma in der Schwangerschaft/Traumatische Geburt | ☐ | ☐ | |
| 5. Drogen- bzw. Alkoholmissbrauch der Mutter pränatal | ☐ | ☐ | |
| 6. Drogen- bzw. Alkoholmissbrauch der Mutter/Vater postpartal | ☐ | ☐ | |
| 7. Psychische Erkrankungen der Eltern | ☐ | ☐ | |
| 8. Familiäre Gewalt und Aggressionsausbrüche | ☐ | ☐ | |
| 9. Sehr junge und unerfahrene Eltern | ☐ | ☐ | |
| 10. Inkonsistente/unangemessene/sehr harte Erziehung | ☐ | ☐ | |
| 11. Unter- oder Überstimulation des Kindes | ☐ | ☐ | |
| 12. Soziale Isolation der Familie | ☐ | ☐ | |
| 13. Kritische Lebensereignisse in der Familie (z. B. Trennung, Scheidung, Tod) | ☐ | ☐ | |
| 14. Mangel an Abstimmung zwischen Eltern und Kind (fehlende Co-Regulation, emotionales Matching etc.) | ☐ | ☐ | |
| 15. Geringe Präsenz der Eltern (z. B. aufgrund hoher Arbeitspensen) | ☐ | ☐ | |
| 16. Neglect/Vernachlässigung | ☐ | ☐ | |
| 17. Körperlicher Missbrauch | ☐ | ☐ | |
| 18. Emotionaler Missbrauch | ☐ | ☐ | |
| 19. Sexueller Missbrauch | ☐ | ☐ | |
| 20. Ablehnung des Kindes | ☐ | ☐ | |
| 21. Mehrfacher Wechsel der Betreuungspersonen (Krippe, Tagesheim, Tagesmutter, Verwandte) | ☐ | ☐ | |
| 22. Extreme Armut | ☐ | ☐ | |
| 23. Trennung von der Mutter (durch Krankheit, Unfall, Tod) | ☐ | ☐ | |
| 24. Platzierung (Heim oder Pflegefamilie) | ☐ | ☐ | |
| 25. Adoption | ☐ | ☐ | |
| 26. Chronische Schmerzen bei Kind oder Eltern | ☐ | ☐ | |
| 27. Lang andauernde Hospitalisierung des Kindes | ☐ | ☐ | |
| 28. Traumatische medizinische Interventionen | ☐ | ☐ | |
| 29. Gedeihstörung | ☐ | ☐ | |

## M03 M03 Protokollbogen Tagesablauf

Datum: ____________________

Name Patientin/Patient: ____________Geburtsdatum: ____________________

Liebe Eltern,

um die Probleme Ihres Kindes besser verstehen zu können, möchten wir Sie herzlich bitten, in den nächsten 3 Tagen das folgende Tagebuch auszufüllen und uns zum nächsten Gespräch mitzubringen.

Kreuzen Sie jeweils zu den entsprechenden Tageszeiten an, was Ihr Kind bzw. Sie getan haben (z. B. Schlaf, Mahlzeit; Spiel; siehe folgendes Beispiel). Jedes Kästchen entspricht 15 Minuten im Tagesverlauf. Beginnen Sie bitte immer am Morgen und überlegen Sie sich, wie die Nacht verlaufen ist. Tragen Sie dann gegen Mittag den Verlauf des Morgens ein usw. Am besten füllen Sie das Tagebuch immer gleich aus, sobald sich das Verhalten Ihres Kindes ändert.

### Beispiel

### Vormittag/Mittag

| | 06:00 | | | | 07:00 | | | | 08:00 | | | | 09:00 | | | | 10:00 | | | | 11:00 | | | | 12:00 | | | | 13:00 | | | |
|---|---|---|---|---|---|---|---|---|---|---|---|---|---|---|---|---|---|---|---|---|---|---|---|---|---|---|---|---|---|---|---|---|
| **Schlaf** | X | X | X | X | X | X | | | | | | | | | | | | | | | | | | | | | | | | | | |
| **Mahlzeit/Füttern** | | | | | | | X | X | | | | | | | | X | | | | | | | | | | | X | X | X | | | |
| **Spiel** | | | | | | | | | | | | | | | | | | | | | | | | | | | | | | | | |
| Allein/andere Kinder | | | | | | | | | X | | | | | | | | | | | | | | | X | | | | | | | | |
| Eltern | | | | | | | | | | X | | | | | | | | | X | X | | | | | X | | | | | | | |
| **Probleme** | | | | | | | | | | | | | | | | | | | | | | | | | | | | | | | | |
| Wut/Aggression | | | | | | | X | X | | | | | | | | | | | | | | | | X | | | | | | | | |
| Rückzug | | | | | | | | | | | | | | | | | | | | | | | | | X | | | | | | | |
| Angst | | | | | | | | X | X | | | | | | | | | | | | | | | | | | X | | | | | |

Datum Tag 1: _______ Datum Tag 2: _______ Datum Tag 3: _______

### Vormittag/Mittag

| | 06:00 | | | | 07:00 | | | | 08:00 | | | | 09:00 | | | | 10:00 | | | | 11:00 | | | | 12:00 | | | | 13:00 | | | |
|---|---|---|---|---|---|---|---|---|---|---|---|---|---|---|---|---|---|---|---|---|---|---|---|---|---|---|---|---|---|---|---|---|
| **Schlaf** | | | | | | | | | | | | | | | | | | | | | | | | | | | | | | | | |
| **Mahlzeit/Füttern** | | | | | | | | | | | | | | | | | | | | | | | | | | | | | | | | |
| **Spiel** | | | | | | | | | | | | | | | | | | | | | | | | | | | | | | | | |
| Allein/andere Kinder | | | | | | | | | | | | | | | | | | | | | | | | | | | | | | | | |
| Eltern | | | | | | | | | | | | | | | | | | | | | | | | | | | | | | | | |
| **Probleme** | | | | | | | | | | | | | | | | | | | | | | | | | | | | | | | | |
| Wut/Aggression | | | | | | | | | | | | | | | | | | | | | | | | | | | | | | | | |
| Rückzug | | | | | | | | | | | | | | | | | | | | | | | | | | | | | | | | |
| Angst | | | | | | | | | | | | | | | | | | | | | | | | | | | | | | | | |

### Nachmittag/Abend

| | 14:00 | | | | 15:00 | | | | 16:00 | | | | 17:00 | | | | 18:00 | | | | 19:00 | | | | 20:00 | | | | 21:00 | | | |
|---|---|---|---|---|---|---|---|---|---|---|---|---|---|---|---|---|---|---|---|---|---|---|---|---|---|---|---|---|---|---|---|---|
| **Schlaf** | | | | | | | | | | | | | | | | | | | | | | | | | | | | | | | | |
| **Mahlzeit/Füttern** | | | | | | | | | | | | | | | | | | | | | | | | | | | | | | | | |
| **Spiel** | | | | | | | | | | | | | | | | | | | | | | | | | | | | | | | | |
| Allein/andere Kinder | | | | | | | | | | | | | | | | | | | | | | | | | | | | | | | | |
| Eltern | | | | | | | | | | | | | | | | | | | | | | | | | | | | | | | | |
| **Probleme** | | | | | | | | | | | | | | | | | | | | | | | | | | | | | | | | |
| Wut/Aggression | | | | | | | | | | | | | | | | | | | | | | | | | | | | | | | | |
| Rückzug | | | | | | | | | | | | | | | | | | | | | | | | | | | | | | | | |
| Angst | | | | | | | | | | | | | | | | | | | | | | | | | | | | | | | | |

### Nacht

| | 22:00 | | | | 23:00 | | | | 24:00 | | | | 01:00 | | | | 02:00 | | | | 03:00 | | | | 04:00 | | | | 05:00 | | | |
|---|---|---|---|---|---|---|---|---|---|---|---|---|---|---|---|---|---|---|---|---|---|---|---|---|---|---|---|---|---|---|---|---|
| **Schlaf** | | | | | | | | | | | | | | | | | | | | | | | | | | | | | | | | |
| **Mahlzeit/Füttern** | | | | | | | | | | | | | | | | | | | | | | | | | | | | | | | | |
| **Spiel** | | | | | | | | | | | | | | | | | | | | | | | | | | | | | | | | |
| Allein/andere Kinder | | | | | | | | | | | | | | | | | | | | | | | | | | | | | | | | |
| Eltern | | | | | | | | | | | | | | | | | | | | | | | | | | | | | | | | |
| **Probleme** | | | | | | | | | | | | | | | | | | | | | | | | | | | | | | | | |
| Wut/Aggression | | | | | | | | | | | | | | | | | | | | | | | | | | | | | | | | |
| Rückzug | | | | | | | | | | | | | | | | | | | | | | | | | | | | | | | | |
| Angst | | | | | | | | | | | | | | | | | | | | | | | | | | | | | | | | |

| M04 | Strukturierter klinischer Beobachtungsablauf bei Verdacht auf eine Bindungsstörung (in Anlehnung an Zeanah et al., 2016) | | |
|---|---|---|---|
| **Episode** | **Dauer** | **Ablauf** | **Beobachtungsfocus** |
| 1 | 5 Min. | Diagnostiker beobachtet Kind und Bezugsperson während des freien Spiels. | Beachte besonders Vertrautheit, Trostsuche, Wärme in der Interaktion mit der Bindungsperson. |
| 2 | 3 Min. | Diagnostiker spricht mit Bezugsperson und Kind, nähert sich dann dem Kind und versucht, mit dem Kind zu spielen. | Es sollte eine gewisse Zurückhaltung auf Seiten des Kindes der fremden Person gegenüber zu erkennen sein. |
| 3 | 3 Min. | Diagnostiker nimmt das Kind auf den Arm oder an die Hand und zeigt ihm ein Bild an der Wand oder schaut mit dem Kind aus dem Fenster. | Ein gewisser Anstieg an Stress/Erregung beim Kind sollte erkennbar sein. Beachte besonders den kindlichen Stress und seine Vertrautheit mit der fremden Person. |
| 4 | 3 Min. | Bezugsperson nimmt das Kind auf den Arm oder an die Hand und zeigt ihm ein Bild an der Wand oder schaut mit dem Kind aus dem Fenster. | Im Gegensatz zur fremden Person, sollten hier weniger Stress, mehr Wohlbefinden und Vertrautheit erkennbar sein. |
| 4a (optional) | 1 Min. | Kind wird zwischen Diagnostiker und Bezugsperson gesetzt und ein neues (möglicherweise angsteinflößendes oder aufregendes) Spielzeug wird eingeführt. | Hier sollte das Kind Schutz, Trost oder Beruhigung bei seiner Bezugsperson suchen. Wenn das Kind mehr interessiert als gestresst ist, sollte es positive Affekte mit seiner Bezugspersonen teilen. |
| 5 | 3 Min. | Diagnostiker verlässt den Raum. | Diese Trennung sollte keine emotionale Reaktion beim Kind hervorrufen. |
| 6 | 1 Min. | Diagnostiker kehrt zurück. | Auch hier sollte das Kind wenig emotionale Reaktionen zeigen. |
| 7 | 3 Min. | Bezugsperson verlässt den Raum. | Das Kind sollte, im Gegensatz zur Trennung von der fremden Person, hier eine deutliche Reaktion auf die Trennung von seiner Bezugsperson zeigen. Dabei muss die Reaktion nicht zwingend starken emotionalen Stress umfassen. |
| 8 | 1 Min. | Bezugsperson kehrt zurück | Die Reaktion des Kindes auf die Wiedervereinigung sollte kongruent zur Reaktion auf die Trennung sein. Dies bedeutet, dass gestresste Kinder Trost und Beruhigung bei ihrer Bindungsperson einfordern sollten. Nicht gestresste Kinder sollten in eine positive Interaktion mit der Bezugsperson einsteigen oder mit dieser über die Erlebnisse während der Trennung sprechen. |

## M05 Informationsblatt: Beziehung und Bindung als Entwicklungsvoraussetzung

Kindliches Lernen und Entwicklungsfortschritte vollziehen sich in Beziehungen. Je jünger ein Kind ist, desto wichtiger sind sichere Bindungsbeziehungen zu seinen Eltern oder anderen vertrauten Menschen, denn diese beschützen und umsorgen es. Nur so kann ein Kind überleben.

Dabei befriedigen Eltern nicht nur körperliche Bedürfnisse ihrer Kinder (Nahrung, Schlaf, Kleidung und Gesundheitsversorgung), sondern auch das Bedürfnis nach Zuwendung, Aufmerksamkeit und emotionaler Sicherheit. Ein Kind möchte sich geliebt, wertvoll und einzigartig erleben, denn solche Erfahrungen prägen sein Bild über sich selbst als liebenswerte Person für die kommenden Jahre.

Alle Kinder entwickeln im Verlauf der ersten Lebensjahre eine intensive emotionale Bindung an Menschen, mit denen sie viel Zeit verbringen, in der Regel sind dies Mutter und Vater. Beide Interaktionspartner, das Kind und die Eltern, sind dabei „von Natur aus“ auf den Aufbau eines engen emotionalen Bandes vorbereitet. Kinder nutzen Verhaltensweisen wie Schreien, Anlächeln oder Hinterherkrabbeln. Eltern wiederum reagieren im Allgemeinen intuitiv angemessen und richtig auf das Nähe- und Schutzbedürfnis ihrer Kinder, indem sie diesen Körperkontakt anbieten oder sie trösten, wenn sie emotional erregt sind.

Neben dem Bedürfnis nach Bindung haben Kinder aber auch einen natürlichen Drang, Ihre Welt zu entdecken. Dies nennen wir auch Exploration. Dabei dienen die Eltern dem Kleinkind als sichere Basis für das Erkunden seiner Umgebung. Das Kind kehrt immer dann zu ihnen zurück, wenn es sich wieder sicher fühlen möchte und um emotional „aufzutanken“.

Das Bedürfnis nach einer Bindungsbeziehung ist allen Kindern angeboren und, wenn auch in unterschiedlicher Ausprägung, lebenslang vorhanden. Bindungsverhalten wie oben beschrieben zeigt sich in der Regel in unvertrauten oder verunsichernden Situationen oder wenn die Eltern abwesend sind.

Kinder, deren Bedürfnisse nach Zuwendung und emotionaler Sicherheit hinreichend befriedigt werden, entwickeln eine sichere Bindung. Sichere Bindungsbeziehungen unterstützen eine positive sozioemotionale Entwicklung.

## M06 Informationsblatt: Unterstützung positiver Beziehungen

Liebe Eltern,

Eine positive Beziehung und die Liebe zwischen Ihnen und Ihrem Kind bildet die Basis für seine gesunde psychische Entwicklung. Im Alltag mit einem Kind kann es aber auch Momente von Wut, Enttäuschung und Frust geben, welche es Eltern schwer machen, positiv mit ihrem Kind zu interagieren. Im Folgenden finden Sie einige Anregungen zur Stärkung der Beziehung zu Ihrem Kind und wie Sie mit eigenen frustrierenden Gedanken und Gefühlen umgehen können.

Manchmal zeigen Kinder Verhaltensweisen, die den Eindruck erwecken, als ob Ihr Kind Sie provozieren möchte. Um nicht sofort mit starker Wut zu reagieren, empfehlen wir Ihnen folgende Schritte zu beachten:

1. Ich bin ärgerlich, mein Kind ist wütend oder erregt.
   - Wenn notwendig, nehme ich mir ein „Time-out“[4] (für mich, für mein Kind, für uns beide)
   - Ein „Time-out“ kann ein erster wichtiger Schritt sein, um mich selbst zu beruhigen, darf aber keine Strafe für mein Kind darstellen (Liebesentzug).
2. Ich bin (ausreichend) ruhig, mein Kind ist (noch immer) wütend/erregt.
   - Ich übernehme die Verantwortung für ein Beziehungsangebot (Anbieten von Körperkontakt oder Gesprächen), weil mein Kind noch außer sich ist.
   - Ich wechsele den Ort und gehe zu einem neutralen Ort, um einen Perspektivenwechsel für uns beide zu erreichen.
   - Wir sitzen zusammen und ich helfe meinem Kind, seine Gefühle zu ordnen und diesen Worte zu geben („Es sieht aus, als wärest du sehr wütend/ängstlich/traurig.“ „Ich kann spüren, wie hart das für dich ist.“).
   - Ich versuche mit meiner Stimme ruhig, freundlich, aber auch klar zu bleiben.
   - Ich spreche über meine Gefühle und was gerade geschehen/passiert ist („Als du ... getan hast, habe ich mich ... gefühlt.“).
   - Ich bleibe bei meinem Kind, bis es ruhig genug ist/sich beruhigt hat.
3. Ich bin (ausreichend) ruhig und mein Kind ist (ausreichend) ruhig.
   - Ich helfe meinem Kind, Worte für seine Bedürfnisse und Gefühle zu finden.
   - Ich helfe meinem Kind, Verantwortung für sein Verhalten, seine Bedürfnisse und Wünsche zu übernehmen.
   - Ich übernehme Verantwortung für meine Aufgaben (Regeln, klare Kommunikation).
   - Wir sprechen über alternative Reaktionen und Verhaltensweisen bei spezifischen Bedürfnissen und Wünschen in der Zukunft.

Indem Sie mit Ihrem Kind gemeinsam über seine Gefühle, Bedürfnisse und Möglichkeiten sprechen, helfen Sie ihm, sich seiner Gefühle bewusst zu werden und diese zu organisieren. Außerdem wird die Beziehung zu Ihnen als Bindungsperson gefestigt.

---

4 Time-out oder auch Auszeit, bedeutet, dass Sie sich für einen kurzen (!) Moment zurückziehen, um sich selbst zu beruhigen. Dies kann heißen, dass Sie nach draußen gehen, um Luft zu schnappen, in der Küche ein Glas Wasser oder einen Kaffee trinken gehen. Manchmal reicht es auch, wenn Sie sich vom Kind ab- und einer anderen Aktivität zuwenden, aber im selben Raum bleiben.

## M07 Informationsblatt: Gewalt gegen Kinder keine Chance geben

### Formen von Gewalt gegen Kinder

Gewalt – egal in welcher Form – schädigt und traumatisiert Kinder und Jugendliche. Die Formen der Gewaltanwendung sind vielfältig.

1. *Körperliche Misshandlung.* Unter körperliche Misshandlung fallen alle Formen physischer Gewalt, egal ob im Affekt oder als bewusst geplante „Erziehungsmaßnahme".
2. *Psychische Misshandlung.* Handlungen oder Worte, durch welche ein Kind oder Jugendlicher bedroht oder in Angst versetzt, abgelehnt oder herabgesetzt wird.
3. *Seelische und körperliche Vernachlässigung.* Seelische und körperliche Vernachlässigung bedeuten, dass die emotionalen (z.B. Zuwendung und Liebe), seelischen (z.B. Anregung und Schutz) und körperlichen (z.B. Nahrung und saubere Kleidung) Bedürfnisse eines Kindes nicht ausreichend beachtet werden.
4. *Sexuelle Gewalt.* Sexuelle Gewalt bedeutet, dass eine Person ihre eigene Überlegenheit oder die Unwissenheit, das Vertrauen oder die Abhängigkeit eines Kindes oder Jugendlichen benutzt, um eigene sexuelle Bedürfnisse oder jene von anderen Personen zu befriedigen.

### *Gewalt an Kindern erkennen*

Kinder, die Gewalt oder Vernachlässigung erleben, sprechen ihre Situation oft nicht von selbst an. Erwachsene sollten daher besonders aufmerksam sein, um solche Fälle zu erkennen. Leider gibt es keine eindeutigen Merkmale und somit auch keine klaren Checklisten. Außergewöhnliches oder plötzlich verändertes Verhalten kann jedoch immer ein Warnsignal bzw. Hinweis auf Gewalt- oder Missbrauchserfahrungen sein. Es folgen mögliche Auffälligkeiten, welche als Indizien interpretiert werden können und welchen genauer nachgegangen werden sollte.

Das Kind ...

1. spricht das Erlebte offen an.
2. macht mehr oder weniger versteckte Andeutungen (z.B. Aussagen, Rollenspiele, Bilder).
3. verhält sich plötzlich besonders ruhig, weinerlich, ängstlich oder anhänglich (deutlich mehr als in der Vergangenheit).
4. ist plötzlich übermäßig aktiv, aggressiv, oder abweisend (deutlich mehr als in der Vergangenheit).
5. will beim Turnen oder Schwimmen nicht mehr mitmachen und will sich vor anderen nicht mehr umziehen.
6. macht Entwicklungsrückschritte: nässt (wieder) ein, spricht nicht mehr oder nur noch in Babysprache, bekommt plötzlich Lernschwierigkeiten.
7. zeigt andere Verhaltensauffälligkeiten: kaut vermehrt Nägel, reißt sich Haare aus.
8. ist krankheitsanfälliger als früher, hat Ausschläge beziehungsweise wiederholt Infektionen im Mund- oder Genitalbereich.
9. leidet plötzlich unter Bauchschmerzen und -krämpfen.
10. hat plötzlich Sprechstörungen (z.B. Stottern, spricht nicht mehr).
11. fällt durch Essstörungen oder Unterernährung auf.
12. leidet an Schlafstörungen.
13. reagiert auffällig bzw. irritiert bei körperlicher Annäherung.
14. verletzt sich selbst oder unternimmt einen Suizidversuch.
15. nimmt Drogen oder andere Substanzen.
16. hat Verletzungen am Körper, im Gesicht, am Kopf, im Genitalbereich oder hat Kratzspuren und Brandwunden.

**Richtig handeln bei Gewalt an Kindern und Jugendlichen**

Wenn Sie den Verdacht haben, dass ein Kind oder Jugendlicher in Ihrer Umgebung Opfer von Gewalt oder Vernachlässigung ist, bewahren Sie Ruhe und überstürzen Sie nichts. Nehmen Sie Ihre Vermutungen ernst und schieben Sie diese nicht beiseite. Es ist besser, einmal mehr als einmal zu wenig zu handeln.

Beobachten und sammeln Sie alle Informationen und Hinweise und halten Sie diese schriftlich fest. Falls Sie den Kontakt zu den Eltern aufnehmen sollten, denken Sie immer daran, dass es nicht darum geht, nach Schuldigen zu suchen oder die Eltern zu verurteilen, sondern dem Kind möglichst professionell zu helfen. Dies bedeutet, dass den Eltern geholfen werden muss, in Zukunft auf Gewalt zu verzichten. Bedenken Sie auch, dass die Konfrontation der Eltern mit Ihren Beobachtungen den Druck auf Eltern und Kind erhöhen und damit zum Teil Hilfestellungen erschweren könnte.

Oftmals ist das Aufsuchen professioneller Hilfe der Sache dienlicher, da Fachstellen im Kinder- und Jugendschutz über viel Erfahrung in der Gesprächsführung verfügen und am besten wissen, wie von Gewalt bedrohten Kindern geholfen werden kann. Mit den Fachleuten kann das weitere Vorgehen besprochen werden.

Hilfreiche Kontaktadressen:

- http://www.kinderschutz-zentren.org/zentren-vor-ort; Kinderschutz-Hotline (Deutschland): 0800 - 1921000
- http://www.oe-kinderschutzzentren.at
- http://www.kinderschutz.ch

## M08 Informationsblatt: Gewaltfreie Erziehung

### Kinder brauchen Liebe

Liebe ist die wichtigste Grundlage für die gesunde Entwicklung eines Kindes. Auch wenn ein Kind gesund und ausreichend ernährt wird und in einer sicheren Umgebung aufwächst, verkümmert es ohne Liebe und Zuwendung körperlich und psychisch.

Liebe bedeutet für Kinder vor allem Zeit mit ihren Eltern verbringen zu dürfen, sich ihrer Aufmerksamkeit sicher zu sein und sich umsorgt und beschützt zu fühlen. Kinder brauchen Zärtlichkeit und körperliche Nähe. All dies sollte auch dann Bestand haben, wenn es Regeln verletzt hat oder Sie wütend gemacht hat.

### Kinder brauchen Respekt

Ein Kind ist von Beginn an ein Individuum mit Stärken und Schwächen. Ein Kind sollte sich mit all seinen Besonderheiten, aber auch seinen Gefühlen, Gedanken und Einstellungen angenommen fühlen. Auch wenn Sie Ihrem Kind in vielerlei Hinsicht überlegen sind, begegnen Sie Ihrem Kind mit Respekt. Das bedeutet: Hören Sie Ihrem Kind zu. Nehmen Sie Ihr Kind, seine Gefühle, Gedanken und Einstellungen, ernst (und machen Sie sich nicht darüber lustig). Denken Sie immer daran: Ihr Kind ist zwar nicht gleichberechtigt, aber gleichwertig und verdient die gleiche respektvolle Behandlung, die Sie auch für sich erwarten.

### Kinder brauchen Freiräume

Um sich in seiner Individualität entfalten zu können, brauchen Kinder Freiräume, um sich ausprobieren zu können, Fähigkeiten zu stärken und ungestört spielen zu können. Dies bedeutet, Erwachsene sollten ihr Kind nicht permanent überwachen und es nicht in seiner Bewegungsfreiheit bzw. in seinem Spielraum einschränken. Natürlich muss die Sicherheit eines Kindes gewährleistet sein, aber zu seiner gesunden Persönlichkeitsentwicklung braucht Ihr Kind auch Momente ohne Überwachung und Leitung durch Erwachsene.

### Kinder brauchen Halt und Einhalt

Auf der anderen Seite brauchen Kinder jedoch auch klare Strukturen, Regeln und Grenzen, welche sie durch das Leben leiten. Denn Kinder ohne Grenzen wissen nicht, was gültig ist, was zählt und worauf man sich verlassen kann. Grenzen und Regeln geben Kindern Halt und Orientierung und somit Geborgenheit und Sicherheit.

## M09 Informationsblatt: Erziehungstipps zur gewaltfreien Erziehung

**Lob und Anerkennung („Ich glaube an dich.", „Du bist mir wichtig.")**

Kinder brauchen – so wie wir Erwachsenen auch – Bestätigung und Anerkennung. Auch wenn das Ergebnis einer Handlung vielleicht nicht ganz Ihren Vorstellungen oder Erwartungen entspricht. Loben Sie auch die Anstrengungen und die Versuche Ihres Kindes. Im Vordergrund sollte das, was das Kind gut gemacht hat stehen, und nicht das, was noch nicht geklappt hat.

Wichtig ist auch, dass Sie Ihr Kind immer direkt loben, damit es die Verbindung zwischen seinem Verhalten und Ihrer Reaktion herstellen kann. Dazu gehört auch, dass Sie sagen oder zeigen, worüber Sie sich freuen, denn loben kann man mit Worten, aber auch mit Gesten, einem Lächeln, einer Blickzuwendung oder Körperkontakt.

**Direktes Ansprechen („Ich höre dir zu. – Du hörst mir zu.")**

Wenn Sie mit Ihrem Kind sprechen bzw. wollen, dass es Ihnen zuhört, sollten Sie dies in seiner unmittelbaren Nähe tun. Das bedeutet, Sie sollten nicht aus einem anderen Zimmer rufen, sondern direkt zu ihm hingehen, sich auf Augenhöhe begeben (nicht von oben herab), ihm in die Augen schauen und dabei ansprechen. Wenn Sie Ihr Kind dabei noch berühren, können Sie sich sicher sein, dass Ihr Kind mit Ihnen in Kontakt tritt.

**Klare Regeln („Ich weiß genau, was ich will und benenne dies auch so.")**

Eltern wissen oft genau, was sie bei ihrem Kind ***nicht*** wollen, sagen aber nicht klar, was sie stattdessen wollen. Überlegen Sie genau, was Ihnen im Alltag mit Ihrem Kind wichtig ist. Benennen Sie dies konkret (z. B. „Ich möchte, dass du deine Jacke aufhängst, wenn du nach Hause kommst.") und beharren Sie auf das Einhalten dieser Regeln. Ein Kind wird Regeln nur dann einhalten, wenn diese immer gelten. Aus diesem Grund ist es auch sinnvoll, nur so viele Regeln aufzustellen, wie man im Auge behalten kann. Oftmals entstehen Konflikte und Probleme mit dem Kind dann, wenn Eltern hinsichtlich bestimmter Verhaltensweisen ambivalent (unentschlossen, unsicher) sind, denn diese Unsicherheit spüren Kinder. Dies erschwert wiederum das Einhalten von Regeln und Aufforderungen.

**Voraussehbare Konsequenzen („Ich schaue hin und handle direkt.")**

Kinder halten sich nicht immer an die ausgesprochenen Regeln. Entweder haben sie sie vergessen, haben gerade Wichtigeres zu tun oder wollen Grenzen austesten. Bleiben Sie aber dabei, wenn Ihr Kind Absprachen oder Regeln nicht einhält, handeln Sie sofort. Nur so wird Ihr Kind lernen, Regeln zu akzeptieren. Sprechen Sie sein Verhalten an oder zeigen Sie ihm dies nonverbal. Vermeiden Sie jedoch Sätze wie „Du bist so ein/e ...", „Immer machst du ..." oder „Nie kannst du ...". Mit solchen Sätzen sprechen Sie nicht das Fehlverhalten oder den Regelübertritt an, sondern werten das Kind selbst ab.

Auf Fehlverhalten von Kindern sollten keine Strafen, sondern logische Konsequenzen folgen. Der Unterschied zwischen Strafen und Konsequenzen ist, dass zwischen dem Fehlverhalten eines Kindes und einer Strafe kein wirklicher Zusammenhang besteht (z. B. „Wenn du dein Zimmer nicht aufräumst, darfst du eine Woche nicht fernsehen."). Dies kann zur Folge haben, dass das erwünschte Verhalten gar nicht im Fokus steht und das Kind sich erniedrigt und abgelehnt fühlt. Außerdem können Strafen die Beziehung zu den Eltern beeinträchtigen. Oftmals werden Strafen auch nur als Drohungen angekündigt, aber nicht umgesetzt. Dies untergräbt Ihre Autorität und Glaubwürdigkeit. Sinnvoller sind deshalb sogenannte „logische Konsequenzen" welche sich direkt aus dem Fehlverhalten des Kindes ergeben (z.B. ein Kind wirft wütend ein Spielzeug herum, also wird dieses für eine begrenzte Zeit weggeräumt). Logische Konsequenzen können vorab mit dem Kind besprochen werden. Die Klarheit und Vorhersagbarkeit solcher Konsequenzen erlaubt es Eltern auch eher, in der Konfliktsituation ruhig zu bleiben und weniger mit negativen Emotionen (z.B. mit starker Wut) auf das Kind zu reagieren.

**Gefühle regulieren und akzeptieren („Deine Wut ist in Ordnung, du bist in Ordnung.")**

Es gibt immer wieder Situationen, in denen Kinder außer sich vor Wut sind (auf sich selbst oder andere). Oftmals versuchen Eltern dann, die Wut so schnell wie möglich zum Verschwinden zu bringen. Dies kann auch bedeuten, dass Eltern auf die Wut mit Belohnung reagieren, indem sie dem Kind etwas erlauben oder geben, was sie eigentlich nicht wollten. Besser ist es jedoch, wenn Eltern versuchen, die Erregung ihres Kindes durch ruhige Worte oder Körperkontakt zu reduzieren. Scheitern Eltern jedoch in diesem Versuch, reagieren Sie oftmals mit eigener Wut, was zu einer Eskalation der Situation führen kann. In Situationen, in denen Eltern die Erregung und Wut ihres Kindes nicht reduzieren können, kann auch ein Perspektivenwechsel helfen, da Wut ein normales Gefühl ist. Es ist nicht notwendig, negative Gefühle immer sofort verschwinden zu lassen. Negative Emotionen dürfen ihren Platz haben, denn nur so können Kinder selbstständig Kompetenzen der Gefühlsregulation aufbauen.

**Vorbeugen ist besser als reagieren**

Bestimmte Konfliktsituationen treten immer wieder auf. Sie können viel Frustration, Ärger und Stress vermeiden, indem Sie die Umgebung Ihrem Kind anpassen, bzw. indem Sie bestimmten Konfliktsituationen prophylaktisch aus dem Weg gehen. Denn so müssen Sie Ihrem Kind nicht ständig „Nein, das ist gefährlich. Nein, das darfst du nicht" sagen und müssen nicht immer in Alarmbereitschaft sein.

**Mut tut gut**

Oftmals haben Eltern den Eindruck, sie würden immer das Gleiche tun und sagen und hätten trotzdem kaum Erfolg. Erziehung gleicht manchmal einem Hamsterrad, aus dem sie nicht ausbrechen können. Doch Erziehung lässt auch Experimente zu, ungewöhnliche Wege, welche vielleicht erst einmal Mut brauchen. Hat ein Vorgehen keinen Erfolg, probieren wir das nächste. Wenn Sie ein bestimmtes Verhalten Ihres Kindes sehr stört, imitieren Sie Ihr Kind oder erlauben Sie ihm einmal im Monat ganz gezielt ein solches Verhalten (z.B. ein „Schmatz-Schmier-Klecker-Essen"). Durch solche gezielten Grenzüberschreitungen, welche normalerweise durch viel negative Aufmerksamkeit begleitet wird, nehmen wir dem Verhalten den Reiz und machen sie weniger attraktiv. Oftmals haben Kinder nach kurzer Zeit von dem Verhalten dann auch genug.

**Mit Humor geht es leichter**

Und zu guter Letzt: Mit Humor geht vieles leichter. Wenn wir über eine Sache (nicht über das Kind!) lachen können, sind wir auch gelassener. Humor und Gelassenheit sind die beste Vorbeugung gegen Konflikte mit Ihrem Kind.

## M10 Protokollbogen zur videogestützten Interaktionsanalyse

**Videosequenz**

(1) von ___:___ bis ___:___ (2) von ___:___ bis ___:___ (3) von ___:___ bis ___:___

Was haben Sie beobachtet? Wie ging es Ihnen dabei?

______________________________

______________________________

______________________________

______________________________

Was waren die Erfahrungen Ihres Kindes?

______________________________

______________________________

______________________________

______________________________

Welche Gedanken und Gefühle hat das Verhalten Ihres Kindes bei Ihnen ausgelöst/löst das Verhalten bei Ihnen aus?

______________________________

______________________________

______________________________

______________________________

Was hätte in der Situation anders gemacht werden können?

______________________________

______________________________

______________________________

______________________________

## M11 Protokollbogen: Feinfühliges Elternverhalten

Die Mutter/der Vater zeigt auf folgende Art und Weise feinfühliges Verhalten:

Welche kindlichen Signale werden wahrgenommen?

________________________________________

________________________________________

________________________________________

________________________________________

Wie wurden diese von den Eltern interpretiert?

________________________________________

________________________________________

________________________________________

________________________________________

Wie haben die Eltern auf das Signal/das Bedürfnis ihres Kindes reagiert?

________________________________________

________________________________________

________________________________________

________________________________________

Was hätte in der Situation anders gemacht werden können?

________________________________________

________________________________________

________________________________________

________________________________________

# 5 Fallbeispiele

## 5.1 Daniel (2;6 Jahre)

### Vorstellungsgrund

Die Zuweisung von Daniel (2;6 Jahre) erfolgte im Anschluss an einen stationären Aufenthalt in der akutpädiatrischen Abteilung einer Kinderklinik. Daniel wurde dort bereits mehrmals aufgrund von unklaren Bauch- und Ohrenschmerzen behandelt. Dem behandelnden Team in der Kinderklinik war vor allem die Mutter-Kind-Interaktion als deutlich von der Norm abweichend aufgefallen. Im Überweisungsschreiben wird berichtet, dass Daniel übermäßig starke Wutausbrüche mit fremd- und autoaggressivem Verhalten gezeigt habe. Gleichzeitig habe die Mutter große Schwierigkeiten gehabt, ihrem Sohn Grenzen zu setzen. Auch sei auffällig, dass Daniel fast ausschließlich durch Milch ernährt würde und ein gestörter Tag-Nacht-Rhythmus vorliege. Bei allen bisherigen Abklärungen konnte keine organische Ursache für die Schmerzen gefunden werden.

### Anamnese

Daniel ist das dritte Kind von Frau K. (28 Jahre). Neben Daniel gibt es noch eine ältere Schwester (10 Jahre) und einen älteren Bruder (4 Jahre). Alle Kinder haben jeweils unterschiedliche Väter. Die Kindsmutter ist alleinerziehend und bezieht Sozialhilfe. Zu den Vätern besteht kein Kontakt mehr und Frau K. wird auch finanziell nicht von ihnen unterstützt. Im Erstgespräch berichtet Frau K., dass Daniel aus einer Vergewaltigung entstanden sei und sie ihn eigentlich habe abtreiben wollen. Jedoch habe sie die Schwangerschaft erst zu spät bemerkt, sodass es für eine Abtreibung zu spät gewesen sei. Die Schwangerschaft sei insgesamt sehr belastend gewesen, da der Abstand zu Daniels älterem Bruder sehr gering war und dieser als Baby sehr viel geschrien habe. Auch habe sie sehr viele Schwangerschaftsbeschwerden gehabt. Die Geburt sei in der 34. SSW erfolgt und ihr Sohn habe insgesamt vier Wochen in der Neonatologie verbracht. In dieser Zeit hätte sie Daniel kaum besuchen können, da sie mit den anderen Kindern so beschäftigt gewesen sei.

Als Daniel nach Hause gekommen sei, sei die Situation noch schwieriger geworden. Auch habe er sehr viel geschrien und kaum geschlafen. Er habe nicht richtig aus der Flasche getrunken und die Milch häufig wieder erbrochen, sodass die Mutter den ganzen Tag damit beschäftigt gewesen sei, ihn entweder zu tragen oder zu füttern. Zunehmend sei die Situation zu Hause für sie immer schwieriger geworden. Ihre Kinder hätten sie kaum noch zur Ruhe kommen lassen. Sie habe die Kinder dann auch öfter angeschrien. Irgendjemand habe sie dann beim Jugendamt „angeschwärzt“, sodass sie ihrer Wahrnehmung nach auch von dort unter Druck gesetzt worden sei.

Wenn Daniel weine, versuche sie ihn immer auf den Arm zu nehmen oder mithilfe einer Flasche Milch zu trösten. Jedoch schlafe er in der Nacht einfach nicht, sodass sie begonnen habe, ihn einfach vor den Fernseher oder den Tablet-Computer zu setzen, damit sie wenigstens einige Stunden Schlaf in der Nacht bekommen könne. Tagsüber schlafe Daniel inzwischen nur noch auf ihr oder im Kinderwagen. Die anderen beiden Kinder seien am Vormittag zwar im Kindergarten und in der Schule, sie selbst komme jedoch kaum zur Ruhe. Daniels Schreien und Quengeln lösten bei ihr häufig Gefühle von Panik aus. Auch fühle sie sich innerlich häufig leer und sehr traurig. Gleichzeitig erlebe sie jedoch auch Phasen mit einer unkontrollierbaren Wut.

Auf ihre eigene Gesundheit angesprochen, berichtet Frau K. von sehr häufigen Schmerzattacken. Niemand würde sie ernst nehmen und ihr helfen. Alle Ärzte würden immer das Gleiche sagen: Sie solle mehr schlafen und sich Auszeiten nehmen. Mehr als rezeptfreie Schmerzmittel wolle man ihr nicht geben. Auch bei Daniel würde keiner etwas unternehmen. Er habe doch ganz klar Schmerzen, aber alle würden sagen, dass er nichts habe.

## Symptombeschreibung

In der Anamnese gibt Frau K. an, dass Daniel im Alltag häufig quengele und heftige Wutausbrüche zeige. Sie glaube, dass er Schmerzen habe. Er lasse sich einfach nicht beruhigen, obwohl sie mit allen Mitteln sein Schreien und Toben so schnell wie möglich zu unterbinden versuche. Sie könne das Schreien einfach nicht ertragen. Oftmals helfe nur eine Flasche Milch und der Tablet-Computer. Jedoch würde auch dies nicht immer funktionieren. Dann schlage er wie wild um sich oder mit dem Kopf auf den Boden oder gegen die Wand. Auch würde er von ihr kein Essen annehmen und ihren Anweisungen nicht folgen. Sie habe manchmal das Gefühl, dass er sie ablehne. Nachts sei er zwischen 22:00 Uhr und 4:00 Uhr eigentlich immer wach. Er beschäftige sich dann hauptsächlich mit dem Fernseher oder Computer. Seinen Schlafbedarf decke er am Tag. Auf Nachfrage hin berichtet Frau K., dass ihr Sohn aufgrund der Tag-Nacht-Umkehr nicht wirklich an Familienaktivitäten bzw. täglichen Routinen teilnehme, sondern tagsüber meist im Kinderwagen oder auf ihrem Arm schlafe. Auch spreche er noch nicht und sei motorisch eher unsicher. So könne er beispielsweise nur an der Hand laufen.

In der Interaktion fällt auf, dass Daniel durchgängig den Blickkontakt zu seiner Mutter vermeidet. Er exploriert den Untersuchungsraum sehr intensiv, versichert sich aber niemals bei seiner Mutter durch Blickzuwendung, ob diese noch anwesend ist oder ob die Situation für ihn gefährlich sein könnte. Mit dem Behandler hingegen tritt er ausgesprochen schnell in Kontakt. So sucht er mehrfach sehr engen Körperkontakt und lässt sich in ein Spiel involvieren. Er kommuniziert jedoch durchgängig ausschließlich nonverbal. Daniel bewegt sich grobmotorisch eher ungeschickt, kann jedoch das von der Mutter angebotene Smartphone geschickt bedienen.

Insgesamt wirkt Frau K. ausgesprochen affektflach und hoffnungslos. Bedingt durch den Schlafmangel und ihre Schmerzen habe sie kaum noch die Kraft, den Alltag mit Daniel und seinen Geschwistern zu bewältigen. Häufig ertappe sie sich dabei, wie sie immer wütender werde und dann vor Erschöpfung, Verzweiflung und Wut Daniel am liebsten anschreien oder schütteln möchte. Sie sei nur noch der Kinder wegen am Leben. Auch könne sie überhaupt nicht verstehen, warum man sie zu einem Psychologen geschickt habe. Sie brauche so etwas nicht. Stattdessen meint sie, die Kinderärzte sollten einfach die richtigen Untersuchungen machen, um die Ursache für Daniels Schmerzen zu finden.

## Diagnostische Beurteilung

Alle gesammelten diagnostischen Informationen lassen den Schluss zu, dass bei Daniel eine Reaktive Bindungsstörung (F94.1) als Folge einer Deprivationssituation vorliegt. Komorbid liegen zudem auch noch eine Schlaf- und eine Fütterstörung vor.

## Genese

Im beschriebenen Fall lässt sich eine Vielzahl von Risikofaktoren identifizieren. Diese Risikofaktoren sind zum einen spezifische Temperaments- und Persönlichkeitsmerkmale von Daniel, aber auch prä-, peri- und postnatale Umwelt- bzw. interaktionelle Faktoren. Ein zentraler Risikofaktor ist die, durch eine Vergewaltigung entstandene, ungewünschte Schwangerschaft. Zum einen ist dieses Lebensereignis mit einer Traumatisierung der Mutter verbunden, welche mit Symptomen einer Posttraumatischen Belastungsstörung sowie weiteren Symptomen (z. B. depressiven Symptomen und Schmerzen) einhergeht. Diese Symptome haben einen erheblichen negativen Einfluss auf die Wahrnehmung und Verarbeitung kindlicher Signale sowie auf die Interaktion mit Daniel. Gleichzeitig kann eine unerwünschte Schwangerschaft selbst das „Inner-Working-Model of the Child" der Mutter, also die Wahrnehmung des realen Kindes und die Verarbeitung dieser Wahrnehmung, negativ prägen. Damit einher gehen zwiespältige und ambivalente Gefühle von Liebe, Scham, Selbsthass und Wut auf den Sohn, in dem die Mutter auch den Vergewaltiger erkennt. Es ist zu vermuten, dass diese spezifische Zeugungs- und Schwangerschaftskonstellation ohne den anwesenden Vater einen erheblichen Einfluss sowohl auf das pränatale als auch das postnatale Bindungsverhalten der Mutter an ihren Sohn hatte. Gleichzeitig wirken das Schreien und Quengeln bzw. die Wutanfälle als Trigger für die Mutter, welche eine sehr starke emotionale Erregung bis hin zu Panikattacken hervorrufen. Diese emotionale Erregung beeinträchtigt bzw. verunmöglicht ein emotional zugewandtes und damit Sicherheit vermittelndes und unterstützendes mütterliches Verhalten in kindlichen Krisen.

Gleichzeitig hat Daniel aufgrund seiner erhöhten Reaktivität bzw. Irritabilität ein sehr hohes Bedürfnis nach co-regulatorischer Unterstützung der Schlaf-Wach-Regulation bzw. bei Erregung und Wut. Aus den Schilderungen der Mutter kann vermutet werden, dass diese erhöhte Reaktivität durch die intrauterinen Bedingungen (Trauma, mütterliche Depression) beeinflusst worden sein könnte. Erheblicher psychosozialer Stress geht mit erhöhten Stresshormonspiegeln einher, was wiederum beim ungeborenen Kind zu einer Beeinflussung (Programmierung) seiner eigenen hormonellen Stressachsen führt. Diese Veränderungen wiederum können nach der Geburt eine erhöhte Reaktivität und Probleme der Erregungs- und Verhaltensregulation erklären. Daniel stellte also bisher aufgrund seiner eigenen anlagebedingten oder erworbenen Probleme mit der Verhaltensregulation und seinen Schlafproblemen deutlich erhöhte Anforderungen an die Mutter. Diese verfügt jedoch aufgrund ihrer eigenen Traumatisierung, den PTBS- und Depressionssymptomen und ihrer Isolation und der dadurch fehlenden Unterstützung nur über sehr wenige Ressourcen im Umgang mit den kindlichen Anforderungen. Parallel zu Daniel muss Frau K. zudem auch die Bedürfnisse der anderen Kinder erfüllen.

Daniel erlebte aufgrund der oben beschriebenen Konstellationen wenig emotional zugewandtes und Sicherheit gebendes Verhalten der Mutter. In Phasen der Erschöpfung und Überforderung war seine sichere Basis bzw. seine Bindungsperson auch Quelle von Angst und Bedrohung. Aufgrund der limitierten mütterlichen Ressourcen entwickelte diese zunehmend ungünstigere Strategien im Umgang mit der Unruhe und den Schlafproblemen Daniels. Daraufhin kam es mehr und mehr zu einer vollständigen Tag-Nacht-Umkehr. Da Daniel während der Nachtstunden fast ausschließlich sich selbst überlassen war und sich in dieser Zeit primär mit dem Fernsehen bzw. Computer beschäftigte, erlebte er hier wiederum nur sehr wenige interaktionelle und sprachliche Anregung durch seine Bindungsperson.

### Therapeutisches Vorgehen

Zu Beginn der Behandlung wurde mit Frau K. vor allem psychoedukativ gearbeitet. Sie wurde zum einen über kindliche Bedürfnisse nach Nähe, Schutz und Co-Regulation, aber auch über die normative Entwicklung des kindlichen Schlafs (Schlafmengen, Schlafmuster etc.) und die Notwendigkeit von klaren Tagesabläufen und einer guten Alltagsstruktur informiert. Dabei wurde das Augenmerk besonders auf die Bedeutung interaktioneller Faktoren und Lernprozesse gelegt. Da auch die mütterliche Stressbelastung und Erschöpfung ein zentraler Bedingungsfaktor für die Bindungsstörung darstellt, wurden konkrete Maßnahmen eingeleitet, um Frau K. zu entlasten. So wurde unter anderem ein Betreuungsplatz für Daniel und seinen älteren Bruder in einem Kindergarten organisiert. Außerdem besuchte eine sozialpädagogische Familienbegleitung Frau K. zwei Mal wöchentlich, um sie in der Kindererziehung und bei alltäglichen Aufgaben und Behördenkontakten zu unterstützen. Darüber hinaus wurde Frau K. eine eigenständige Therapie empfohlen.

In der Therapie sollte Frau K. sich bewusst überlegen, wie sie wieder „Energie tanken" könne und was ihr im Alltag guttun würde. Bei diesem therapeutischen Punkt wurde deutlich, dass Frau K. zum Teil sehr dysfunktionale Gedanken und eine fast unerreichbare Idealvorstellung von sich als Mutter hatte. So war es ihr kaum möglich von dem Gedanken Abstand zu nehmen, dass sie Daniel permanent umsorgen müsse. Aufgrund dieser Gedanken fiel es ihr auch sehr schwer, die organisierte Entlastung in der Kinderkrippe in Anspruch zu nehmen. Sie meldete ihren Sohn immer wieder mit der Begründung von Krankheit oder Unwohlsein ab und behielt ihn zu Hause. Trotz intensiver Bemühungen der Therapeutin war es der Mutter nicht möglich, die Entlastungsmaßnahmen konstant und regelmäßig in Anspruch zu nehmen. Gleichzeitig gelang es auch nicht, die notwendigen Veränderungen im Tagesrhythmus mit regelmäßigen Spiel-, Schlaf- und Essenszeiten am Tag zu etablieren. Die besprochenen Maßnahmen zur Aufhebung der Tag-Nacht-Umkehr gelangen Frau K. allein nicht, sodass in einem gemeinsamen Gespräch mit dem Jugendamt, der sozialpädagogischen Familienbegleitung und der Therapeutin eine tagesklinische Behandlung von Daniel und seiner Mutter besprochen wurde.

Im Rahmen dieser teilstationären Mutter-Kind-Behandlung war es schließlich möglich, die Tag-Nacht-Umkehr aufzulösen, da die Tagesstrukturierung durch die Klinik erfolgte. Außerdem wurde mit Frau K. intensiv videogestützt an der Interaktion mit ihrem Sohn gearbeitet. Die Mutter wurde einerseits in ihrem bereits vorhandenen, liebevollen Umgang mit ihrem Sohn gestärkt, gleichzeitig wurde sie angeleitet auch negative Emotionen ihres Kindes auszuhalten und angemessen darauf zu reagieren. Sie lernte, sich von den kindlichen Signalen leiten zu lassen, aber gleichzeitig ihren Sohn auch zu führen. Während des Klinikaufenthalts wurde Frau K. auch ein Therapieplatz bei einer Erwachsenenpsychiaterin vermittelt. Es wurde dafür Sorge getragen, dass die Mutter die Termine bei dieser Therapeutin regelmäßig wahrnahm.

Gegen Ende der Behandlung, wurde Frau K. mit ihrem Sohn mehrmals von einer Therapeutin zu Hause besucht, um das bereits erlernte Kommunikations- und Interaktionsverhalten im Alltag zu erproben. An die Therapie in der Tagesklinik für Klein- und Vorschulkinder schloss sich eine ambulante Nachbegleitungsphase bei der Bezugstherapeutin der Klinik an.

## Evaluation

Im Rahmen der Abschlussdiagnostik wurde noch einmal ein halbstrukturiertes Diagnosegespräch geführt. Im Abschlussgespräch wurde erkennbar, dass es im Vergleich zum Zeitpunkt vor der Therapie zu einer deutlichen Entspannung der Situation und zu einer Verbesserung der Bezugspersonen-Kind-Beziehung gekommen war. Die im Rahmen der Therapie besprochene Tagesstrukturierung und die regelmäßigen Tagesabläufe hatten zur Normalisierung des Schlafverhaltens und zu einer Reduktion der Wutanfälle geführt. Die täglichen Routinen erleichterten Frau K. auch die Bewältigung ihres Alltags, denn sie hatte gelernt, sich in den Ruhephasen ihres Sohnes selbst zu entspannen bzw. therapeutische Übungen aus ihrer eigenen Therapie anzuwenden. Durch die Reduktion des eigenen Stresses war sie nicht mehr so schnell im Teufelskreis aus eigener Erregung, Panik und ungünstigen Interaktionen mit ihrem Sohn gefangen. Das Schreien und die Wut von Daniel erlebte sie inzwischen weniger bedrohlich und belastend, sodass sie die erlernten Erziehungsstrategien auch eher anwenden konnte. Frau K. gab an, dass es für sie sehr erleichternd gewesen sei, offen über ihre Wut und Hassgefühle sprechen zu können. Durch dieses Ansprechen und die damit einhergehende Bewusstmachung habe sie viel besser mit ihren Gefühlen umgehen können.

Die Therapie wurde nach einer 6-monatigen ambulanten Nachbetreuungsphase abgeschlossen, jedoch verblieb die Familienbegleitung als stützende Ressource weiterhin mit einem wöchentlichen Besuch in der Familie. Das Jugendamt führte mit der Mutter und der Sozialpädagogin im Abstand von 6 Monaten Standortgespräche durch, um einen Rückfall zu verhindern.

## 5.2 Franziska (6 Jahre)

### Vorstellungsgrund

Franziska (6 Jahre) wird erneut durch ihre Mutter (Frau P.) in der kinderpsychiatrischen Klinik vorgestellt. Sie gibt an, das Jugendamt, welches die Familie seit ca. vier Jahren betreut, bestehe auf eine Familientherapie. Bereits im Alter von neun Monaten wurde das Mädchen zum ersten Mal in der Sprechstunde für Säuglinge und Kleinkinder vorgestellt. Danach erfolgten in unterschiedlichen Abständen immer wieder Abklärungen und Therapieversuche.

Aktuell habe Franziska nach Angabe der Mutter wieder heftige Wutausbrüche und Affektkrämpfe. Die Situation zu Hause würde ständig eskalieren, denn das Mädchen folge Aufforderungen der Mutter nicht und sei außerdem ausgesprochen eifersüchtig auf den neuen Partner der Mutter. Außerdem sei Franziskas Gewicht inzwischen deutlich zu hoch, sodass der Kinderarzt zu Verhaltensänderungen geraten habe.

### Anamnese

Franziska ist das einzige Kind von Frau P. Die Schwangerschaft sei weder geplant noch erwünscht gewesen, sei aber komplikationslos verlaufen. Bereits während der Schwangerschaft habe sich Frau P. vom leiblichen Vater getrennt und dessen Kontaktversuche unterbunden. Kurz nach der Geburt lernte Frau P. einen neuen Partner (Herr S.) kennen, welcher das Mädchen adoptierte. Auch diese Beziehung ging nach etwa einem Jahr in die Brüche. Frau P. verhinderte im Anschluss für längere Zeit den Kontakt zwischen ihrer Tochter und ihrem Ex-Partner Herr S. Im weiteren Verlauf ging Frau P. immer wieder wechselnde Partnerschaften ein. Nach Aussage von Frau P. kam es zwischen ihr und den Partnern gehäuft zu Handgreiflichkeiten und verbalen Auseinandersetzungen, was auch zumeist zum Bruch der Partnerschaften geführt habe.

Als Franziska ca. vier Jahre alt war, nahm ihr Adoptivvater (Herr S.) wieder Kontakt auf, was nun von Frau P. unterstützt wurde. Die Besuche waren jedoch für das Mädchen häufig von einer großen Unsicherheit begleitet, da sie wiederholt und ohne Anlass oder Erklärung nicht stattfanden.

Aktuell lebe Frau P. in schwierigen finanziellen Verhältnissen. Zum Zeitpunkt der Wiedervorstellung sei Frau P. das Mietverhältnis ihrer Wohnung gekündigt worden. Die Mutter berichtet, sie habe keinen Schulabschluss bzw. abgeschlossene Berufsausbildung und lebe aktuell von staatlicher Unterstützung. Ihre eigene Kindheit habe Frau P. in verschiedenen Heimen und Pflegefamilien verbracht. Zu ihren Eltern habe sie keinen Kontakt mehr. Auch sonst lebe die Familie eher sozial isoliert ohne nennenswertes soziales Netzwerk.

Während der ersten Lebensjahre wurde Franziska ausschließlich zu Hause durch die Mutter betreut. Ab dem 2. Lebensjahr, besuchte sie zweimal wöchentlich eine Kindertagesstätte für jeweils drei Stunden. Seit ihrem 4. Lebensjahr geht sie täglich in den Kindergarten.

Über die bisherige Entwicklung ihrer Tochter berichtet Frau P., dass alle Meilensteine der Entwicklung regelgerecht erreicht worden seien. Als Baby habe sie sehr viel geschrien. Insgesamt wird das Temperament von Franziska durch die Mutter als schwierig beschrieben. Sie sei aufbrausend, schreie schnell, wenn ihr etwas nicht passe und habe sich nicht im Griff. Sie sei aber auch ein sehr selbstständiges Mädchen, um das sie sich eigentlich kaum kümmern müsse.

## Symptombeschreibung

Im Gespräch schildert Frau P. erhebliche Verhaltensauffälligkeiten bei Franziska, welche vor allem durch extrem ausgeprägte Wut und Aggressionen geprägt seien. Auch habe ihre Tochter große Mühe, sich an Regeln zu halten und ihre Emotionen zu regulieren. Besonders schwierig sei das abendliche Zubettgehen. Die Mutter berichtet, dass sie Franziska gegen 18:30 Uhr ins Bett bringe. Ihre Tochter wolle dann aber nicht schlafen, sondern lieber bei ihrer Mutter und dem neuen Partner bleiben. Dies führe zu heftigen Konflikten mit verbalen und physischen Aggressionen. Franziska sei eifersüchtig, könne nicht akzeptieren, dass sie (die Mutter) lieber mit ihrem Partner allein sein möchte. Dadurch dauere das abendliche Prozedere bis zu vier Stunden.

Frau P. berichtet außerdem, dass Franziska starke Stimmungsschwankungen und Probleme mit der Emotionsregulation habe. Sie habe eine sehr laute Stimme und schreie, wenn sie nicht bekomme, was sie wolle. Auch habe das Mädchen sehr viel Energie und sei nach Ansicht von Frau P. hyperaktiv.

Am Tisch würde ihre Tochter nur „herumsauen" und habe keinen Anstand. Neu sei, dass das Mädchen das Essen förmlich in sich „hineinschaufle" und deshalb stark zugenommen habe. Sie gehe nachts an den Kühlschrank und esse dann alles, was ihr in die Finger gerate. Auf der anderen Seite weigere sich Franziska, die von der Mutter und ihrem Partner angebotenen Mahlzeiten zu essen. Beim Mittagstisch im Kindergarten esse sie jedoch alles. Insgesamt träten die Verhaltensprobleme hauptsächlich zu Hause auf. Im Kindergarten sei Franziska nicht auffällig.

Die Mutter berichtet weiterhin, dass sie sich manchmal nur schwer beherrschen könne und dann auch mal laut werde, wenn ihre Tochter gar nicht höre. Franziska würde regelmäßig in ihr Zimmer geschickt, wenn sie ausraste. Dort könne sie sich dann relativ gut beruhigen.

In Bezug auf die Selbstständigkeit ihrer Tochter äußert Frau P., dass Franziska extrem selbstständig und unabhängig sei. Sie verlange kaum nach Hilfe und mache sich sehr sorgfältig und selbstständig morgens und abends fertig. Auch Frau M., die Sozialarbeiterin des Jugendamtes, beschreibt Franziska als überangepasstes und selbstständiges Kind, welches sich auch dann keine Hilfe hole, wenn es diese benötigen würde. Gleichzeitig berichtet die Sozialarbeiterin, Franziska verhalte sich ihrer Einschätzung nach den Partnern der Mutter gegenüber nicht adäquat. In deren Gegenwart verhalte sich Franziska zum Teil sehr aufdringlich. Mitunter könne dieses Verhalten auch als sexualisiert bezeichnet werden.

In der Verhaltensbeobachtung fällt Franziska eher als unauffälliges Kind auf. Sie erscheint im Kontakt extrem angepasst und überfreundlich. Sie spielt sehr konzentriert und leistet allen Aufforderungen folge. Im Gespräch erwähnt Franziska, dass sie gerne mehr Zeit mit ihrer Mutter verbringen möchte, diese aber sehr oft keine Zeit für sie habe. Meist gehe ihre Mutter mit ihr zum neuen Partner. Dort gäbe es aber keine Spielsachen und deshalb langweile sie sich dort sehr.

## Diagnostische Beurteilung

Alle gesammelten diagnostischen Informationen lassen den Schluss zu, dass bei Franziska eine Bindungsstörung des Kindesalters mit Enthemmung (F94.2) vorliegt.

## Genese

Die Bindungsstörung entwickelte sich bei Franziska auf der Basis einer stark beeinträchtigten Mutter-Kind-Beziehung, geprägt durch viele Zurückweisungen und Vernachlässigung. Franziska erlebt fast täglich eine wechselhafte Nähe-Distanz-Regulation der Mutter, Aufmerksamkeitsentzug und emotionale Vernachlässigung, körperliche Gewalt oder Ablehnung ihrer Emotionen (Wut, Angst) bzw. ihrer Person („Franziska ist unmöglich“). Der Patientin wurde immer wieder vermittelt, dass sie kein „gutes“ und liebenswertes Kind sei. Auch wurden ihre Bedürfnisse nach Nähe, Zuwendung, Förderung, Anregung und Schutz in ganz erheblichem Maße ignoriert.

Da die Mutter berichtet, dass die Schwangerschaft weder geplant noch erwünscht war, kann vermutet werden, dass das Mädchen bereits zum Zeitpunkt der Geburt durch die Mutter abgelehnt wurde. Außerdem habe Franziska als Baby sehr viel geschrien, was die negative Sicht der Mutter auf ihre Tochter weiter gefestigt haben könnte. Die Mutter trennte sich früh vom leiblichen Vater und ließ keine Kontakte ihrer Tochter zu diesem zu. Es kann also vermutet werden, dass auch der leibliche Vater von der Mutter abgelehnt wurde. Da Franziska aber auch einen Teil seiner Merkmale in sich trägt, könnte dies einen zusätzlichen negativen Effekt auf die Mutter-Kind-Beziehung gehabt haben.

Weiterhin kann festgehalten werden, dass die Temperamentmerkmale des Mädchens zu einer emotionalen Dysregulation und damit verbunden zu heftigen Wutausbrüchen geführt haben könnten. Diese wurden bisher von Frau P. kaum aufgefangen und belasteten die Mutter-Kind-Beziehung stark.

Frau P. selbst hat nach Aktenlage in ihrer eigenen Kindheit ebenfalls wenig Bindungsstabilität erlebt. Sie war wiederholt selbst wegen depressiver Symptome und einer Borderline-Persönlichkeitsstörung in psychiatrischer Behandlung und ist vermutlich aufgrund der prekären finanziellen Verhältnisse und ihrer Wohnsituation vermehrt psychischem Stress ausgesetzt. Die fehlenden eigenen sicheren Bindungsmuster bzw. die fehlenden Vorbilder für eine sichere und fördernde Beziehungsgestaltung mit dem eigenen Kind, könnten sich im Zusammenspiel mit der starken psychosozialen Stressbelastung sehr negativ auf aktuelle Interaktionen mit Franziska auswirken. Diese erlebt wenig voraussehbare und stark verunsichernde Reaktionen der Mutter. Das Bedürfnis des Mädchens nach Zuwendung und Nähe wird wiederholt geleugnet bzw. ignoriert. Der fundamentale Wunsch nach Bindung, Sicherheit und Zuwendung wird als egoistisches und selbstsüchtiges Verhalten interpretiert und mit Aufmerksamkeitsentzug bzw. starker Negativität geahndet. Die physische und verbale Gewalt ist für Franziska in erheblichem Maße beängstigend. Somit erlebt Franziska ihre einzige Bindungsperson gleichzeitig als sichere Basis und Quelle von Angst und Bedrohung. Auf der anderen Seite wird besonders selbstständiges Verhalten bzw. das Unterdrücken von Bindungsbedürfnissen besonders honoriert. Diese Beziehungserfahrungen haben zu dem berichteten übermäßig angepassten Verhalten geführt. Die Mutter und ihr Partner scheinen von den aktuellen Schwierigkeiten so gefordert zu sein, dass sie die Beziehung zu Franziska kaum noch unbelastet erleben können, und damit eine positive Zuwendung, Aufmerksamkeit und Nähe fast nicht mehr möglich erscheinen.

Neben der hoch belasteten Mutter-Kind-Beziehung mit häufigem Negieren kindlicher Bindungsbedürfnisse und fehlender Bindungsstabilität, erlebt Franziska auch im Kontakt zu ihrem Adoptivvater und den wechselnden Partnern der Mutter Beziehungsabbrüche und Bindungsunsicherheit. Der Adoptivvater wurde zwar in seiner Beziehungsgestaltung eher als verwöhnend beschrieben, war aber gleichzeitig nicht zuverlässig im Umgang mit Franziska, sodass Franziska auch hier immer wieder Enttäuschungen und Ablehnung ihrer Person erleben musste und der Aufbau einer stabilen Bindungsbeziehung zum Adoptivvater kaum möglich war.

Auch in Bezug auf die außerfamiliären sozialen Beziehungen gab es für Franziska in ihrem bisherigen Leben wenig Stabilität. Häufige Wohnungswechsel und die fehlenden Möglichkeiten, mit Gleichaltrigen in ihrer Freizeit Kontakt zu haben, destabilisieren sie zusätzlich.

Als Reaktion auf diese Lebensbedingungen, zeigt sich Franziska in der Außenwelt ängstlich und überangepasst. Im häuslichen Rahmen zeigen sich starke Wutausbrüche und ein dysreguliertes Essverhalten. Die Mutter und ihr Partner konnten die emotionalen Bedürfnisse von Franziska nicht erkennen und zeigten einen sehr harschen gewaltgeprägten Erziehungsstil.

## Therapeutisches Vorgehen

*Erstkontakt (9. bis 12. Lebensmonat).* Bereits beim ersten Kontakt im Alter von 9 Monaten erschien die Interaktion zwischen Mutter und Tochter als auffällig, es wurde deshalb versucht, die Mutter zu einer stationären Mutter-Kind-Behandlung zu bewegen. Im Indikationsgespräch mit dieser Mutter-Kind-Einheit zeigte sich Frau P. jedoch nicht ausreichend veränderungsbereit, weshalb die dortige Klinik die Behandlung ablehnte. Kurz darauf wurde auch die ambulante Beratung abgebrochen.

*Zweiter Kontakt (18. bis 36. Lebensmonat).* Im Alter von 18 und 30 Monaten stellte sich die Mutter jeweils erneut in der Klinik aufgrund von vermehrten Affektkrämpfen mit heftigem Schreien und Wutanfällen vor. Franziska schreie immer dann extrem, wenn sie nicht ihren Willen bekomme, aber auch aus heiterem Himmel. Sie verkrampfe dann ihren Oberkörper und ihre Mimik für ca. zwei bis drei Minuten. Symptome einer Zyanose (bläuliche Verfärbung der Haut) oder Bewusstlosigkeit wurden verneint. Die von der Mutter beschriebenen Wutausbrüche seien nur im häuslichen Rahmen präsent, nicht in der Kindertagesstätte, in der Franziska an zwei Vormittagen betreut wird. Frau P. beschreibt, dass sie ihre Tochter während der Wutanfälle meist ignoriere. Sie schicke Franziska dann in ihr Zimmer, mache die Tür für fünf bis zehn Minuten zu und gehe auf den Balkon, um eine Zigarette zu rauchen. Wenn sich ihre Tochter beruhigt habe, würde sie sie wieder aus ihrem Zimmer holen. Neben den oben beschriebenen Wutausbrüchen bzw. Affektkrämpfen, beschreibt Frau P. auch ausgeprägte Symptome einer Trennungsangst. Franziska habe sehr große Angst, sich von der Mutter zu trennen (z. B. bei der morgendlichen Trennung im Kindergarten), rufe im Schlaf nach der Mutter und habe wiederholt geäußert, dass sie Angst habe, die Mutter könne weggehen und nicht wiederkommen. Tatsächlich sei es im Rahmen einer Inhaftierung der Mutter zu einer kurzfristigen Trennung (ca. sechs Wochen) gekommen. In dieser Zeit war Franziska in einer Pflegefamilie platziert worden. Aufgrund der damals berichteten Symptome und der Beobachtung der Mutter-Kind-Interaktionen bzw. des mütterlichen Verhaltens wurde im Alter von 36 Monaten bei Franziska erstmals der Verdacht auf eine Bindungsstörung geäußert. Mit der Mutter wurde vor allem psychoedukativ hinsichtlich eines adäquaten Umgangs mit kindlichen Wutanfällen aber auch Ängsten in dieser frühen Altersphase gearbeitet. Frau P. sollte verstehen lernen, dass ihre Tochter Begleitung und Unterstützung bei der Regulation von Wut und Erregung, aber auch zur Regulation ihrer Ängste braucht. Es wurde thematisiert, dass Kinder in diesem Alter noch nicht in der Lage sind, negative Emotionen vollständig allein zu bewältigen, sondern sie vielmehr eine liebevolle und zugewandte Bindungsperson brauchen, um diese Gefühle regulieren zu können. Außerdem war ein wichtiges Ziel, die Mutter für die kindlichen Bedürfnisse nach Nähe, Schutz und Geborgenheit, aber auch Anregung und Förderung zu sensibilisieren. In Familiensitzungen mit dem neuen Lebenspartner (Herrn Z.) und Frau P., aber auch in spieltherapeutischen Sitzungen zusammen mit Franziska und ihrer Mutter, sollte die Beziehung zwischen beiden gestärkt, aber auch das Kommunikationsverhalten der Mutter verbessert werden. In Zusammenarbeit mit dem Jugendamt erfolgte erstmalig eine Weisung zur Initiierung einer sozialpädagogischen Familienbegleitung, damit die therapeutischen Inhalte in den Alltag implementiert werden konnten. Leider gab es nach ca. sechs Monaten einen ersten Kontaktabbruch zwischen der Familienbegleiterin und durch Frau P., sodass im weiteren Verlauf eine andere Sozialpädagogin die Familie unterstützen sollte, welche jedoch auch keine tragfähige Beziehung aufbauen und keine grundlegenden Veränderungen bewirken konnte.

*Dritter Kontakt (4 Jahre).* Im Verlauf des 4. Lebensjahres meldete sich Frau P. erneut an. Anlass waren abermals heftige Wutanfälle, die Weigerung Franziskas den Anweisungen der Mutter Folge zu leisten, aber auch Symptome von Nahrungsverweigerung. Die initiierte Behandlung beinhaltete ähnliche Ansätze wie sie bereits im Alter von 3 Jahren zur Anwendung kamen. Auch hier stand wieder sehr stark die Arbeit an der Beziehung und Interaktion zwischen der Mutter und Franziska im Fokus der Behandlung. Als Ziel wurde von Frau P. formuliert, dass sie sich weniger Wutausbrüche und Aggressionen wünsche und dass Franziska besser hören solle. Von der Behandlerin wurde betont, dass dies nur erreichbar sei, wenn Familie P. auf der einen Seite klare Strukturen und Regeln schaffen könne, auf der anderen Seite aber auch die Beziehung zu Franziska durch gemeinsame Spiel- und Spaßzeiten verbessert werde. Das Mädchen brauche ein hohes Maß an Verlässlichkeit und Sicherheit. Gemeinsam wurde ein Störungsmodell entwickelt, wobei von Seiten der Mutter selbst benannt werden konnte, dass sich ein „Liebesentzug" durch sie oder ihren neuen Partner (Herrn T.) bisher sehr negativ auf das Verhalten von Franziska ausgewirkt habe.

Zum Erreichen der Therapieziele wurden gemeinsam mit der Mutter und ihrem Lebenspartner Veränderungen und Verhaltensstrategien für den Alltag erarbeitet. Die Familie wurde in der Verhaltensbeobachtung und im Geben positiver Aufmerksamkeit geschult und sollte schrittweise kleine Ziele im Zusammenhang mit einer positiven Beziehungsgestaltung umsetzen.

Bereits nach der ersten Sitzung berichte Frau P., dass alles schon viel besser ginge. Insgesamt fanden vier Therapiesitzungen statt, in denen Frau P. immer ihre und Franziskas Fortschritte betonte. Nach diesen vier Sitzungen erschien Frau P. nicht mehr zum vereinbarten Termin und konnte auch nicht für eine erneute Terminvereinbarung erreicht werden.

*Vierter Kontakt (5 Jahre).* Auch der vierte Kontakt kam aufgrund des Drucks durch das Jugendamt, welches auf eine Familientherapie bestand, zustande. Im Gespräch (Mutter mit neuem Lebenspartner) schildert Frau P. wieder erhebliche Verhaltensauffälligkeiten bei Franziska, welche der Therapeutin bereits aus den vorausgegangenen Konsultationen bekannt waren. Im Fokus standen vor allem Franziskas extrem ausgeprägte Wut und Aggressionen. Auch habe ihre Tochter große Mühe, sich an Regeln zu halten und habe ihre Emotionen „nicht im Griff". Frau P. gibt außerdem an, dass Franziska starke Stimmungsschwankungen habe. Ihre Tochter habe eine sehr laute Stimme und schreie, wenn sie nicht bekomme, was sie wolle. Franziska sei hyperaktiv, was jedoch in der Beobachtung nicht sichtbar wird. Darüber hinaus zeige sich die zuvor beschriebene Problematik beim Essverhalten (z. B. nächtliches Essen).

Insgesamt würden die Verhaltensprobleme hauptsächlich zu Hause auftreten. Im Kindergarten und in der Tagesstruktur falle Franziska nicht durch aggressives Verhalten auf. Stattdessen sei sie sehr angepasst und falle höchstens durch ein hohes Nähebedürfnis inklusive dem Bedürfnis nach körperlichem Kontakt auf. Auch der Adoptivvater habe mit Franziska weniger Probleme. Er sei strenger und werde laut, wenn er sich nicht durchsetzen kann. Auf der anderen Seite würde er Franziska alle Wünsche erfüllen und verwöhne sie stark. In Bezug auf die Kontakte zum Adoptivvater berichtet Frau P., dass es zwar eigentlich regelmäßige Besuche beim Kindsvater geben sollte, diese aber regelmäßig ausfallen würden, da der Kindsvater kurzfristig absage. Dies würde Franziska traurig und wütend machen, sodass infolgedessen auch wieder Verhaltensprobleme aufträten.

In Bezug auf die Selbstständigkeit ihrer Tochter äußert Frau P., dass Franziska extrem selbstständig und unabhängig sei. Sie würde kaum nach Hilfe verlangen und sich sehr sorgfältig und selbstständig morgens und abends fertigmachen.

Da sich inzwischen die Beziehungsqualität zwischen Mutter und Tochter weiter verschlechtert hatte und Franziskas Symptome im häuslichen Setting weiter persistierten, nahm die Therapeutin mit Erlaubnis der Mutter Kontakt zu allen involvierten Fachstellen bzw. Fachpersonen auf (Jugendamt, Sozialpädagogische Familienbegleitung, Kindergarten), um sich bei einem Runden Tisch über alle bisherigen Maßnahmen auszutauschen und hinsichtlich weiterer Maßnahmen abzustimmen. Bei dieser interdisziplinären Helferkonferenz wurde festgehalten, dass alle bisherigen Therapieversuche ohne langfristigen Erfolg geblieben waren. Sowohl das Angebot einer stationären Mutter-Kind-Behandlung, die ambulante familientherapeutische Unterstützung als auch die sozialpädagogische Familienbegleitung hatten nicht zu einer dauerhaften Verbesserung der Beziehung und Interaktion der Mutter mit Franziska geführt. Vielmehr haben sich die Symptome der Bindungsstörung weiter verfestigt. Es ist davon auszugehen, dass grundlegende Bindungsbedürfnisse des Mädchens seit ihrer Geburt nicht erfüllt wurden und die körperliche sowie seelische Gesundheit von Franziska in Gefahr ist. Die Patientin lebt nach wie vor in einer unangemessenen Beziehungsumwelt, die durch Vernachlässigung, Mangel an emotionaler Zuwendung und Diskontinuität geprägt ist. Es wurde deshalb beschlossen, dass weitere Interventionen daraufhin ausgerichtet sein müssen, das Kind in eine bessere Beziehungssituation zu bringen. Auf Weisung des Familiengerichts wurde Franziska deshalb in eine Pflegefamilie platziert. Sowohl Franziska als auch die Pflegefamilie wurde während dieses Übergangs durch die Therapeutin begleitet.

Mit den Pflegeeltern wurde vor allem traumapädagogisch in Hinblick auf ihre Verlässlichkeit und Stabilität auch angesichts sehr negativer emotionaler Reaktionen gearbeitet. Als primäre Ziele wurden mit den Pflegeeltern die Schaffung von Sicherheit, Stabilität und Vorhersehbarkeit vereinbart. Sie sollten Verständnis auch in schwierigen Situationen entwickeln können, um zu verhindern, dass es zu erneuten negativen Beziehungserfahrungen kommt.

Mit Franziska selbst wurde vor allem ihr Selbstbild und ihre Selbstwahrnehmung fokussiert. Zu diesem Zweck wurde unter anderem methodenintegrativ und mentalisierungsbasiert gearbeitet (vgl. Taubner, Fonagy & Bateman, 2019). Es wurde also auf der Grundlage entwicklungspsychologischer und bindungstheoretischer Ansätze, aber auch dem Theory of Mind-Konzept gearbeitet. Dabei ging es unter anderem darum, eigene Wünsche, Gedanken und Überzeugungen, aber auch diejenigen anderer Menschen besser zu erkennen und zu verstehen (= Mentalisierung). Franziska wurde darin unterstützt, die kognitiven und emotionalen Vorgänge hinter den eigenen Handlungen und den Handlungen anderer zu verstehen, um gegenwärtige und zukünftige Sozialbeziehungen positiv zu beeinflussen.

## Evaluation

Aufgrund des sehr langen und frustranen Verlaufs der Beziehungsprobleme bzw. der inzwischen deutlich ausgeprägten Gefährdung der psychischen Gesundheit von Franziska zum Zeitpunkt der vierten Vorstellung, musste die Herausnahme der Patientin aus ihrer Herkunftsfamilie erfolgen. Diese Entscheidung erschien notwendig, da in der Herkunftsfamilie trotz intensiver Hilfsangebote die grundlegenden Beziehungs- und Bindungsbedürfnisse der Patientin nur unzureichend erfüllt wurden.

Von Beginn an wurde zwar mit Frau P. an Themen der Beziehungsgestaltung und Bindung zu Franziska gearbeitet, jedoch wurden diese therapeutischen Maßnahmen nur unzureichend bzw. gar nicht umgesetzt. Dabei fiel auch die Abwehr der Mutter auf, welche meist innerhalb kürzester Zeit von einer vollständigen Normalisierung der Verhaltensprobleme berichtete und dann die Therapie wieder abbrach. Jede erneute Vorstellung erfolgte auf Druck des zuständigen Jugendamtes. Sobald die Auflagen erfüllt waren (Aufsuchen einer Therapie), kam es erneut zu einem Therapieabbruch. Auch scheiterten zwei langfristig geplante sozialpädagogische Familienhilfen zur Stärkung der erzieherischen Kompetenzen.

Unter den neuen Lebensbedingungen und den damit verbundenen positiven Bindungs- und Beziehungserfahrungen verbesserten sich die Symptome bei Franziska deutlich. Die Pflegefamilie fungierte erstmals als sichere Basis. Aufgrund der engen Begleitung und auch der mentalisierungsbasierten Therapie gelang der Übergang verhältnismäßig gut. Das Mädchen konnte in der Therapie die Trauer über die Trennung von der Mutter verbalisieren, fand aber gleichzeitig bei ihrer Pflegefamilie ein sehr warmes und zugewandtes Zuhause. In Zusammenhang mit monatlich stattfindenden Besuchen bei der Mutter kam es immer wieder auch zu Konflikten, welche am ehesten als Loyalitätskonflikt verstanden werden können. Insgesamt formulierte Franziska im Verlauf der zweijährigen Begleittherapie jedoch immer wieder, dass es ihr in ihrem neuen Zuhause sehr gut gehe und sie eigentlich nicht dauerhaft zu ihrer Mutter zurückwolle.

## 5.3 Tom (4 Jahre)

### Vorgeschichte

Tom (4 Jahre) wurde uns durch die Kinderchirurgie eines Kinderkrankenhauses zur Mitbeurteilung und ggf. Behandlung aufgrund einer chronischen Obstipationsproblematik zugewiesen. Tom leide seit dem 3. Lebensmonat an einer chronischen und bisher therapieresistenten Verstopfung. Bisher waren alle organischen Abklärungen für diese sogenannte „Slow Transit Constipation" (Kolontransitstörung; verlängerte Verweildauer des Stuhls im Dickdarm) ohne Ergebnis geblieben.

### Anamnese und Symptombeschreibung

Tom ist das erste und einzige Kind von Frau Z. (47 Jahre) und Herrn M. (53 Jahre). Herr M. ist Elektroinstallateur, Frau Z. arbeitet als Arzthelferin. Tom wurde mit reproduktionsmedizinischer Unterstützung gezeugt und termingerecht per Kaiserschnitt geboren. Die Schwangerschaft verlief laut Frau Z. problemlos und auch nach der Geburt habe es keine Komplikationen gegeben. Ihr Sohn besuche einen privaten zweisprachigen Kindergarten.

Frau Z. berichtet im Erstgespräch, dass Tom bereits als Baby unter sehr starken Bauchkrämpfen und Problemen mit dem Stuhlgang gelitten habe. Ihre damalige Kinderärztin habe aber keine organischen Ursachen feststellen können. Da die Beschwerden weiterhin anhielten, überwies diese Tom in die Gastroenterologische Sprechstunde eines nahegelegenen Kinderkrankenhauses. Auch dort erbrachte die detailliertere Untersuchung keine körperlichen Ursachen für die chronische Verstopfung. Es wurde eine funktionale Defäkationsstörung, mit willkürlichem Stuhlzurückhalten vermutet. Man empfahl Frau Z. deshalb dringend stuhlaufweichende Medikamente zu verabreichen, um eine Verhärtung des Stuhls zu verhindern und die Durchführung eines Toilettentrainings. Im weiteren Verlauf wurde von Frau Z. keine Besserung der Symptome beschrieben. Laut ihrer Aussage hatten alle vorgeschlagenen Maßnahmen keinen Erfolg. Jedoch lehnte sie eine multiprofessionelle stationäre Abklärung ebenfalls ab. Stattdessen erschienen Mutter und Kind in regelmäßigen Abständen notfallmäßig in der Kinderklinik wegen akuter Bauchschmerzen. Es wurde dann jeweils eine extrem ausgeprägte Obstipation festgestellt, welche durch chirurgische Desimpaktion (chirurgische Entfernung angestauter Stuhlmassen) behandelt wurde. Nach diesen Eingriffen wurde Tom jeweils wieder nach Hause entlassen, ohne dass das Angebot einer engmaschigen psychosomatischen Begleitung bzw. interdisziplinären Abklärung des Jungens seitens der Kindsmutter angenommen wurde.

Da sich die Obstipationsproblematik laut der Mutter unter den vorgeschlagenen konservativen Behandlungsmethoden nicht besserte und Frau Z. den behandelnden Ärzten glaubhaft von ausgeprägten und für ihren Sohn unerträglichen Schmerzen berichtete, entschlossen sich diese, Tom einen sogenannten Zökostomie-Katheter (Verbindung zwischen Darm und Körperoberfläche; Zökostoma = Stoma im Bereich des Blinddarms) zum Spülen des Darms und damit zur Auflösung der Verstopfung operativ zu legen. Jedoch war auch dieser Therapieversuch laut der Mutter nicht erfolgreich, da ihr Sohn die empfohlenen Mengen an Wasser zum Spülen des Darms nicht toleriere. Im weiteren Verlauf drängte Frau Z. die behandelnden Ärzte schließlich auf die Verabreichung von Botulinumtoxin (Botox) in den Musculus sphincter ani externus (ringförmig quergestreifter Afterschließmuskel), um die Verstopfungsproblematik zu lösen. Da der bisherige Verlauf nicht durch eine engmaschige Begleitung geprägt war, verständigte man sich mit der Familie darauf, dass die gewünschte Behandlung erst durchgeführt werden könne, wenn es vorab eine stationäre Beobachtungsphase der Schmerzsymptomatik und des Toilettenverhaltens von Tom unter Einbezug kinderpsychologischer Fachpersonen erfolgen würde. Damit erklärte sich Frau Z. einverstanden.

## Diagnostisches Vorgehen

Im Erstgespräch mit Tom und seiner Mutter fielen sowohl das Verhalten des Kindes als auch jenes der Mutter bzw. die Interaktion zwischen beiden als deutlich von der Norm abweichend auf. Tom saß trotz seines Alters (4 Jahre und 5 Monate) im Buggy mit einem Schnuller im Mund. Er begrüßte den Therapeuten nicht und versuchte sich hinter einer Kuscheldecke zu verkriechen. Während des Gespräches saß er im Wagen und starrte vor sich hin. Die Mutter schenkte ihrem Sohn keinerlei Aufmerksamkeit, betonte aber mit großem Nachdruck, wie unzureichend er bisher therapiert worden sei. Die Schmerzen seien für ihren Sohn unerträglich, er würde seit 4 Jahren leiden. Auch die Versorgung des Zökostomie-Katheters sei eine große Belastung für sie. Nichts habe Tom bislang geholfen. In der weiteren Exploration beschreibt Frau Z., wie viel Aufopferung die Erkrankung ihres Sohnes ihr abverlange und welche Opfer sie für seine Pflege erbringe. Tom könne nicht in einen normalen Kindergarten gehen, da er immer noch Windeln trage. Frau Z. gibt an, dass sie schon alles Mögliche ohne Erfolg ausprobiert habe. Bei genauerem Nachfragen kann sie jedoch keine präzisen Angaben machen, warum beispielsweise die Einnahme der stuhlaufweichenden Medikamente, die Darmspülungen oder das empfohlene Toilettentraining nicht funktioniert haben. Auch konnte sie den Namen der Psychotherapeutin, bei der sie gemäß eigener Aussage bisher mit ihrem Sohn in Behandlung gewesen sei, nicht erinnern.

Etwa 30 Minuten nach Beginn des Gespräches mit der Mutter begann Tom schließlich doch den Raum und die angebotenen Spielsachen zu explorieren. Dabei zeigte er keinerlei Blickkontakt zur bzw. Rückversicherungsverhalten bei der Mutter. Nach einiger

Zeit bemerkte der Therapeut, dass sich Tom hinter einen Vorhang zurückzog und dort deutliche Retentionsmanöver vollführte. Auf Nachfrage bestätigte Frau Z., dass sie dieses Verhalten auch von zu Hause kenne. Auch den Urin würde Tom immer lange zurückhalten. Er trage deshalb auch Windeln, da es sonst permanent zu „Unfällen" komme.

Tom und seiner Mutter wurde schließlich das therapeutische Vorgehen, welches während der stationären Beobachtung angewandt werden sollte, erläutert. Tom sollte unter Anleitung lernen, regelmäßig zur Toilette zu gehen und den Stuhl nicht mehr zurückzuhalten. Außerdem wurde besprochen, dass Tom die stuhlaufweichenden Medikamente unter ärztlicher Aufsicht verabreicht bekommen werde, um die Verhärtung des Stuhls im Enddarm zu verhindern und somit eine mögliche angstbedingte Vermeidung des Toilettengangs schrittweise auflösen zu können.

## Diagnostische Beurteilung

Alle gesammelten diagnostischen Informationen lassen den Schluss zu, dass bei Frau Z. ein Münchhausen-by-Proxy-Syndrom vorliegt. Infolge des daraus resultierenden missbräuchlichen Verhaltens der Mutter zeigt Tom stark gehemmtes Bindungsverhalten. Es muss zudem davon ausgegangen werden, dass bei Tom eine funktionelle Obstipation vorliegt, welche bisher inadäquat behandelt wurde.

## Therapeutisches Vorgehen

Wie besprochen traten Mutter und Sohn gemeinsam zum vereinbarten Zeitpunkt in die Kinderklink ein. Dort wurde durch das behandelnde Team und die Pflege noch einmal das weitere Vorgehen erläutert. Es wurde begonnen, die indizierten verhaltensorientierten Maßnahmen umzusetzen. Sehr schnell zeigte sich jedoch, dass Frau Z. mit diesem Vorgehen nicht einverstanden war. Sie begann stark darauf zu beharren, dass ihr Sohn Schmerzen habe und deshalb das Toilettentraining nicht durchführen könne. Tom ginge es emotional sehr schlecht, er könne nicht mehr schlafen und habe auch keinen Appetit mehr. Für das behandelnde Team waren bislang weder Schmerzzeichen noch sonstiges Unwohlsein bei Tom erkennbar. Tom machte aus Sicht der Therapeuten gut beim Toilettentraining mit und nahm auch die Medikamente ohne Schwierigkeiten ein. Am vierten Behandlungstag eskalierte die Situation, da Frau Z. auf die Verabreichung des Botox bestand, die behandelnden Experten sich aber darüber einig waren, dass man den Patienten noch nicht ausreichend lange konservativ behandelt habe, um jetzt schon zu weiteren invasiven Schritten zu greifen. Daraufhin verließ die Mutter die Klinik mit ihrem Sohn und war auch nicht zu einer ambulanten Weiterbehandlung bereit.

Nach ca. 6 Monaten meldete sich die ehemalige Kinderärztin von Tom bei der Kinderschutzgruppe der Kinderklinik. Sie habe einen Bericht einer anderen chirurgischen Klinik über die erfolgreiche Botox-Behandlung erhalten. Des Weiteren stand in diesem

Bericht aber auch, dass man als Ursache für die chronische Verstopfung des Patienten einen zu langen Enddarm identifiziert habe und deshalb den Eltern empfohlen habe, diesen zu kürzen. Daraufhin entschloss sich die Kinderklinik bei der zuständigen Kinderschutzbehörde eine Meldung zu machen.

## Evaluation

Der oben beschriebene Fall deckt sich in weiten Teilen mit den von Noeker, Mußhoff, Franke und Madea (2011) beschriebenen Merkmalen des Münchhausen-by-Proxy-Syndroms (MBPS). Dabei handelt es sich um eine sehr seltene Erkrankung, bei der Eltern, in den meisten Fällen sind es Mütter, ihr Kind krankmachen, um eine Vielzahl von medizinischen, zum Teil hochinvasiven, Eingriffen zu provozieren. Dabei werden entweder Symptome erfunden oder willentlich durch Manipulation herbeigerufen. Bei Tom wird eine persistierende Obstipationssymptomatik berichtet, welche sich trotz ausführlicher Abklärungen und konservativen Therapieversuchen als therapieresistent erwies, was wiederum weitere Maßnahmen zufolge hatte. Dabei stützten sich diese Therapiemisserfolge zu großen Teilen auf Beschreibungen der Mutter. Die Symptomatik präsentiert sich eher als atypisch und die erfahrenen Kliniker äußerten, dass sie einen solchen Fall noch nie gesehen hätten. Auffällig war auch die Diskrepanz zwischen Untersuchungsbefunden, der klinischen Beobachtung und den anamnestischen Angaben der Mutter. Die Berichte von Frau Z. über extreme Schmerzen deckten sich nicht mit den klinischen Beobachtungen. Auch machte die Mutter widersprüchliche oder unvollständige Angaben zu erfolgten Vorbehandlungen bzw. Therapieversuchen. So berichtete sie von regelmäßigen Haltemanövern ihres Sohnes (als dieser solche gerade ausführte), in anderen Zusammenhängen verneinte sie die Frage nach solchen Verhaltensweisen. Auch konnte sie die Namen mehrerer Therapeuten, bei denen sie angab, regelmäßig in Behandlung zu sein, nicht erinnern. Außerdem zeigte sich die Mutter nicht kooperativ, Vorbefunde und Arztbriefe vorzulegen.

Dem gegenübergestellt fällt die enge, vertrauliche Beziehung zu den behandelnden Ärzten der Kinderklinik auf. Frau Z. betonte immer wieder, dass sie eine Ausbildung im medizinischen Bereich habe, wirkte hinsichtlich des Störungsbildes ihres Sohnes sehr versiert, kommunizierte in medizinischer Fachterminologie und machte eigenständige Vorschläge zum weiteren Prozedere bzw. insistiert auf bestimmte invasive Prozeduren.

Zu Erklärung des nur wenig erforschten Münchhausen-by-Proxy-Syndroms gibt es verschiedene Theorien. Mütter tun dies mutmaßlich, um Aufmerksamkeit, Lob oder Zuneigung durch Ärzte, Krankenhauspersonal und ihr persönliches Umfeld zu bekommen. Auch im Fall von Tom erhielt Frau Z. ein hohes Maß an Aufmerksamkeit und Bestätigung durch ihr Umfeld. Rückblickend erhielt Frau Z. im Vergleich zu anderen Patienten eher eine bevorzugte Behandlung. So wurde beispielsweise ihr Sohn regelmäßig ohne Wartezeiten bei „Notfällen" direkt behandelt. Auch durfte sich Frau Z. per E-Mail und telefonisch direkt mit den leitenden Ärzten in Verbindung setzen und die Beschwerden von Tom ohne Termine besprechen, was wiederum zu notfallmäßiger

Behandlung führte. Lerntheoretisch liegt also nahe, dass die Eltern/Mütter durch ihr Verhalten ein erhebliches Maß an sozialer Anerkennung und Aufmerksamkeit bekommen. Der Wunsch nach Beachtung durch einflussreiche Fachleute sowie deren Manipulation steht im Vordergrund. Die Symptome des Kindes ermöglichen dabei den Kontakt zu diesen Personen. Auch externe Anreize, wie beispielsweise finanzielle Unterstützung können eine Rolle spielen. So wurde Tom beispielsweise der private Kindergartenbesuch finanziert, da der Besuch eines öffentlichen Kindergartens laut der Mutter aufgrund der besonderen Hilfsbedürftigkeit nicht möglich gewesen sei.

Noeker und Kollegen (2011) beschreiben die Mütter als gleichzeitigen Ort der Sicherheit und der Gefahr und greifen damit eine Beschreibung aus der Bindungstheorie auf. Aus bindungstheoretischer Sicht behindert das Verhalten der Mütter die Entwicklung sicherer und kohärenter innerer Arbeitsmodelle. Dabei sticht im beschriebenen Fall auch die Diskrepanz zwischen mütterlicher Besorgnis hinsichtlich der körperlichen Erkrankung und ihren bindungsrelevanten Verhaltensweisen im Alltag von Tom ins Auge. So wurden einerseits die Ärzte zu hochinvasiven Eingriffen gedrängt, welche für ihren Sohn mit Schmerzen verbunden waren, und andererseits klagt Frau Z. über die große Belastung, welche die Versorgung des Stomas und die ständigen Arztbesuche für sie bedeutet hätten. In der Interaktion mit ihrem Sohn fiel die Mutter als gleichzeitig emotional vernachlässigend und überbehütend auf. In seiner psychosozialen Entwicklung wurde Tom eher eingeschränkt und wenig gefördert. Regressives Verhalten wie Nuckeln, eine Windel tragen oder im Buggy sitzen wurden unterstützt, der Kontakt zur Außenwelt und anderen Kindern eher behindert. Diese frühen Kindheitserfahrungen können einen negativen Einfluss auf die Bindungsentwicklung und die Ausbildung von unsicheren und desorganisierten Bindungsmustern haben, was wiederum ein erhebliches Risiko für weitere psychopathologische Entwicklungen darstellt.

Die Klinische Bindungsforschung geht davon aus, dass bestimmte Arbeitsmodelle über die Generationen hinweg weitergegeben werden. Eltern, die in ihrer eigenen Kindheit selbst negative Bindungserfahrungen oder sogar Misshandlungen erlebt haben, tragen ein größeres Risiko, ihre eigenen Kinder zu misshandeln. Oftmals beschreiben die Täterinnen selbst ihre Eltern als wenig liebevoll und fürsorglich. Sie haben zum Teil nur ein geringes Selbstwertgefühl und erlangen durch ihre Handlungen eine Steigerung desselben. Im Fall von Tom lagen ebenfalls Hinweise auf eine solche Vorgeschichte der Mutter vor.

Eine psychoanalytische Erklärungstheorie besagt, dass durch die Manipulationen der kindlichen Symptomatik sowie durch die folgende Behandlung der Wunsch nach einer sorgenden Mutter erfüllt wird, welche das kranke Kind schützt, heilt und rettet. Es geht also um die Projektion mütterlicher seelischer Not auf das Kind, um die Psyche der Mutter quasi von außen zu behandeln. Weil die behandelnden Ärzte keinen Verdacht schöpften, waren sie auch bei Tom über lange Zeit hinweg ein tragender Teil in der Symptomatik.

Einer der schwierigsten Schritte bei der Diagnose eines Münchhausen-by-Proxy-Syndroms ist, in Erwägung zu ziehen, dass eine Mutter möglicherweise die Symptome ihres Kindes selbst herbeiführt bzw. vortäuscht. Auch im Fall von Tom verging eine längere

Zeit, bis man sich schließlich zu einer Gefährdungsmeldung entschloss. Die Aufdeckung des Münchhausen-by-Proxy-Syndroms ist aus emotionaler Sicht besonders schwierig, da diese Form der Misshandlung die Erkenntnis mit sich bringen muss, dass die Erkrankung des Kindes künstlich hervorgerufen wurde und die Ärzte selbst Teil des Systems geworden sind, da sie falsche Diagnosen gestellt und damit unnötige Untersuchungen und Behandlungen durchgeführt haben. Damit verbunden ist auch die schmerzliche Einsicht, das Kind durch das eigene Verhalten geschädigt zu haben.

Das wichtigste Ziel bei einem Verdacht auf ein Münchhausen-by-Proxy-Syndrom muss der Schutz des betroffenen Kindes sein. Dies ist im oben beschriebenen Fall nur teilweise gelungen, da die Mutter nach der Gefährdungsmeldung sofort und auf eigene Kosten den operativen Eingriff im Ausland vornehmen ließ und es somit trotz der Gefährdungsmeldung zu einer Schädigung des Kindes kam. Jedoch war durch die anschließend stattfindende familiengerichtliche Beurteilung erstmals eine genauere Abklärung bzw. die Dokumentation der Situation und der Krankengeschichte des Kindes möglich. Die von den Familienrichtern eingeforderten Krankenakten und Therapieberichte legten offen, dass Frau Z. entgegen ihrer Angaben bisher die konservativen Maßnahmen nicht durchgeführt hatte. Auch zeigten Gutachten, dass der operative Eingriff im Ausland medizinisch nicht vertretbar gewesen sei und dieser auch nicht zu einer Besserung der Symptomatik geführt habe. Weiterhin wurde im Rahmen einer kinderpsychiatrischen Begutachtung eine deutlich dysfunktionale Interaktion zwischen Mutter und Sohn diagnostiziert. Die Partnerschaft zum leiblichen Vater stellte sich als bereits seit Jahren nicht mehr existent heraus, sodass die Gutachter davon ausgingen, dass das mütterliche Verhalten zum Teil auch als Ersatzhandlung zur Kompensation der verlorenen Partnerschaft beurteilt werden könne. Es wurde eine vorübergehende Platzierung des Kindes in einer Pflegefamilie zur weiteren Beobachtung und zur Durchführung eines Toilettentrainings angeordnet.

# 6 Literatur


Afifi, T.O. & MacMillan, H.L. (2011). Resilience following child maltreatment: A review of protective factors. *The Canadian Journal of Psychiatry, 56* (5), 266–272. https://doi.org/10.1177/070674371105600505

Ainsworth, M. (1985). Attachments across the life span. *Bulletin of the New York Academy of medicine, 61* (9), 792–812.

Ainsworth, M., Blehar, M.C., Waters, E. & Wall, S. (1978). *Patterns of Attachment: A Psychological Study of the Strange Situation.* Hillsdale, NJ: Erlbaum.

Ainsworth, M. & Witting, B.A. (1969). Attachment and exploratory behaviour in one-year-olds in a strange situation. In B. Foss (Ed.), *Determinants of infant behavior* (Vol. 4, pp. 113–136). London: Methuen.

Almas, A.N., Degnan, K.A., Nelson, C.A., Zeanah, C.H. & Fox, N.A. (2016). IQ at age 12 following a history of institutional care: Findings from the Bucharest Early Intervention Project. *Developmental Psychology, 52* (11), 1858–1866. https://doi.org/10.1037/dev0000167

Aman, M.G., Bukstein, O.G., Gadow, K.D., Arnold, L.E., Molina, B.S., McNamara, N.K. & Schneider, J. (2014). What does risperidone add to parent training and stimulant for severe aggression in child attention-deficit/hyperactivity disorder? *Journal of the American Academy of Child & Adolescent Psychiatry, 53* (1), 47–60. https://doi.org/10.1016/j.jaac.2013.09.022

Ambrosini, P.J. (2000). A review of pharmacotherapy of major depression in children and adolescents. *Psychiatric services, 51* (5), 627–633. https://doi.org/10.1176/appi.ps.51.5.627

American Psychiatric Association. (2013). *Diagnostic and statistical manual of mental disorders* (5th ed.). Arlington, VA: American Psychiatric Publishing. https://doi.org/10.1176/appi.books.9780890425596

American Psychiatric Association. (2018). *Diagnostisches und Statistisches Manual Psychischer Störungen – DSM-5* (Dt. Ausgabe hrsg. von Peter Falkai und Hans-Ulrich Wittchen, mitherausgegeben von Manfred Döpfner et al., 2., korr. Aufl.). Göttingen: Hogrefe.

Anderson, C. & Cacola, P. (2017). Implications of Preterm Birth for Maternal Mental Health and Infant Development. *MCN American Journal of Maternal/Child Nursing, 42* (2), 108–114. https://doi.org/10.1097/NMC.0000000000000311

Anglin, D.M., Cohen, P.R. & Chen, H. (2008). Duration of early maternal separation and prediction of schizotypal symptoms from early adolescence to midlife. *Schizophrenia Research, 103* (1–3), 143–150. https://doi.org/10.1016/j.schres.2008.02.016

Arbeitsstelle Kinder- und Jugendhilfestatistik (AKJStat) (2018). *Monitor Hilfen zur Erziehung 2018.* Dortmund: Eigenverlag Forschungsverbund DJI/TU Dortmund.

Armenteros, J.L., Lewis, J.E. & Davalos, M. (2007). Risperidone augmentation for treatment-resistant aggression in attention-deficit/hyperactivity disorder: a placebo-controlled pilot study. *Journal of the American Academy of Child & Adolescent Psychiatry, 46* (5), 558–565. https://doi.org/10.1097/chi.0b013e3180323354

Baierl, M. (2014). Dir werde ich helfen: Konkrete Techniken und Methoden der Traumapädagogik. In M. Baierl & K. Frey (Hrsg.), *Praxishandbuch Traumapädagogik. Lebensfreude, Sicherheit und Geborgenheit für Kinder und Jugendliche.* Göttingen: Vandenhoeck & Ruprecht.

Bakermans-Kranenburg, M.J. & IJzendoorn, M.H. van (2009). The first 10,000 Adult Attachment Interviews: distributions of adult attachment representations in clinical and non-clinical groups. *Attachment & Human Development, 11* (3), 223–263. https://doi.org/10.1080/14616730902814762

Bakermans-Kranenburg, M.J., IJzendoorn, M.H. van & Juffer, F. (2003). Less is more: meta-analyses of sensitivity and attachment interventions in early childhood. *Psychological Bulletin Journal, 129* (2), 195–215. https://doi.org/10.1037/0033-2909.129.2.195

Bakermans-Kranenburg, M. J., Juffer, F. & IJzendoorn, M. H. van (1998). Interventions with video feedback and attachment discussions: Does type of maternal insecurity make a difference? *Infant Mental Health Journal: Official Publication of The World Association for Infant Mental Health, 19* (2), 202–219. https://doi.org/10.1002/(SICI)1097-0355(199822)19:2<202::AID-IMHJ8>3.0.CO;2-P

Banaschewski, T., Coghill, D., Santosh, P., Zuddas, A., Asherson, P., Buitelaar, J. & Rothenberger, A. (2006). Long-acting medications for the hyperkinetic disorders. *European child & adolescent psychiatry, 15* (8), 476–495. https://doi.org/10.1007/s00787-006-0549-0

Barkley, R. A. (2013). *Defiant children: A clinician's manual for assessment and parent training.* New York, NY: Guilford Press.

Basco, M. R., Bostic, J. Q., Davies, D., Rush, A. J., Witte, B., Hendrickse, W. & Barnett, V. (2000). Methods to improve diagnostic accuracy in a community mental health setting. *American Journal of Psychiatry, 157* (10), 1599–1605. https://doi.org/10.1176/appi.ajp.157.10.1599

Becker-Weidman, A. (2006). Treatment for children with trauma-attachment disorders: Dyadic developmental psychotherapy. *Child and Adolescent Social Work Journal, 23* (2), 147–171. https://doi.org/10.1007/s10560-005-0039-0

Becker-Weidman, A. (2010). *Dyadic developmental psychotherapy: Essential practices and methods.* Lanham, MD: Jason Aronson.

Beebe, B. & Steele, M. (2013). How does microanalysis of mother-infant communication inform maternal sensitivity and infant attachment? *Attachment & Human Development, 15* (5–6), 583–602. https://doi.org/10.1080/14616734.2013.841050

Berliner, L. & Goldbeck, L. (2014). *Child and Adolescent Trauma Screening (CATS).* Verfügbar unter: https://ulmer-onlineklinik.de/

Bernard, K., Dozier, M., Bick, J., Lewis-Morrarty, E., Lindhiem, O. & Carlson, E. (2012). Enhancing attachment organization among maltreated children: results of a randomized clinical trial. *Child Development, 83* (2), 623–636. https://doi.org/10.1111/j.1467-8624.2011.01712.x

Bolten, M., Equit, M., Gontard, A. von & In-Albon, T. (2021). *Strukturiertes Interview für das Vorschulalter (SIVA: 0-6).* Trier: Leibniz-Institut für Psychologie (Testarchiv).

Bolten, M., Schanz, C. G. & Equit, M. (2021). *Ratgeber Bindungsstörungen.* Göttingen: Hogrefe.

Boris, N., Fueyo, M. & Zeanah, C. (1997). The clinical assessment of attachment in children under five. *Journal of the American Academy of Child Adolescent Psychiatry, 36* (2), 291–293. https://doi.org/10.1097/00004583-199702000-00020

Boris, N., Zeanah, C. H. & The Work Group on Quality Issues (2005). Practice parameters for the assessment and treatment of children and adolescents with reactive attachment disorder of infancy and early childhood. *Journal of the American Academy of Child Adolescent Psychiatry, 44* (11), 1206–1219. https://doi.org/10.1097/01.chi.0000177056.41655.ce

Boris, N., Zeanah, C. H., Larrieu, J., Scheeringa, M. & Heller, S. (1998). Attachment disorders in infancy and early childhood: a preliminary investigation of diagnostic criteria. *American Journal of Psychiatry, 155* (2), 295–297. https://doi.org/10.1176/ajp.155.2.295

Bowlby, J. (1951). Maternal care and mental health. *Journal of Mental Science, 412* (98), 491. https://doi.org/10.1192/bjp.98.412.491

Bowlby, J. (1997). *Attachment and loss* (Vol. 1). New York, NY: Random House.

Breslau, N., Chen, Q. & Luo, Z. (2013). The role of intelligence in posttraumatic stress disorder: does it vary by trauma severity? *PLoS One, 8* (6), e65391. https://doi.org/10.1371/journal.pone.0065391

Brisch, K. H. (2010). *SAFE: sichere Ausbildung für Eltern; sichere Bindung zwischen Eltern und Kind; für Schwangerschaft und erste Lebensjahre.* Stuttgart: Klett-Cotta.

Brumley, L. D. & Jaffee, S. R. (2016). Defining and distinguishing promotive and protective effects for childhood externalizing psychopathology: a systematic review. *Social psychiatry and psychiatric epidemiology, 51* (6), 803–815. https://doi.org/10.1007/s00127-016-1228-1

Büch, H., Döpfner, M. & Petermann, U. (2015). *Soziale Ängste und Leistungsängste* (Reihe: Leitfaden Kinder-und Jugendpsychotherapie). Göttingen: Hogrefe Verlag. https://doi.org/10.1026/02537-000

Buckner, J.D., Lopez, C., Dunkel, S. & Joiner, T.E., Jr. (2008). Behavior management training for the treatment of reactive attachment disorder. *Child Maltreat, 13* (3), 289–297. https://doi.org/10.1177/1077559508318396

Bundesarbeitsgemeinschaft Traumapädagogik (BAG) (2011). *Standards für traumapädagogische Konzepte in die stationären Kinder und Jugendhilfe. Ein Positionspapier im Auftrag der BAG Traumapädagogik.* Gnarrenburg.

Burkhardt-Mramor, K.M. (1996). Music therapy and attachment disorder: A case study. *Music Therapy Perspectives, 14* (2), 77–82. https://doi.org/10.1093/mtp/14.2.77

Caldji, C., Tannenbaum, B., Sharma, S., Francis, D., Plotsky, P.M. & Meaney, M.J. (1998). Maternal care during infancy regulates the development of neural systems mediating the expression of fearfulness in the rat. *Proceedings of the National Academy of Sciences of the United States of America, 95* (9), 5335–5340. Retrieved from: https://www.ncbi.nlm.nih.gov/pubmed/9560276 https://doi.org/w10.1073/pnas.95.9.5335

Cassidy, J., Brett, B.E., Gross, J.T., Stern, J.A., Martin, D.R., Mohr, J.J. & Woodhouse, S.S. (2017). Circle of Security-Parenting: A randomized controlled trial in Head Start. *Developmental Psychopathology, 29* (2), 651–673. https://doi.org/10.1017/S0954579417000244

Cassidy, J., Woodhouse, S.S., Sherman, L.J., Stupica, B. & Lejuez, C.W. (2011). Enhancing infant attachment security: an examination of treatment efficacy and differential susceptibility. *Developmental Psychopathology, 23* (1), 131–148. https://doi.org/10.1017/S0954579410000696

Champagne, F.A. & Meaney, M.J. (2001). Like mother, like daughter: evidence for non-genomic transmission of parental behavior and stress responsivity. *Progress in Brain Research, 133*, 287–302. https://doi.org/10.1016/S0079-6123(01)33022-4

Champagne, F.A. & Meaney, M.J. (2007). Transgenerational effects of social environment on variations in maternal care and behavioral response to novelty. *Behavioral Neuroscience, 121* (6), 1353–1363. https://doi.org/10.1037/0735-7044.121.6.1353

Chinitz, S., Guzman, H., Amstutz, E., Kohchi, J. & Alkon, M. (2017). Improving outcomes for babies and toddlers in child welfare: A model for infant mental health intervention and collaboration. *Child Abuse & Neglect, 70*, 190–198. https://doi.org/10.1016/j.chiabu.2017.05.015

Chlebowski, S.M. (2013). The borderline mother and her child: a couple at risk. *American Journal of Psychotherapy, 67* (2), 153–164. https://doi.org/10.1176/appi.psychotherapy.2013.67.2.153

Cicchetti, D., Rogosch, F.A. & Toth, S.L. (2006). Fostering secure attachment in infants in maltreating families through preventive interventions. *Developmental Psychopathology, 18* (3), 623–649. https://doi.org/10.1017/S0954579406060329

Cohen, S.B., Yabsley, M.J., Freye, J.D., Dunlap, B.G., Rowland, M.E., Huang, J. et al. (2010). Prevalence of Ehrlichia chaffeensis and Ehrlichia ewingii in ticks from Tennessee. *Vector Borne Zoonotic Dis, 10* (5), 435–440.

Cohen, N.J., Lojkasek, M., Muir, E., Muir, R. & Parker, C.J. (2002). Six-month follow-up of two mother-infant psychotherapies: Convergence of therapeutic outcomes. *Infant Mental Health Journal, 23* (4), 361–380. https://doi.org/10.1002/imhj.10023

Cohen, N.J., Muir, E., Lojkasek, M., Muir, R., Parker, C.J., Barwick, M. & Brown, M. (2000). Watch, wait, and wonder: Testing the effectiveness of a new approach to mother-infant psychotherapy. *Infant Mental Health Journal, 21* (1–2), 131.

Cohen, N., Yabsley, S. & Cohen, N.J. (2010). Workshop: Watch, Wait and Wonder: A child-led parent-child psychotherapy: Theory and practice. *Infant Mental Health Journal, 31* (3), 145–146.

Colvert, E., Rutter, M., Beckett, C., Castle, J., Groothues, C., Hawkins, A. & Sonuga-Barke, E.J. (2008). Emotional difficulties in early adolescence following severe early deprivation: findings from the English and Romanian adoptees study. *Developmental Psychopathology, 20* (2), 547–567. https://doi.org/10.1017/S0954579408000278

Crick, N. R., Murray-Close, D. & Woods, K. (2005). Borderline personality features in childhood: a short-term longitudinal study. *Developmental Psychopathology, 17* (4), 1051–1070. https://doi.org/10.1017/S0954579405050492

Dahmen, B., Pütz, V., Herpertz-Dahlmann, B. & Konrad, K. (2012). Early pathogenic care and the development of ADHD-like symptoms. *Journal of Neural Transmission, 119* (9), 1023–1036. https://doi.org/10.1007/s00702-012-0809-8

Daseking, M. & Petermann, F. (2018). Current Versions of the Wechsler: WPPSI-IV and WISC-V. *Kindheit und Entwicklung, 27* (3), 127–132. https://doi.org/10.1026/0942-5403/a000252

Döpfner, M. (2020). Aufmerksamkeitsdefizit-/Hyperaktivitätsstörungen. In M. Döpfner, M. Hautzinger & M. Linden (Hrsg.), *Verhaltenstherapiemanual: Kinder und Jugendliche* (S. 217–220). Berlin: Springer.

Döpfner, M., Berner, W., Breuer, D., Fleischmann, T. & Schmidt, M. (2018). *Verhaltensbeurteilungsbogen für Vorschulkinder (VBV 3-6)*. Göttingen: Hogrefe.

Döpfner, M., Berner, W., Flechtner, H., Lehmkuhl, G. & Steinhausen, H.-C. (1999). *Psychopathologisches Befund-System für Kinder und Jugendliche (CASCAP-D). Befundbogen, Glossar und Explorationsleitfaden.* Göttingen: Hogrefe.

Döpfner, M., Frölich, J. & Lehmkuhl, G. (2013). *Aufmerksamkeitsdefizit-/Hyperaktivitätsstörung (ADHS)* (Reihe: Leitfaden Kinder-und Jugendpsychotherapie, 2. Aufl.). Göttingen: Hogrefe.

Döpfner, M. & Görtz-Dorten, A. (2017). *Diagnostik- System für psychische Störungen im Kindes- und Jugendalter nach ICD-10 und DSM-5 (DISYPS- III)*. Bern: Hogrefe.

Döpfner, M. & Petermann, F. (2012). *Diagnostik psychischer Störungen im Kindes- und Jugendalter* (Reihe: Leitfaden Kinder- und Jugendpsychotherapie). Göttingen: Hogrefe Verlag.

Döpfner, M., Plück, J. & Kinnen, C. (2014). *CBCL/6-18R, TRF/6-18R, YSR/11-18R Deutsche Schulalter-Formen der Child Behavior Checklist von Thomas M. Achenbach.* Göttingen: Hogrefe.

Döpfner, M., Roessner, V., Woitecki, K. & Rothenberger, A. (2010). *Tic-Störungen* (Reihe: Leitfaden Kinder- und Jugendpsychotherapie). Göttingen: Hogrefe.

Dozier, M., Bernard, K. & Roben, C. K. P. (2018). Attachment and biobehavioral catch-up. In H. Steele & M. Steele (Eds.), *Handbook of attachment-based interventions* (pp. 27–49). New York (NY): The Guilford Press.

Egeland, B. & Erickson, M. (1993). *Final report: An evaluation of STEEP, a program for high-risk mothers.* Rockville, MD: National Institute of Mental Health, US Department of Health and Human Services.

Erickson, M. F. & Egeland, B. (2004). Linking theory and research to practice: The Minnesota Longitudinal Study of Parents and Children and the STEEP™ program. *Clinical Psychologist, 8* (1), 5–9. https://doi.org/10.1080/13284200410001672207

Evans, G. W., Swain, J. E., King, A. P., Wang, X., Javanbakht, A., Ho, S. S. & Liberzon, I. (2016). Childhood Cumulative Risk Exposure and Adult Amygdala Volume and Function. *Journal of Neuroscience Research, 94* (6), 535–543. https://doi.org/10.1002/jnr.23681

Eyberg, S. M., Boggs, S. R. & Algina, J. (1995). Parent-Child Interaction Therapy – a Psychosocial Model for the Treatment of Young-Children with Conduct Problem Behavior and Their Families. *Psychopharmacology Bulletin, 31* (1), 83–91.

Faraone, S. V. & Buitelaar, J. (2010). Comparing the efficacy of stimulants for ADHD in children and adolescents using meta-analysis. *European child & adolescent psychiatry, 19* (4), 353–364. https://doi.org/10.1007/s00787-009-0054-3

Feldman, R., Zagoory-Sharon, O., Weisman, O., Schneiderman, I., Gordon, I., Maoz, R. & Ebstein, R. P. (2012). Sensitive parenting is associated with plasma oxytocin and polymorphisms in the OXTR and CD38 genes. *Biological Psychiatry, 72* (3), 175–181. https://doi.org/10.1016/j.biopsych.2011.12.025

Field, T., Hernandez-Reif, M., Diego, M., Feijo, L., Vera, Y., Gil, K. & Sanders, C. (2007). Still-face and separation effects on depressed mother-infant interactions. *Infant Mental Health Journal, 28* (3), 314–323. https://doi.org/10.1002/imhj.20138

Flammer, A. (1990). *Erfahrung der eigenen Wirksamkeit. Einführung in die Psychologie der Kontrollmeinung.* Bern: Hogrefe.

Follan, M., Anderson, S., Huline-Dickens, S., Lidstone, E., Young, D., Brown, G. & Minnis, H. (2011). Discrimination between attention deficit hyperactivity disorder and reactive attachment disorder in school aged children. *Research in Developmental Disabilities, 32* (2), 520–526. https://doi.org/10.1016/j.ridd.2010.12.031

Fonagy, P., Luyten, P. & Strathearn, L. (2011). Borderline personality disorder, mentalization, and the neurobiology of attachment. *Infant Mental Health Journal, 32* (1), 47–69. https://doi.org/10.1002/imhj.20283

Forbes, E.E., Cohn, J.F., Allen, N.B. & Lewinsohn, P.M. (2004). Infant affect during parent-infant interaction at 3 and 6 months: Differences between mothers and fathers and influence of parent history of depression. *Infancy, 5* (1), 61–84. https://doi.org/10.1207/s15327078in0501_3

Fraiberg, S. & Fraiberg, L. (1980). *Clinical studies in infant mental health: The first year of life*. New York, NY: Basic Books.

Franke, G.H., Jaeger, S., Glaesmer, H., Barkmann, C., Petrowski, K. & Braehler, E. (2017). Psychometric analysis of the brief symptom inventory 18 (BSI-18) in a representative German sample. *BMC Medical Research Methodology, 17* (1), 14. https://doi.org/10.1186/s12874-016-0283-3

Freitag, C.M. & Jarczok, T.A. (2016). Autismus-Spektrum-Störungen. In M. Gerlach, C. Mehler-Wex, S. Walitza, A. Warnke & C. Wewetzer (Hrsg.), *Neuro-Psychopharmaka im Kindes- und Jugendalter. Grundlagen und Therapie* (3., aktual. Aufl. S. 429–452). Berlin: Springer. https://doi.org/10.1007/978-3-662-48624-5_13

Freitag, C.M., Kitzerow, J., Medda, J., Soll, S. & Cholemkery, H. (2017). *Autismus-Spektrum-Störungen* (Reihe: Leitfaden Kinder- und Jugendpsychotherapie). Göttingen: Hogrefe. https://doi.org/10.1026/02704-000

Fung, L.K., Mahajan, R., Nozzolillo, A., Bernal, P., Krasner, A., Jo, B. & Hardan, A.Y. (2016). Pharmacologic Treatment of Severe Irritability and Problem Behaviors in Autism: A Systematic Review and Meta-analysis. *Pediatrics, 137* (2), 124–135. https://doi.org/10.1542/peds.2015-2851K

Gadow, K.D., Arnold, L.E., Molina, B.S., Findling, R.L., Bukstein, O.G., Brown, N.V. & Kipp, H.L. (2014). Risperidone added to parent training and stimulant medication: effects on attention-deficit/hyperactivity disorder, oppositional defiant disorder, conduct disorder, and peer aggression. *Journal of the American Academy of Child & Adolescent Psychiatry, 53* (9), 948–959.

Gahleitner, S. (2016). Milieutherapeutische und -pädagogische Konzepte. In W. Weiß, T. Kessler & S. Gahleitner (Hrsg.), *Handbuch Traumapädagogik* (S. 56–66). Weinheim: Beltz.

Gervai, J. (2009). Environmental and genetic influences on early attachment. *Child Adolescent Psychiatry Mental Health, 3* (1), 25. https://doi.org/10.1186/1753-2000-3-25

Giltaij, H.P., Sterkenburg, P.S. & Schuengel, C. (2015). Psychiatric diagnostic screening of social maladaptive behaviour in children with mild intellectual disability: differentiating disordered attachment and pervasive developmental disorder behaviour. *Journal of Intellectual Disability Research, 59* (2), 138–149. https://doi.org/10.1111/jir.12079

Gleason, M.M., Fox, N.A., Drury, S., Smyke, A., Egger, H.L., Nelson, C.A., III & Zeanah, C.H. (2011). Validity of evidence-derived criteria for reactive attachment disorder: indiscriminately social/disinhibited and emotionally withdrawn/inhibited types. *Journal of the American Academy of Child and Adolescent Psychiatry, 50* (3), 216–231. https://doi.org/10.1016/j.jaac.2010.12.012

Gontard, A. von (2010). *Säuglings-und Kleinkindpsychiatrie: Ein Lehrbuch*. Stuttgart: Kohlhammer.

Gontard, A. von, Möhler, E., Bindt, C., Borg-Laufs, M., Freiberger, E., Hermann, J. & Klitzing, K. von (2015). *Leitlinien zu psychischen Störungen im Säuglings-, Kleinkind- und Vorschulalter*. Verfügbar unter: https://silo.tips/download/awmf-register-nr-028-041-klasse-s2k-2

Görtz-Dorten, A. & Döpfner, M. (2019). *Therapieprogramm für Kinder mit aggressivem Verhalten (THAV)* (2. Aufl.). Göttingen: Hogrefe. https://doi.org/10.1026/02891-000

Görtz-Dorten, A., Thöne, A.-K. & Döpfner, M. (2021). *Interviewleitfäden zum Diagnostik-System für psychische Störungen für Kinder und Jugendliche (DISYPS-ILF)*. Bern: Hogrefe.

Grotzinger, A. D., Cheung, A. K., Patterson, M. W., Harden, K. P. & Tucker-Drob, E. M. (2019). Genetic and environmental links between general factors of psychopathology and cognitive ability in early childhood. *Clinical Psychological Science, 7* (3), 430–444. https://doi.org/10.1177/2167702618820018

Grube, W. A. & Liming, K. W. (2018). Attachment and Biobehavioral Catch-Up: A Systematic Review. *Infant Mental Health Journal, 39* (6), 656–673. https://doi.org/10.1002/imhj.21745

Harlow, H. F., Dodsworth, R. O. & Harlow, M. K. (1965a). Total Social Isolation in Monkeys. *Proceedings of the National Academy of Sciences of the United States of America, 54* (1), 90. https://doi.org/10.1073/pnas.54.1.90

Harlow, H. F., Dodsworth, R. O. & Harlow, M. K. (1965b). Total social isolation in monkeys. *Procedings of the National Academy of Science USA, 54* (1), 90–97. https://doi.org/10.1073/pnas.54.1.90

Harlow, H. F., Harlow, M. K. & Suomi, S. J. (1971). From thought to therapy: Lessons from a primate laboratory. *American Scientist, 59* (5), 538–549.

Harlow, H. F. & Zimmermann, R. R. (1958). The development of affectional responses in infant monkeys. *Proceedings of the American Philosophical Society, 102* (5), 501–509.

Häuser, W., Schmutzer, G., Brähler, E. & Glaesmer, H. (2011). Maltreatment in childhood and adolescence: results from a survey of a representative sample of the German population. *Deutsches Ärzteblatt International, 108* (17), 287–294.

Hembree-Kigin, T. L. & McNeil, C. B. (2013). *Parent-child interaction therapy*: Berlin: Springer.

Henley, D. (2005). Attachment disorders in post-institutionalized adopted children: Art therapy approaches to reactivity and detachment. *The Arts in Psychotherapy, 32* (1), 29–46. https://doi.org/10.1016/j.aip.2004.11.002

Herrenkohl, T. I., Lee, J. & Hawkins, J. D. (2012). Risk versus direct protective factors and youth violence: Seattle Social Development Project. *American Journal of Preventive Medicine, 43* (2), S41–S56. https://doi.org/10.1016/j.amepre.2012.04.030

Hetrick, S. E., McKenzie, J. E., Cox, G. R., Simmons, M. B. & Merry, S. N. (2012). Newer generation antidepressants for depressive disorders in children and adolescents. *Cochrane Database of Systematic Reviews, 11*, CD004851. https://doi.org/10.1002/14651858.CD004851.pub3

Hodel, A. S., Hunt, R. H., Cowell, R. A., Heuvel, S. E. Van Den, Gunnar, M. R. & Thomas, K. M. (2015). Duration of early adversity and structural brain development in post-institutionalized adolescents. *Neuroimage, 105*, 112–119. https://doi.org/10.1016/j.neuroimage.2014.10.020

Hoffman, K. T., Marvin, R. S., Cooper, G. & Powell, B. (2006). Changing toddlers' and preschoolers' attachment classifications: the Circle of Security intervention. *Journal of Consulting and Clinical Psychology, 74* (6), 1017–1026. https://doi.org/10.1037/0022-006X.74.6.1017

Horn, S. R., Charney, D. S. & Feder, A. (2016). Understanding resilience: New approaches for preventing and treating PTSD. *Experimental neurology, 284*, 119–132. https://doi.org/10.1016/j.expneurol.2016.07.002

Huber, A., McMahon, C. & Sweller, N. (2015). Improved child behavioural and emotional functioning after Circle of Security 20-week intervention. *Attachment & Human Development, 17* (6), 547–569. https://doi.org/10.1080/14616734.2015.1086395

Humphreys, K. L., Gleason, M. M., Drury, S. S., Miron, D., Nelson, C. A., III, Fox, N. A. & Zeanah, C. H. (2015). Effects of institutional rearing and foster care on psychopathology at age 12 years in Romania: follow-up of an open, randomised controlled trial. *Lancet Psychiatry, 2* (7), 625–634. https://doi.org/10.1016/S2215-0366(15)00095-4

Humphreys, K. L., Nelson, C. A., Fox, N. A. & Zeanah, C. H. (2017). Signs of reactive attachment disorder and disinhibited social engagement disorder at age 12 years: Effects of institutional care history and high-quality foster care. *Developmental Psychopathology, 29* (2), 675–684. https://doi.org/10.1017/S0954579417000256

Iftene, F. & Roberts, N. (2004). Romanian adolescents: literature review and psychiatric presentation of romanian adolescents adopted in romania and in Canada. *Journal of the Canadian Academy of Child and Adolescent Psychiatry, 13* (4), 110–113.

Ihle, W., Groen, G., Walter, D., Esser, G. & Petermann, F. (2012). *Depression* (Reihe: Leitfaden Kinder- und Jugendpsychotherapie, Bd. 16). Göttingen: Hogrefe.

IJzendoorn, M.H. van, Schuengel, C. & Bakermans-Kranenburg, M.J. (1999). Disorganized attachment in early childhood: meta-analysis of precursors, concomitants, and sequelae. *Developmental Psychopathology, 11*, 225–250. https://doi.org/10.1017/S0954579499002035

In-Albon, T., Equit, T., Gontard, A. von, Schwarz, D., Müller, J.M. & Bolten, M. (2020). Das Strukturierte Interview für das Vorschulalter (SIVA: 0-6) – Reliabilität, Validität und Akzeptanz. *Kindheit und Entwicklung, 29* (4), 209–220. https://doi.org/10.1026/0942-5403/a000319

Jensen, C.M. & Steinhausen, H.-C. (2015). Comorbid mental disorders in children and adolescents with attention-deficit/hyperactivity disorder in a large nationwide study. *ADHD Attention Deficit and Hyperactivity Disorders, 7* (1), 27–38. https://doi.org/10.1007/s12402-014-0142-1

Johnson, S. & Marlow, N. (2011). Preterm birth and childhood psychiatric disorders. *Pediatric Research, 69* (5), 11–18. https://doi.org/10.1203/PDR.0b013e318212faa0

Karabekiroglu, K., Akman, I., Kuscu Orhan, S., Kuscu, K., Altuncu, E., Karabekiroglu, A. & Yuce, M. (2015). Mother-Child Interactions of Preterm Toddlers. *Nöropsikiyatri Arşivi, 52* (2), 157–162. https://doi.org/10.5152/npa.2015.7343

Kay, C., Green, J. & Sharma, K. (2016). Disinhibited Attachment Disorder in UK Adopted Children During Middle Childhood: Prevalence, Validity and Possible Developmental Origin. *Journal of Abnormal Child Psychology, 44* (7), 1375–1386. https://doi.org/10.1007/s10802-016-0131-2

Kim, P., Leckman, J.F., Mayes, L.C., Newman, M.A., Feldman, R. & Swain, J.E. (2010). Perceived quality of maternal care in childhood and structure and function of mothers' brain. *Developmental Science, 13* (4), 662–673. https://doi.org/10.1111/j.1467-7687.2009.00923.x

Kisilevsky, B.S., Hains, S.M., Lee, K., Xie, X., Huang, H., Ye, H.H. & Wang, Z. (2003). Effects of experience on fetal voice recognition. *Psychological Science, 14* (3), 220–224. https://doi.org/10.1111/1467-9280.02435

Kleinrahm, R., Ziegenhain, U. & Schmid, M. (2009). *Deutschsprachige Version des Relationship Problems Questionnaire.* Unveröffentlichtes Manuskript, Ulm.

Kocovska, E., Wilson, P., Young, D., Wallace, A.M., Gorski, C., Follan, M. & Minnis, H. (2013). Cortisol secretion in children with symptoms of reactive attachment disorder. *Psychiatry Research, 209* (1), 74–77. https://doi.org/10.1016/j.psychres.2012.12.011

Koehn, A.J. & Kerns, K.A. (2018). Parent–child attachment: Meta-analysis of associations with parenting behaviors in middle childhood and adolescence. *Attachment & Human Development, 20* (4), 378–405. https://doi.org/10.1080/14616734.2017.1408131

Koss, K.J., Mliner, S.B., Donzella, B. & Gunnar, M.R. (2016). Early adversity, hypocortisolism, and behavior problems at school entry: A study of internationally adopted children. *Psychoneuroendocrinology, 66*, 31–38. https://doi.org/10.1016/j.psyneuen.2015.12.018

Kühn, M. (2013). „Macht Eure Welt wieder zu meiner!" – Anmerkungen zum Begriff der Traumapädagogik. In J. Bausum, L. Besser, M. Kuhn & W. Weis (Hrsg.), *Traumapädagogik. Grundlagen, Arbeitsfelder und Methoden für die pädagogische Praxis* (S. 24–37). Weinheim: Beltz.

Kuhner, C., Burger, C., Keller, F. & Hautzinger, M. (2007). Reliabilitat und Validitat des revidierten Beck-Depressionsinventars (BDI-II). Befunde aus deutschsprachigen Stichproben. *Nervenarzt, 78* (6), 651–656. https://doi.org/10.1007/s00115-006-2098-7

Lehmann, S., Breivik, K., Heiervang, E.R., Havik, T. & Havik, O.E. (2016). Reactive Attachment Disorder and Disinhibited Social Engagement Disorder in School-Aged Foster Children – A Confirmatory Approach to Dimensional Measures. *Journal of Abnormal Child Psychology, 44* (3), 445–457.

Lehmann, S., Havik, O.E., Havik, T. & Heiervang, E.R. (2013). Mental disorders in foster children: a study of prevalence, comorbidity and risk factors. *Child Adolescent Psychiatry Mental Health, 7* (1), 39. https://doi.org/10.1186/1753-2000-7-39

Levy, K.N. (2005). The implications of attachment theory and research for understanding borderline personality disorder. *Developmental Psychopathology, 17* (4), 959–986. https://doi.org/10.1017/S0954579405050455

Lieberman, A.F., Ippen, C.G. & Dimmler, M.H. (2018). Child-parent psychotherapy. In Victor G. Carrión (Ed.), *Assessing and Treating Youth Exposed to Traumatic Stress*. Washington, DC: American Psychiatric Association Publishing.

Loose, C., Graf, P. & Zarbock, G. (2013). *Schematherapie mit Kindern und Jugendlichen*. Weinheim: Beltz.

Lyon, G.J., Coffey, B. & Silva, R. (2008). Postraumatic stress disorder and reactive attachment disorder: outcome in an adolescent. *Journal of Child and Adolescent Psychopharmacology, 18* (6), 641–646. https://doi.org/10.1089/cap.2008.1863

Main, M., Hesse, E. & Kaplan, N. (Hrsg.). (2005). *Predictability of Attachment Behavior and Representational Processes at 1, 6, and 19 Years of Age: The Berkeley Longitudinal Study*. New York, NY: Guilford.

Main, M. & Solomon, J. (1986). Discovery of a new, insecure-disorganized/disoriented attachment pattern. In B.T. Brazelton & M. Yogman (Eds.), *Affective development in infancy* (pp. 95–124). Norwood, NJ: Ablex.

Marvin, R., Cooper, G., Hoffman, K. & Powell, B. (2002). The Circle of Security project: Attachment-based intervention with caregiver-pre-school child dyads. *Attachment & Human Development, 4* (1), 107–124. https://doi.org/10.1080/14616730252982491

Mayes, S.D., Calhoun, S.L., Waschbusch, D.A., Breaux, R.P. & Baweja, R. (2017). Reactive attachment/disinhibited social engagement disorders: Callous-unemotional traits and comorbid disorders. *Research Developmental Disability, 63*, 28–37. https://doi.org/10.1016/j.ridd.2017.02.012

McDonough, S.C. (2000). Interaction guidance: an approach for difficult-to-engage families. In J.C.H. Zeanah (Ed.), *Handbook of infant mental health* (pp. 485–493). New York, NY: Guilford.

McLaughlin, K.A., Kubzansky, L.D., Dunn, E.C., Waldinger, R., Vaillant, G. & Koenen, K.C. (2010). Childhood social environment, emotional reactivity to stress, and mood and anxiety disorders across the life course. *Depression Anxiety, 27* (12), 1087–1094. https://doi.org/10.1002/da.20762

McNeil, C. & Hembree-Kigin, T.L. (2010). *Parent-child interaction therapy* (2. Aufl.). New York, NY: Springer. https://doi.org/10.1007/978-0-387-88639-8

Meaney, M.J. & Szyf, M. (2005). Environmental programming of stress responses through DNA methylation: life at the interface between a dynamic environment and a fixed genome. *Dialogues Clinical Neuroscience, 7* (2), 103–123. https://doi.org/10.31887/DCNS.2005.7.2/mmeaney

Mehta, D., Eapen, V., Kohlhoff, J., Mendoza Diaz, A., Barnett, B., Silove, D. & Dadds, M.R. (2016). Genetic Regulation of Maternal Oxytocin Response and its Influences on Maternal Behavior. *Neural Plasticity, 5740365*, 1–7. https://doi.org/10.1155/2016/5740365

Melchers, P. & Melchers, M. (2015). *Kaufman Assessment Battery for Children – II (KABC-II)*. Frankfurt am Main: Swets & Zeitlinger.

Meltzer, H., Gatward, R., Corbin, T., Goodman, R. & Ford, T. (2003). *The Mental Health of Young People Looked After by Local Authorities in England*. London, UK: HMSO.

Mercer, J. (2014). Examining Dyadic Developmental Psychotherapy as a Treatment for Adopted and Foster Children: A Review of Research and Theory. *Research on Social Work Practice, 24* (6), 715–724. https://doi.org/10.1177/1049731513516514

Mesibov, G.B., Shea, V. & Schopler, E. (2005). *The TEACCH approach to autism spectrum disorders*. New York, NY: Springer.

Mesman, J., Ijzendoorn, M.H. van & Bakermans-Kranenburg, M.J. (2009). The many faces of the Still-Face Paradigm: A review and meta-analysis. *Developmental Review, 29* (2), 120–162. https://doi.org/10.1016/j.dr.2009.02.001

Minnis, H., Green, J., O'Connor, T., Liew, A., Glaser, G., Taylor, E. & Sadiq, F.A. (2009). An exploratory study of the association between reactive attachment disorder and attachment narratives in early school-age children. *The Journal of Child Psychology and Psychiatry, 50* (8), 931–942. https://doi.org/10.1111/j.1469-7610.2009.02075.x

Minnis, H., Marwick, H., Arthur, J. & McLaughlin, A. (2006). Reactive attachment disorder-a theoretical model beyond attachment. *European Child & Adolescent Psychiatry, 15* (6), 336–342. https://doi.org/10.1007/s00787-006-0539-2

Minnis, H., Rabe-Hesketh, S. & Wolkind, S. (2002). Development of a brief, clinically relevant, scale for measuring attachment disorders. *International Journal of Methods in Psychiatric Research, 11* (2), 90–98. https://doi.org/10.1002/mpr.127

Minnis, H., Reekie, J., Young, D., O'Connor, T., Ronald, A., Gray, A. & Plomin, R. (2007). Genetic, environmental and gender influences on attachment disorder behaviours. *British Journal of Psychiatry, 190*, 490–495. https://doi.org/10.1192/bjp.bp.105.019745

Muir, E. (1992). Watching, Waiting, and Wondering – Applying Psychoanalytic Principals to Mother Infant Intervention. *Infant Mental Health Journal, 13* (4), 319–328. https://doi.org/10.1002/1097-0355(199224)13:4<319::AID-IMHJ2280130407>3.0.CO;2-2

Mukaddes, N.M., Bilge, S., Alyanak, B. & Kora, M.E. (2000). Clinical characteristics and treatment responses in cases diagnosed as reactive attachment disorder. *Child Psychiatry and Human Development, 30* (4), 273–287. https://doi.org/10.1023/B:CHUD.0000037154.77861.21

Mukaddes, N.M., Kaynak, F.N., Kinali, G., Besikci, H. & Issever, H. (2004). Psychoeducational treatment of children with autism and reactive attachment disorder. *Autism, 8* (1), 101–109. https://doi.org/10.1177/1362361304040642

National Collaborating Centre for Mental Health. (2005). Depression in children and young people: identification and management in primary, community and secondary care. In *Database of Abstracts of Reviews of Effects (DARE): Quality-assessed Reviews* [Internet]. Heslington, UK: Centre for Reviews and Dissemination.

National Institute for Health and Care Excellence (NICE) (2017). Antisocial behaviour and conduct disorders in children and young people: recognition and management. In *Antisocial behaviour and conduct disorders in children and young people: recognition and management*. London.

Newman, L. & Stevenson, C. (2008). Issues in infant-parent psychotherapy for mothers with borderline personality disorder. *Clinical Child Psychology and Psychiatry, 13* (4), 505–514. https://doi.org/10.1177/1359104508096766

Nguyen, H.B., Bagot, R.C., Diorio, J., Wong, T.P. & Meaney, M.J. (2015). Maternal care differentially affects neuronal excitability and synaptic plasticity in the dorsal and ventral hippocampus. *Neuropsychopharmacology, 40* (7), 1590–1599. https://doi.org/10.1038/npp.2015.19

Noeker, M., Mußhoff, F., Franke, I. & Madea, B. (2011). Münchhausen-by-Proxy-Syndrom. *Monatsschrift Kinderheilkunde, 159*, 265–278. https://doi.org/10.1007/s00112-010-2368-0

O'Connor, T.G., Marvin, R.S., Rutter, M., Olrick, J.T., Britner, P.A., English & Romanian Adoptees Study. (2003). Child-parent attachment following early institutional deprivation. *Developmental Psychopathology, 15* (1), 19–38. https://doi.org/10.1017/S0954579403000026

O'Connor, T.G. & Rutter, M. (2000). Attachment disorder behavior following early severe deprivation: extension and longitudinal follow-up. English and Romanian Adoptees Study Team. *Journal of the American Academy of Child and Adolescent Psychiatry, 39* (6), 703–712. https://doi.org/10.1097/00004583-200006000-00008

Papousek, H. & Papousek, M. (1986). Structure and dynamics of human communication at the beginning of life. *European Archives of Psychiatry and Clinical Neuroscience, 236* (1), 21–25. https://doi.org/10.1007/BF00641053

Parent, C.I. & Meaney, M.J. (2008). The influence of natural variations in maternal care on play fighting in the rat. *Developmental Psychobiology, 50* (8), 767–776. https://doi.org/10.1002/dev.20342

Pedersen, C.A., Vadlamudi, S.V., Boccia, M.L. & Amico, J.A. (2006). Maternal behavior deficits in nulliparous oxytocin knockout mice. *Genes, Brain and Behaviour, 5* (3), 274–281. https://doi.org/10.1111/j.1601-183X.2005.00162.x

Petermann, U. (2021). *Die Kapitän-Nemo-Geschichten: Geschichten gegen Angst und Stress* (21. Aufl.). Göttingen: Hogrefe. https://doi.org/10.1026/03117-000

Petermann, F. & Daseking, M. (2018). *Wechsler Preschool and Primary Scale of Intelligence – Fourth Edition (WPPSI-IV) von David Wechsler* (Dt. Bearbeitung). Frankfurt: Pearson Assessment.

Petermann, F., Döpfner, M. & Görtz-Dorten, A. (2016). *Aggressiv-oppositionelles Verhalten im Kindesalter* (Leitfaden Kinder-und Jugendpsychotherapie, 3., überarb. Aufl.). Göttingen: Hogrefe. https://doi.org/10.1026/02648-000

Petermann, F. & Macha, T. (2015). *Entwicklungstest für Kinder von sechs Monaten bis sechs Jahren-Revision (ET 6-6-R)*. Frankfurt am Main: Pearson Assessment & Information GmbH.

Petermann, F. & Petermann, U. (2012). *Training mit aggressiven Kindern* (13., überarb. Aufl.). Weinheim: Beltz.

Petermann, F. D. (2017). *Wechsler Intelligence Scale for Children–Fifth Edition (WISC-V) von David Wechsler* (dt. Bearbeitung). Frankfurt a. M.: Pearson Assessment.

Pignotti, M. & Mercer, J. (2007). Holding therapy and dyadic developmental psychotherapy are not supported and acceptable social work interventions: A systematic research synthesis revisited. *Research on Social Work Practice, 17* (4), 513–519. https://doi.org/10.1177/1049731506297046

Pillhofer, M., Spangler, G., Bovenschen, I., Künster, A. K., Gabler, S., Fallon, B. & Ziegenhain, U. (2015). Pilot study of a program delivered within the regular service system in Germany: Effect of a short-term attachment-based intervention on maternal sensitivity in mothers at risk for child abuse and neglect. *Child Abuse & Neglect, 42*, 163–173. https://doi.org/10.1016/j.chiabu.2014.07.007

Plück, J., Scholz, K. & Döpfner, M. (2022). *Deutsche Kleinkind- und Vorschulalter-Formen der Child Behavior Checklist von Thomas M. Achenbach und Leslie A. Rescorla. Elternfragebogen für Klein- und Vorschulkinder (CBCL/1½-5), Fragebogen für Erzieherinnen von Klein- und Vorschulkindern (C-TRF/1½-5). Manual.* Göttingen: Hogrefe.

Pluess, M. & Belsky, J. (2009). Differential susceptibility to rearing experience: the case of childcare. *Journal of Child Psychology and Psychiatry, 50* (4), 396–404. https://doi.org/10.1111/j.1469-7610.2008.01992.x

Poustka, L., Poustka, F. & Kamp-Becker, I. (2019). Autismus-Spektrum-Störungen. In S. Schneider & J. Margraf (Hrsg.), *Lehrbuch der Verhaltenstherapie, Bd. 3 – Psychologische Therapie bei Indikationen im Kindes- und Jugendalter* (S. 335–362). Berlin: Springer. https://doi.org/10.1007/978-3-662-57369-3_21

Powell, B., Cooper, G., Hoffmann, K. & Marvin, B. (2015). *Der Kreis der Sicherheit – Die klinische Nutzung der Bindungstheorie*. Lichtenau: Probst.

Pringsheim, T., Hirsch, L., Gardner, D. & Gorman, D. A. (2015). The pharmacological management of oppositional behaviour, conduct problems, and aggression in children and adolescents with attention-deficit hyperactivity disorder, oppositional defiant disorder, and conduct disorder: a systematic review and meta-analysis. Part 1: psychostimulants, alpha-2 agonists, and atomoxetine. *The Canadian Journal of Psychiatry, 60* (2), 42–51. https://doi.org/10.1177/070674371506000203

Pritchett, R., Pritchett, J., Marshall, E., Davidson, C. & Minnis, H. (2013). Reactive attachment disorder in the general population: a hidden ESSENCE disorder. *ScientificWorldJournal,* 818157. https://doi.org/10.1155/2013/818157

Puckering, C., Connolly, B., Werner, C., Toms-Whittle, L., Thompson, L., Lennox, J. & Minnis, H. (2011). Rebuilding relationships: a pilot study of the effectiveness of the Mellow Parenting Programme for children with Reactive Attachment Disorder. *Clinical Child Psychology and Psychiatry, 16* (1), 73–87. https://doi.org/10.1177/1359104510365195

Puckering, C., Evans, J., Maddox, H., Mills, M. & Cox, A. (1996). Taking control: a single case study of mellow parenting. *Clinical Child Psychology and Psychiatry, 1* (4), 539–550. https://doi.org/10.1177/1359104596014006

Raaska, H., Elovainio, M., Sinkkonen, J., Matomaki, J., Makipaa, S. & Lapinleimu, H. (2012). Internationally adopted children in Finland: parental evaluations of symptoms of reactive attachment disorder and learning difficulties – FINADO study. *Child Care Health Development, 38* (5), 697–705. https://doi.org/10.1111/j.1365-2214.2011.01289.x

Rasmussen, D. P., Storebø, O. J., Løkkeholt, T., Voss, L. G., Shmueli-Goetz, Y., Bojesen, A. B. & Bilenberg, N. (2019). Attachment as a core feature of resilience: A systematic review and meta-analysis. *Psychological Reports, 122* (4), 1259–1296. https://doi.org/10.1177/0033294118785577

Rassenhofer, M., Hoffmann, U., Hermeling, L., Berthold, O., Fegert, J.M. & Ziegenhain, U. (2020). *Misshandlung und Vernachlässigung* (Reihe Leitfaden Kinder- und Jugendpsychotherapie, Bd. 28). Göttingen: Hogrefe. https://doi.org/10.1026/02668-000

Reuner, G. & Rosenkranz, J. (2014). *Bayley scales of infant and toddler development: Bayley-III.* Frankfurt am Main: Pearson.

Richters, M.M. & Volkmar, F.R. (1994). Reactive attachment disorder of infancy or early childhood. *Journal of the American Academy of Child and Adolescent Psychiatry, 33* (3), 328–332. https://doi.org/10.1097/00004583-199403000-00005

Riem, M.M., Voorthuis, A., Bakermans-Kranenburg, M.J. & Ijzendoorn, M.H. van (2014). Pity or peanuts? Oxytocin induces different neural responses to the same infant crying labeled as sick or bored. *Developmental Science, 17* (2), 248–256. https://doi.org/10.1111/desc.12103

Risholm Mothander, P., Furmark, C. & Neander, K. (2018). Adding „Circle of Security – Parenting" to treatment as usual in three Swedish infant mental health clinics. Effects on parents' internal representations and quality of parent-infant interaction. *Scandinavian Journal of Psychology, 59* (3), 262–272. https://doi.org/10.1111/sjop.12419

Ritchie, J.A. (2013). Play Therapy Interventions for School Settings. *Integrating Play Techniques in Comprehensive School Counseling Programs*, 309.

Ruben, R.J. (1992). The ontogeny of human hearing. *Acta Oto-Laryngologica, 112* (2), 192–196. https://doi.org/10.1080/00016489.1992.11665402

Rutter, M., Kreppner, J., Croft, C., Murin, M., Colvert, E., Beckett, C. & Sonuga-Barke, E. (2007). Early adolescent outcomes of institutionally deprived and non-deprived adoptees. III. Quasi-autism. *Journal of Child Psychology and Psychiatry, 48* (12), 1200–1207. https://doi.org/10.1111/j.1469-7610.2007.01792.x

Sachser, C., Berliner, L., Holt, T., Jensen, T.K., Jungbluth, N., Risch, E. & Goldbeck, L. (2017). International development and psychometric properties of the Child and Adolescent Trauma Screen (CATS). *Journal of Affective Disorders, 210*, 189–195. https://doi.org/10.1016/j.jad.2016.12.040

Sanders, M.R. (2003). Triple P–Positive Parenting Program: A population approach to promoting competent parenting. *Australian e-journal for the Advancement of Mental Health, 2* (3), 127–143. https://doi.org/10.5172/jamh.2.3.127

Schattner, H. (2007). Sozialpädagogische Familienhilfe. In J. Ecarius (Hrsg.), *Familie. Ein erziehungswissenschaftliches Handbuch* (S. 593–613). Wiesbaden: Verlag für Sozialwissenschaften.

Schmid, M. (2007). *Psychische Gesundheit von Heimkindern. Eine Studie zur Prävalenz psychischer Störungen in der stationären Jugendhilfe.* Weinheim: Juventa.

Schmitz, N., Hartkamp, N., Kiuse, J., Franke, G.H., Reister, G. & Tress, W. (2000). The Symptom Check-List-90-R (SCL-90-R): a German validation study. *Quality of Life Research, 9* (2), 185–193. https://doi.org/10.1023/A:1008931926181

Schneider, E. (2009): Familienhebammen im Wandel der Zeit. Rückblick, aktueller Stand und Perspektiven. In D. Nakhla, A. Eickhorst & M. Cierpka (Hrsg.), *Praxishandbuch für Familienhebammen* (S. 11–16). Frankfurt, Main: Mabuse.

Schneider, S. & Adornetto, C. (2019). Diagnostisches Vorgehen. In S. Schneider & J. Margraf (Hrsg.), *Lehrbuch der Verhaltenstherapie, Band 3 – Psychologische Therapie bei Indikationen im Kindes- und Jugendalter* (S. 121–143). Berlin: Springer.

Schneider, S., Pflug, V., In-Albon, T. & Margraf, J. (2017). *Kinder-DIPS. Open Access.* Verfügbar unter: https://omp.ub.rub.de/index.php/RUB/catalog/book/101

Schoenmaker, C., Huffmeijer, R., IJzendoorn, M.H. van, Bakermans-Kranenburg, M.J., Dries, L. van den, Linting, M. & Juffer, F. (2015). Attachment and physiological reactivity to infant crying in young adulthood: dissociation between experiential and physiological arousal in insecure adoptees. *Physiological Behavior, 139*, 549–556. https://doi.org/10.1016/j.physbeh.2014.11.055

Scott, L.N., Kim, Y., Nolf, K.A., Hallquist, M.N., Wright, A.G., Stepp, S.D. & Pilkonis, P.A. (2013). Preoccupied attachment and emotional dysregulation: specific aspects of borderline personality disorder or general dimensions of personality pathology? *Journal of Personality Disorders, 27* (4), 473–495. https://doi.org/10.1521/pedi_2013_27_099

Scott, L. N., Levy, K. N. & Pincus, A. L. (2009). Adult attachment, personality traits, and borderline personality disorder features in young adults. *Journal of Personality Disorders, 23* (3), 258–280. https://doi.org/10.1521/pedi.2009.23.3.258

Shapiro, F. (1989). Eye movement desensitization: A new treatment for post-traumatic stress disorder. *Journal of behavior therapy and experimental psychiatry, 20* (3), 211–217. https://doi.org/10.1016/0005-7916(89)90025-6

Shimada, K., Takiguchi, S., Mizushima, S., Fujisawa, T. X., Saito, D. N., Kosaka, H. & Tomoda, A. (2015). Reduced visual cortex grey matter volume in children and adolescents with reactive attachment disorder. *Neuroimage Clinical, 9*, 13–19. https://doi.org/10.1016/j.nicl.2015.07.001

Smyke, A. T., Zeanah, C. H., Jr., Fox, N. A. & Nelson, C. A., III. (2009). A new model of foster care for young children: the Bucharest early intervention project. *Child and Adolescent Psychiatric Clinics of North America, 18* (3), 721–734. https://doi.org/10.1016/j.chc.2009.03.003

Sonuga-Barke, E. J. S., Kennedy, M., Kumsta, R., Knights, N., Golm, D., Rutter, M. & Kreppner, J. (2017). Child-to-adult neurodevelopmental and mental health trajectories after early life deprivation: the young adult follow-up of the longitudinal English and Romanian Adoptees study. *Lancet, 389* (10078), 1539–1548. https://doi.org/10.1016/S0140-6736(17)30045-4

Spilt, J. L., Vervoort, E., Koenen, A. K., Bosmans, G. & Verschueren, K. (2016). The socio-behavioral development of children with symptoms of attachment disorder: An observational study of teacher sensitivity in special education. *Research in Developmental Disabilities, 56*, 71–82. https://doi.org/10.1016/j.ridd.2016.05.014

Spitz, R. A. (1945). Hospitalism; an inquiry into the genesis of psychiatric conditions in early childhood. *The Psychoanalytic Study of the Child, 1*, 53–74. https://doi.org/10.1080/00797308.1945.11823126

Sroufe, L. (1988). The role of the infant-caregiver attachment in development. In N. T. Belsky (Ed.), *Clinical Implications of Attachmen* (pp. 18–38). Hillsdale, NJ: Erlbaum.

Sroufe, L. A., Egeland, B., Carlson, E. & Collins, W. A. (Eds.). (2005). *Placing Early Attachment Experiences in Developmental Context: The Minneota Longitudinal Study*. New York, NY: Guilford.

Stafford, B. S. & Zeanah, C. H. (2006). Attachment disorders. In L. Luby (Ed.), *Handbook of preschool mental health: Development, disorders, and treatment* (pp. 231–251). New York, NY: Guildford.

Steil, R. & Rosner, R. (2009). *Posttraumatische Belastungsstörung* (Reihe: Leitfaden Kinder-und Jugendpsychotherapie). Göttingen: Hogrefe.

Strawn, J. R., Welge, J. A., Wehry, A. M., Keeshin, B. & Rynn, M. A. (2015). Efficacy and tolerability of antidepressants in pediatric anxiety disorders: a systematic review and meta-analysis. *Depression and Anxiety, 32* (3), 149–157. https://doi.org/10.1002/da.22329

Stronach, E. P., Toth, S. L., Rogosch, F. & Cicchetti, D. (2013). Preventive interventions and sustained attachment security in maltreated children. *Developmental Psychopathology, 25* (4), 919–930. https://doi.org/10.1017/S0954579413000278

Suess, G. J., Bohlen, U., Carlson, E. A., Spangler, G. & Frumentia Maier, M. (2016). Effectiveness of attachment based STEEP intervention in a German high-risk sample. *Attachment & Human Development, 18* (5), 443–460. https://doi.org/10.1080/14616734.2016.1165265

Sugita, Y. (2009). Innate face processing. *Current Opinion in Neurobiology, 19* (1), 39–44. https://doi.org/10.1016/j.conb.2009.03.001

Swain, J. E., Kim, P. & Ho, S. S. (2011). Neuroendocrinology of parental response to baby-cry. *Journal of Neuroendocrinology, 23* (11), 1036–1041. https://doi.org/10.1111/j.1365-2826.2011.02212.x

Takiguchi, S., Fujisawa, T. X., Mizushima, S., Saito, D. N., Okamoto, Y., Shimada, K. & Tomoda, A. (2015). Ventral striatum dysfunction in children and adolescents with reactive attachment disorder: functional MRI study. *BJPsych Open, 1* (2), 121–128. https://doi.org/10.1192/bjpo.bp.115.001586

Taubner, S., Fonagy, P. & Bateman, A. W. (2019). *Mentalisierungsbasierte Therapie*. Göttingen: Hogrefe. https://doi.org/10.1026/02834-000

Taylor, R.J. (2002). Family unification with reactive attachment disorder children: A brief treatment. *Contemporary family therapy, 24* (3), 475–481. https://doi.org/10.1023/A:1019867317042

Tellegen, P., Laros, J. & Petermann, F. (2007). *SON-R 2½–7 Non-verbaler Intelligenztest. Testmanual mit Deutscher Normierung und Validierung*. Göttingen: Hogrefe.

Thomas, J.M., Benham, A.L., Gean, M., Luby, J., Minde, K., Turner, S. & Wright, H.H. (1997). Practice parameters for the psychiatric assessment of infants and toddlers (0–36 months). *Journal of the American Academy of Child & Adolescent Psychiatry, 36* (10), 21–36. https://doi.org/10.1097/00004583-199710001-00003

Tomoda, A. (2016). Preliminary Evidence for Impaired Brain Activity of Neural Reward Processing in Children and Adolescents with Reactive Attachment Disorder. *Yakugaku Zasshi, 136* (5), 711–714. https://doi.org/10.1248/yakushi.15-00262-5

Toth, S.L., Rogosch, F.A., Manly, J.T. & Cicchetti, D. (2006). The efficacy of toddler-parent psychotherapy to reorganize attachment in the young offspring of mothers with major depressive disorder: a randomized preventive trial. *Journal of Consulting and Clinical Psychology, 74* (6), 1006–1016. https://doi.org/10.1037/0022-006X.74.6.1006

Tronick, E., Als, H., Adamson, L., Wise, S. & Brazelton, T.B. (1978). The Infant's Response to Entrapment between Contradictory Messages in Face-to-Face Interaction. *Journal of the American Academy of Child Psychiatry, 17* (1), 1–13. https://doi.org/10.1016/S0002-7138(09)62273-1

Turecki, G. & Meaney, M.J. (2016). Effects of the Social Environment and Stress on Glucocorticoid Receptor Gene Methylation: A Systematic Review. *Biological Psychiatry, 79* (2), 87–96. https://doi.org/10.1016/j.biopsych.2014.11.022

Tuters, E., Doulis, S. & Yabsley, S. (2011). Challenges working with infants and their families: Symptoms and meanings-two approaches of infant-parent psychotherapy. *Infant Mental Health Journal, 32* (6), 632–649. https://doi.org/10.1002/imhj.20323

Walter, I., Landers, S., Quehenberger, J., Carlson, E. & Brisch, K.H. (2019). The efficacy of the attachment-based SAFE(R) prevention program: a randomized control trial including mothers and fathers. *Attachment & Human Development, 21* (5), 510–531. https://doi.org/10.1080/14616734.2019.1582599

Wankerl, M., Miller, R., Stalder, T., Kirschbaum, C. & Alexander, N. (2012). The serotonin transporter gene-linked polymorphic region (5-HTTLPR) and cortisol stress reactivity: a meta-analysis. *European Journal of Psychotraumatology,* 3. https://doi.org/10.3402/ejpt.v3i0.19328

Webster-Stratton, C. (1982). The long-term effects of a videotape modeling parent-training program: Comparison of immediate and 1-year follow-up results. *Behavior Therapy, 13* (5), 702–714. https://doi.org/10.1016/S0005-7894(82)80026-9

Weinberg, H.A. (2010). Improved functioning in children diagnosed with reactive attachment disorder after SSRI therapy. *Journal of the Canadian Academy of Child and Adolescent Psychiatry, 19* (1), 48–50.

Weinfield, N., Sroufe, L., Egeland, B. & Carlson, E. (2008). Individual differences in infant-caregiver attachment: conceptual and empirical aspects of security. In J. Cassidy & Phillip R. Shaver (Eds.), *Handbook of Attachment: Theory, Research, and Clinical Applications* (pp. 78–101). New York, NY: Guilford.

Weir, K.N. (2008). Using integrative play therapy with adoptive families to treat reactive attachment disorder: A case example. *Journal of Family Psychotherapy, 18* (4), 1–16. https://doi.org/10.1300/J085v18n04_01

Werner, E. & Smith, R. (1992). *Overcoming the odds: High risk children from birth to adulthood*. Ithaca, NY: Cornell University Press. https://doi.org/10.7591/9781501711992

Winkelmann, I. (2014). Systemisch-ressourcenorientiertes Arbeiten in der Jugendhilfe. Heidelberg: Carl-Auer-Verlag.

Wolf, K. (2012). *Sozialpädagogische Interventionen in Familien*. Weinheim und Base: Beltz Juventa.

Wolke, D., Eryigit-Madzwamuse, S. & Gutbrod, T. (2014). Very preterm/very low birthweight infants' attachment: infant and maternal characteristics. *Archives of Disease in Childhood: Fetal & Neonatal, 99* (1), 70–75. https://doi.org/10.1136/archdischild-2013-303788

Young, D., Reekie, J., Gray, A., Ronald, A. & Minnis, H. (2006, July). *Development of a diagnostic tool for a childhood psychological disorder using multivariate statistical analysis*. Paper presented at the 23rd International Biometric Conference, Montreal, CAN.

Yule, K., Houston, J. & Grych, J. (2019). Resilience in children exposed to violence: a meta-analysis of protective factors across ecological contexts. *Clinical child and family psychology review, 22* (3), 406–431. https://doi.org/10.1007/s10567-019-00293-1

Zeanah, C.H., Chesher, T., Boris, N.W., American Academy of Child and Adolescent Psychiatry Committee on Quality (2016). Practice Parameter for the Assessment and Treatment of Children and Adolescents With Reactive Attachment Disorder and Disinhibited Social Engagement Disorder. *Journal of the American Academy of Child and Adolescent Psychiatry, 55* (11), 990–1003.

Zeanah, C.H. & Fox, N.A. (2004). Temperament and attachment disorders. *Journal of Clinical Child & Adolescent Psychology, 33* (1), 32–41. https://doi.org/10.1207/S15374424JCCP3301_4

Zeanah, C.H., Fox, N.A. & Nelson, C.A. (2012). The Bucharest Early Intervention Project: case study in the ethics of mental health research. *Journal of Nervous and Mental Disease, 200* (3), 243–247. https://doi.org/10.1097/NMD.0b013e318247d275

Zeanah, C.H. & Gleason, M.M. (2015). Annual research review: Attachment disorders in early childhood-clinical presentation, causes, correlates, and treatment. *The Journal of Child Psychology and Psychiatry, 56* (3), 207–222. https://doi.org/10.1111/jcpp.12347

Zeanah, C.H., Humphreys, K.L., Fox, N.A. & Nelson, C.A. (2017). Alternatives for abandoned children: insights from the Bucharest Early Intervention Project. *Current Opinion in Psychology, 15*, 182–188. https://doi.org/10.1016/j.copsyc.2017.02.024

Zeanah, C.H., Nelson, C.A., Fox, N.A., Smyke, A.T., Marshall, P., Parker, S.W. & Koga, S. (2003). Designing research to study the effects of institutionalization on brain and behavioral development: the Bucharest Early Intervention Project. *Developmental Psychopathology, 15* (4), 885–907. https://doi.org/10.1017/S0954579403000452

Zeanah, C.H., Scheeringa, M., Boris, N.W., Heller, S.S., Smyke, A.T. & Trapani, J. (2004). Reactive attachment disorder in maltreated toddlers. *Child Abuse & Neglect, 28* (8), 877–888. https://doi.org/10.1016/j.chiabu.2004.01.010

Zeanah, C.H., Smyke, A.T., Koga, S.F., Carlson, E. & Bucharest Early Intervention Project Core. (2005). Attachment in institutionalized and community children in Romania. *Child Development, 76* (5), 1015–1028. https://doi.org/10.1111/j.1467-8624.2005.00894.x

Zeegers, M.A., Colonnesi, C., Stams, G.-J. J. & Meins, E. (2017). Mind matters: A meta-analysis on parental mentalization and sensitivity as predictors of infant-parent attachment. *Psychological Bulletin, 143* (12), 1245. https://doi.org/10.1037/bul0000114

ZERO-TO-THREE. (2016). *DC: 0-5: Diagnostic classification of mental health and developmental disorders of infancy and early childhood*. Washington, DC: Zero to three Press.

Ziegenhain, U., Fries, M., Bütow, B. & Derksen, B. (2004). *Entwicklungspsychologische Beratung für junge Eltern. Grundlagen und Handlungskonzepte für die Jugendhilfe*. Weinheim: Juventa.